W0263869

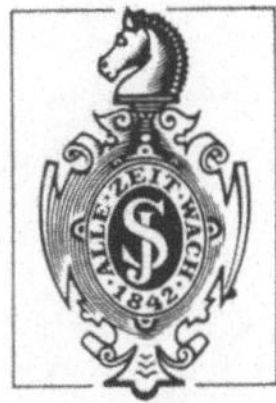

Hochkalorische parenterale Ernährung

Herausgegeben von
J.M. Müller und H. Pichlmaier

Mit Beiträgen von

F.W. Ahnefeld, A. Anschütz, M. Arndt, R. Bitsch,
J. Blanchard, O. Brand, E.M. Copeland,
G. Dehnrich, N. Demel, T. Dienst, R. Dölp,
E.H. Egberts, H. Ehms, W. Fekl, H. Förster,
R. Frischkorn, P. Fürst, M. Georgieff, H. Gofferje,
A. Grünert, B. Günther, J.H. Hartlapp, Ch. Herfarth,
J. Hilfrich, D. Hötzel, H.J. Illiger, D.G. Jagelman,
S. Jelen, H. Joyeux, R. Kattermann, C.L. Klippel,
R. Kluthe, H. Kühnle, L. Labedzki, J. Leinert,
R. Leins, H. Leweling, H. Lutz, G. Maerker-Alzer,
N. Merkle, B. Miller, K. Müller-Wieland,
J.M. Müller, R. Neuhaus, D. Noack, H. Pichlmaier,
K. Pietrzik, R. Quadbeck, H.-J. Roose, R. Rose,
J. Rosenberger, H.-D. Sauer, J. Schindler,
K. Schultis, W. Seeling, A. Shenkin, Cl. Solassol,
E. Steiger, W. Steinbrich, W. Stock, G. Strohmeyer,
G. Tempel, W. Vogel, H.-J. Wedershoven,
H. Wehmer, M. Wienbeck, R. Winkler,
M. Zenz, V. Zumtobel

Mit 90 Abbildungen

Springer-Verlag
Berlin Heidelberg New York 1981

Dr. med. Joachim Michael Müller, Chirurgische Universitätsklinik
Köln, Joseph-Stelzmann-Straße 9, D-5000 Köln 41

Prof. Dr. Dr. med. Heinz Pichlmaier, Chirurgische Universitätsklinik
Köln, Joseph-Stelzmann-Straße 9, D-5000 Köln 41

CIP-Kurztitelaufnahme der Deutschen Bibliothek
Hochkalorische parenterale Ernährung/hrsg. von J.M. Müller u. H. Pichlmaier.
Mit Beitr. von F.W. Ahnefeld. . . − Berlin, Heidelberg, New York: Springer,
1981.
ISBN-13: 978-3-540-10360-8   e-ISBN-13: 978-3-642-67816-5
DOI: 10.1007/978-3-642-67816-5

NE: Müller, Joachim M. [Hrsg.]; Ahnefeld, Friedrich Wilhelm [Mitverf.]

Das Werk ist urheberrechtlich geschützt. Die dadurch begründeten Rechte,
insbesondere die der Übersetzung, des Nachdruckes, der Entnahme von Abbildungen, der Funksendung, der Wiedergabe auf photomechanischen oder
ähnlichem Wege und der Speicherung in Datenverarbeitungsanlagen, bleiben, auch bei nur auszugsweiser Verwertung, vorbehalten.

Die Vergütungsansprüche des § 54, Abs. 2 UrhG werden durch die ‚Verwer-
tungsgesellschaft Wort', München, wahrgenommen.

© Springer-Verlag Berlin Heidelberg 1981

Die Wiedergabe von Gebrauchsnamen, Handelsnamen, Warenbezeichnungen
usw. in diesem Werk berechtigt auch ohne besondere Kennzeichnung nicht
zu der Annahme, daß solche Namen im Sinne der Warenzeichen- oder Marken-
schutz-Gesetzgebung als frei zu betrachten wären und daher von jedermann
benutzt werden dürfen.

Satz: Schreibsatz-Service Weihrauch, Würzburg

2327/3321-543210

Vorwort

Die parenterale Ernährung hat in den letzten 15 Jahren eine stürmische Entwicklung durchgemacht und muß heute als fester Bestandteil der therapeutischen Medizin angesehen werden. Ausreichende Kenntnisse über die technischen Möglichkeiten dieser Therapie, die Auswirkungen ihrer einzelnen Bausteine auf den Stoffwechsel des Kranken sowie ihre Risiken sollten zum Rüstzeug jedes klinisch tätigen Arztes gehören. Es kann heute keine Entschuldigung mehr dafür geben, daß der Nahrungsbedarf eines Kranken ungedeckt bleibt, nur weil er nicht mehr in der Lage ist, oral genügend Nahrung aufzunehmen.

Die Standardinfusionstherapie, üblicherweise bestehend aus 2 bis 3 Liter Elektrolyt-Aminosäuren- oder niedrigprozentigen Kohlenhydratlösungen unterscheidet sich von der hochkalorischen parenteralen Ernährung vor allem durch die Osmolarität des Infusionsgemisches und dem Zugangsweg. Bei der Standardtherapie ist der periphere Zugang die Regel und ein Verlust an Struktur- oder Funktionsproteinen wird bewußt in Kauf genommen, da eine ausreichende Energiezufuhr zur Verstoffwechselung der zugeführten Aminosäuren nicht möglich ist, ohne Schäden an der Venenwand hervorzurufen. Durch die hochkalorische parenterale Ernährung werden, wobei der zentrale Venenkatheter eine Grundvoraussetzung ist, dem Kranken hochprozentige Kohlenhydratlösungen, Fette und Aminosäuren in einer Größenordnung verabreicht, die nicht nur seinen aktuellen Bedarf decken, sondern auch vorbestehende Mangelzustände ausgleichen können.

Die Kathetertechnik und die Entwicklung der Infusionslösungen befindet sich auf einem so hohen Stand, daß eine parenterale Versorgung des Organismus mit Nährstoffen auch über Monate hinweg möglich ist.

Besondere Beobachtungen erfuhr in der letzten Zeit die Anwendung der hochkalorischen parenteralen Ernährung bei den entzündlichen Darmerkrankungen und in der Onkologie.

Verschiedene Studien konnten zeigen, daß bei der Beherrschung des akuten Schubs chronisch entzündlicher Darmerkrankungen, die totale parenterale Ernährung der Verabreichung von Elementardiät überlegen ist, und in einigen Fällen auch langfristig ein Stillstand der Erkrankung erreicht werden kann.

Für den Einsatz der hochkalorischen parenteralen Ernährung in der Onkologie stehen die Fragen im Vordergrund: Wird durch die hochkalorische parenterale Ernährung das Tumorwachstum gefördert? Halten die vornehmlich aus dem amerikanischen Schrifttum stammenden Ergebnisse mit der adjuvanten hochkalorischen parenteralen Ernährung, gekennzeichnet durch eine Senkung der postoperativen Komplikationsrate in der Tumorchirurgie sowie einer Verlängerung der Remissions- bzw. Überlebenszeit in der Chemo- oder Radiotherapie, einer kritischen Prüfung in vergleichenden Studien stand?

Unser besonderer Dank gilt an dieser Stelle allen Teilnehmern, Helfern und insbesondere der Pharmaindustrie, die das Zustandekommen und Gelingen des Symposiums „Hochkalorische, parenterale Ernährung" im Oktober 1979 in Köln ermöglicht haben. Darüber hinaus danken wir dem Springer-Verlag, vertreten durch Herrn Dr. Wieczorek für die gelungene Wiedergabe.

Köln, im Juni 1980   J.M. Müller, H. Pichlmaier

Inhaltsverzeichnis

Autorenverzeichnis   XI

Grundlagen der hochkalorischen parenteralen Ernährung   1

Meßgrößen zur Definition des Ernährungszustandes als Voraussetzung einer
Ernährungstherapie
A. Grünert, F.W. Ahnefeld (Mit 1 Abbildung)   3

Zur Frage der Wertigkeit der Erhebung des Ernährungszustandes bei Malignompatienten
W. Fekl, H. Gofferje, O. Brand (Mit 2 Abbildungen)   11

Technik und Komplikationen des zentralen Venenkatheters zur hochkalorischen parenteralen Ernährung
J. Rosenberger, J.M. Müller, W. Stock, H. Pichlmaier (Mit 1 Abbildung)   19

Sicherung des Proteinbestandes als Voraussetzung einer effizienten Ernährungstherapie
R. Dölp, W. Seeling (Mit 5 Abbildungen)   27

Aminosäuren- und Eiweißstoffwechsel bei beatmeten Polytraumatisierten unter
hochkalorischer parenteraler Ernährung
W. Vogel, R. Leins, H. Wehmer, R. Kluthe (Mit 8 Abbildungen)   33

Stickstoffbilanz und Serumaminosäurenkonzentration bei polytraumatisierten
Patienten unter totaler parenteraler Ernährung und Zufuhr von Wachstumshor-
mon
G. Tempel, S. Jelen (Mit 7 Abbildungen)   45

Das Verhalten der freien Plasmaaminosäuren während langfristiger totaler parenteraler Ernährung
J. Schindler, J.M. Müller, R. Rose (Mit 2 Abbildungen)   55

Umsatzkapazitäten und Nebenwirkungen von Zuckern und Polyolen bei parenteraler Applikation
H. Förster (Mit 8 Abbildungen)   67

Der postoperative Stoffwechsel – Unterschiede bei prä- und postoperativem
Beginn der totalen parenteralen Ernährung
M. Georgieff, R. Kattermann, H. Lutz (Mit 6 Abbildungen) 79

Funktion und Stellenwert von Neutralfett in der Ernährungstherapie
A. Grünert (Mit 6 Abbildungen) 91

Vergleich von Stoffwechselwirkungen bei zwei verschiedenen Fettemulsionen
während parenteraler Zufuhr
H. Förster, A. Anschütz, R. Quadbeck (Mit 7 Abbildungen) 97

Parenterale Ernährung bei entzündlichen Darmerkrankungen 107

Totale parenterale Ernährung bei der Behandlung chronisch entzündlicher
Darmerkrankungen
D.G. Jagelman 109

Hochkalorische parenterale Ernährung als Operationsvorbereitung bei Colitis
ulcerosa und Ileocolitis granulomatosa Crohn
H.-D. Sauer, R. Winkler, H.J. Roose, K. Müller-Wieland 115

Totale parenterale Ernährung als Primärtherapie des Morbus Crohn
W. Stock, J.M. Müller, W. Steinbrich, R. Rose, H. Pichlmaier 119

Parenterale oder elementar-orale Ernährung bei kompliziertem Morbus Crohn?
Eine prospektive Untersuchung
H.J. Wedershoven, M. Wienbeck, H. Ehms, E.H. Egberts, B. Miller,
G. Strohmeyer (Mit 2 Abbildungen) 127

Anwendung der hochkalorischen parenteralen Ernährung in der Onkologie . . . 133

Aspekte des Tumorstoffwechsels für die parenterale Ernährung
J.M. Müller, R. Rose, H. Pichlmaier 135

Hochkalorische parenterale Ernährung in der Onkologie – Tierexperimentelle
Ergebnisse
E. Steiger, J. Blanchard (Mit 2 Abbildungen) 143

Hyperalimentation bei Krebspatienten
E. Copeland III. 151

Der Einfluß der präoperativen hochkalorischen parenteralen Ernährung auf die
postoperative Komplikationsrate in der Tumorchirurgie
J.M. Müller, T. Dienst, M. Arndt, H. Pichlmaier (Mit 1 Abbildung) 163

Beeinflussung der Immunitätslage bei Tumorpatienten durch hochkalorische
parenterale Ernährung
T. Dienst, G. Maerker-Alzer, J.M. Müller (Mit 3 Abbildungen) 175

Präoperative hochkalorische parenterale Ernährung bei Tumorpatienten
V. Zumtobel, B. Günther, N. Demel (Mit 2 Abbildungen) 181

Ambulante parenterale Ernährung bei Tumorpatienten
H. Joyeux, C. Solassol (Mit 5 Abbildungen) 187

Hochkalorische parenterale Ernährung in der onkologischen Radiotherapie
A. Shenkin 199

Hämopoetische Regeneration nach aggressiver Chemotherapie mit und ohne
parenterale Ernährung
J.H. Hartlapp, J.H. Illiger, D. Noack, L. Labedzki (Mit 5 Abbildungen) 207

Parenterale Ernährung bei der kombinierten Chemo- und Strahlentherapie des
metastasierenden Ovarialkarzinoms
H. Kühnle, R. Frischkorn, H. Leweling (Mit 3 Abbildungen) 215

Parenterale Ernährung kachektischer Patienten regeneriert die durch Mangelernährung supprimierte Hämatopoese
L. Labedzki, D. Noack, H.J. Hartlapp (Mit 1 Abbildung) 223

Perioperative Veränderungen von Aminosäuren und anderen biochemischen
Parametern bei Karzinompatienten — eine vorläufige Mitteilung
P. Merkle, C.L. Klippel, Ch. Herfarth, K. Schultis, P. Fürst (Mit 4 Abbildungen) 229

Plasmaaminosäurenspiegel bei malignen Tumoren des Gastrointestinaltrakts
J.M. Müller, J. Schindler, R. Rose, G. Dehnrich, H. Pichlmaier (Mit 2 Abbildungen) 237

Veränderungen der Plasmaaminosäuren bei progressiven Karzinomen
M. Zenz, J. Hilfrich, R. Neuhaus (Mit 7 Abbildungen) 243

Untersuchungen zum Vitaminversorgungsgrad von Patienten mit malignen Tu-
moren
D. Noack, J.H. Hartlapp, L. Labedzki, H.J. Illiger, R. Bitsch, J. Leinert,
K. Pietrzik, D. Hötzel 249

Sachverzeichnis 253

Autorenverzeichnis

Ahnefeld, F.W.
Prof. Dr. med., Department für Anästhesiologie, Universität Ulm, Steinhövelstraße 9,
7900 Ulm

Anschütz, A.
Dr. med., Zentrum der Biologischen Chemie, Universität Frankfurt, Theodor-Stern-
Kai 7, 6000 Frankfurt/Main 70

Arndt, M.
Chirurgische Universitätsklinik Köln, Joseph-Stelzmann-Str. 9, 5000 Köln 41

Bitsch, R.
Priv.-Doz. Dr. rer. nat., Institut für Ernährungswissenschaft der Universität Bonn,
Endenicher Allee 11–13, 5300 Bonn

Blanchard, J.
M.D., Cleveland Clinic Foundation, 9500 Euclid Avenue, Cleveland, Ohio, USA

Brand, O.
Dr. med., Forschungsinstitut für experimentelle Ernährung e.V., Langemarckplatz
5 1/2, 8520 Erlangen

Copeland, E.M.
Prof. M.D., F.A.C.S., Department of Surgery, The University of Texas, Health Scien-
ce Center Houston, Houston, Texas 77052, USA

Dehnrich, G.
Chirurgische Universitätsklinik Köln, Joseph-Stelzmann-Str. 9, 5000 Köln 41

Demel, N.
Dr. med., Chirurgische Klinik der Universität München im Klinikum Großhadern,
Marchioninistraße 15, 8000 München 70

Dienst, T.
Dr. med., Medizinische Klinik I der Universität Köln, Joseph-Stelzmann-Str. 9,
5000 Köln 41

Dölp, R.
Prof. Dr. med., Department für Anästhesiologie der Universität Ulm, Steinhövelstraße 9, 7900 Ulm

Egberts, E.H.
Dr. med., Medizinische Klinik der Universität Tübingen, Kalverstraße 7, 7400 Tübingen

Ehms, H.
Dr. med., Medizinische Klinik und Poliklinik D der Universität Düsseldorf, Moorenstraße 5, 4000 Düsseldorf 1

Fekl, W.
Dr. med., Forschungsinstitut für experimentelle Ernährung e.V., Langemarckplatz 5 1/2, 8520 Erlangen

Förster, H.
Prof. Dr. med., Zentrum der Biologischen Chemie der Universität Frankfurt, Theodor-Stern-Kai 7, 6000 Frankfurt/Main 70

Frischkorn, R.
Prof. Dr. med., Abteilung der gynäkologischen Radiologie der Universitätsfrauenklinik Göttingen, Humboldtallee 3, 3400 Göttingen

Fürst, P.
Prof. Dr. med., Metabolic Research Laboratory, Stockholm, Sweden

Georgieff, M.
Dr. med., Institut für Anästhesiologie und Reanimation der Städtischen Krankenanstalten Mannheim, Theodor-Kutzer-Ufer, 6800 Mannheim 1

Gofferje, H.
Dr. med., Waldkrankenhaus, Georg-Wagner-Straße 1, 8553 Ebermannstadt

Grünert, A.
Prof. Dr. med., Department für Anästhesiologie der Universität Ulm, Steinhövelstraße 9, 7900 Ulm

Günther, B.
Dr. med., Chirurgische Klinik der Universität München im Klinikum Großhadern, Marchioninistraße 15, 8000 München 70

Hartlapp, J.H.
Dr. med., Medizinische Universitätsklinik Bonn, Sigmund-Freud-Straße 25, 5300 Bonn 1

Herfarth, Ch.
Prof. Dr. med., Department für Chirurgie der Universität Ulm, Steinhövelstraße 9,
7900 Ulm

Hilfrich, J.
Dr. med., Institut für Anästhesiologie der Medizinischen Hochschule Hannover,
Abteilung Krankenhaus Oststadt, Podbilskistraße 38, 3000 Hannover

Hötzel, D.
Prof. Dr. agr., Institut für Ernährungswissenschaft der Universität Bonn, Endenicher
Allee 11−13, 5300 Bonn

Illiger, H.J.
Dr. med., Medizinische Universitätsklinik Bonn Venusberg, Sigmund-Freud-Straße 25,
5300 Bonn 1

Jagelman, D.G.
M.S., F.R.C.S. (Engl.), Department of Colon and Rectal Surgery, Cleveland Clinic
Foundation, 9500 Euclid Avenue, Cleveland, Ohio, USA

Jelen, S.
Dr. med., Institut für Anästhesiologie der Technischen Universität München, Ismaningerstraße 22, 8000 München

Joyeux, H.
Dr. med., Centre Anticancereux, Université de Montpellier, Cliniques Saint-Eloi,
34059 Montpellier, France

Kattermann, R.
Prof. Dr. med., Institut für Klinische Chemie der Universität Heidelberg, Theodor-
Kutzer-Ufer, 6800 Mannheim 1

Klippel, C.L.
Dr. med., Department für Chirurgie der Universitätsklinik Ulm, Steinhövelstraße 9,
7900 Ulm

Kluthe, R.
Prof. Dr. med., Medizinische Universitätsklinik Freiburg, Sektion Ernährungswissen-
schaften und Diätetik, Hugstetterstraße 55, 7800 Freiburg

Kühnle, H.
Dr. med., Abteilung für gynäkologische Radiologie der Universitätsfrauenklinik
Göttingen, Humboldtallee 3, 3400 Göttingen

Labedzki, L.
Dr. med., Medizinische Universitätsklinik Bonn Venusberg, Sigmund-Freud-Straße 25,
5300 Bonn 1

Leinert, J.
Dr. rer. nat., Institut für Ernährungswissenschaft der Universität Bonn, Endenicher
Allee 11—13, 5300 Bonn

Leins, R.
Dr. med., Institut für Anästhesiologie der Universität Freiburg, Hugstetterstraße 55,
7800 Freiburg

Leweling, H.
Dr. med., Abteilung für gynäkologische Radiologie der Universitätsfrauenklinik
Göttingen, Humboldtallee 3, 3400 Göttingen

Lutz, H.
Prof. Dr. med., Institut für Anästhesiologie und Reanimation der Städtischen Krankenanstalten Mannheim, Theodor-Kutzer-Ufer, 6800 Mannheim 1

Maerker-Alzer, G.
Priv.-Doz. Dr. med., Medizinische Klinik I der Universität Köln, Joseph-Stelzmann-
Straße 9, 5000 Köln 41

Merkle, N.
Dr. med., Department für Chirurgie der Universität Ulm, Steinhövelstraße 9,
7900 Ulm

Miller, B.
Prof. Dr. med., Medizinische Klinik und Poliklinik D der Universität Düsseldorf,
Moorenstraße 5, 4000 Düsseldorf 1

Müller-Wieland, K.
Prof. Dr. med., I. Medizinische Universitätsklinik Hamburg, Martinistraße 52,
2000 Hamburg 20

Müller, J.M.
Dr. med., Chirurgische Universitätsklinik Köln, Joseph-Stelzmann-Straße 9,
5000 Köln 41

Neuhaus, R.
Dr. med., Frauenklinik der Medizinischen Hochschule Hannover, Podbilskistraße
380, 3000 Hannover

Noack, D.
Dr. med., Medizinische Universitätsklinik Bonn-Venusberg, Sigmund-Freud-Straße
25, 5300 Bonn 1

Pichlmaier, H.
Prof. Dr. Dr. med., Chirurgische Universitätsklinik Köln, Joseph-Stelzmann-Straße 9,
5000 Köln 41

Pietrzik, K.
Priv.-Doz. Dr. med. vet., Institut für Ernährungswissenschaft der Universität Bonn,
Endenicher Allee 11–13, 5300 Bonn

Quadbeck, R.
Dr. med., Zentrum der Biologischen Chemie der Universität Frankfurt, Theodor-
Stern-Kai 7, 6000 Frankfurt/Main 70

Roose, H.-J.
Dr. med., I. Medizinische Universitätsklinik Hamburg, Martinistraße 52, 2000 Hamburg 20

Rose, R.
Chirurgische Universitätsklinik Köln, Joseph-Stelzmann-Straße 9, 5000 Köln 41

Rosenberger, J.
Dr. med., Chirurgische Universitätsklinik Köln, Joseph-Stelzmann-Str. 9,
5000 Köln 41

Sauer, H.-D.
Dr. med., Chirurgische Universitätsklinik Hamburg, Martinistraße 52,
2000 Hamburg 20

Schindler, J.
Dipl. chem., Abteilung für klinische Chemie der Universitätskliniken Köln, Joseph-
Stelzmann-Straße 9, 5000 Köln 41

Schultis, K.
Prof. Dr. med., Zentrum für Chirurgie der Universität Gießen, Seligmannstraße 2,
8523 Baiersdorf

Seeling, W.
Dr. med., Department für Anästhesiologie der Universität Ulm, Steinhövelstraße 9,
7900 Ulm

Shenkin, A.
Consultant Biochemist, Department of Biochemistry, Royal Infirmary, Glasgow G 4
OSF, Scotland

Solassol, Cl.
Prof. Dr. med., Centre Anticancereux, Université de Montpellier, Cliniques Saint-Eloi, 34059 Montpellier, France

Steiger, E.
M.D., F.A.C.S., Cleveland Clinic Foundation, 9500 Euclid Avenue, Cleveland, Ohio, USA

Steinbrich, W.
Dr. med., Radiologisches Institut der Universität Köln, Joseph-Stelzmann-Straße 9, 5000 Köln 41

Stock, W.
Prof. Dr. med., Chirurgische Universitätsklinik Köln, Joseph-Stelzmann-Straße 9, 5000 Köln 41

Strohmeyer, G.
Prof. Dr. med., Medizinische Klinik und Poliklinik D der Universität Düsseldorf, Moorenstraße 5, 4000 Düsseldorf 1

Tempel, G.
Prof. Dr. med., Institut für Anästhesiologie der Technischen Universität München, Ismaningerstraße 22, 8000 München

Vogel, W.
Prof. Dr. med., Institut für Anästhesiologie der Universität Freiburg, Hugstetterstraße 55, 7800 Freiburg

Wedershoven, H.-J.
Dr. med., Medizinische Klinik und Poliklinik D der Universität Düsseldorf, Moorenstraße 5, 4000 Düsseldorf 1

Wehmer, H.
Dr. med., Institut für Anästhesiologie der Universität Freiburg, Hugstetterstraße 55, 7800 Freiburg

Wienbeck, M.
Prof. Dr. med., Medizinische Klinik und Poliklinik D der Universität Düsseldorf, Moorenstraße 5, 4000 Düsseldorf 1

Winkler, R.
Priv.-Doz. Dr. med., Chirurgische Universitätsklinik Hamburg, Martinistraße 52, 2000 Hamburg 70

Zenz, M.
Dr. med., Institut für Anästhesiologie der Medizinischen Hochschule Hannover,
Abteilung Krankenhaus Oststadt, Podbilskistraße 38, 3000 Hannover

Zumtobel, V.
Priv.-Doz. Dr. med., Chirurgische Universitätsklinik der Universität München im
Klinikum Großhadern, Marchioninistraße 15, 8000 München 70

Grundlagen der hochkalorischen parenteralen Ernährung

Meßgrößen zur Definition des Ernährungszustandes als Voraussetzung einer Ernährungstherapie

A. GRÜNERT, F.W. AHNEFELD

Einführung

Der operierte oder traumatisierte Patient unterliegt mehr oder weniger schwerwiegenden Einflüssen, die ihn unabhängig von seiner spezifischen Schädigung beeinträchtigen und die unabhängig von seinem Grundleiden seine Prognose bestimmen können.

Neben den hormonellen Reaktionen des Organismus auf das Verletzungsereignis befindet sich der Organismus in einer Phase der Heilungsprozesse und Regenerationsvorgänge, die seinen gesamten Funktionsablauf stark belasten und kennzeichnen.

Dabei kann man sich bei der Behauptung breiter Zustimmung sicher sein, daß der Patient eine um so bessere Chance hat, aus dieser Belastungsphase heraus eine volle Integrität wieder zu erlangen, je besser sein Startkapital in Bezug auf seinen substantiellen Bestand ist.

Trotz der weitgehend akzeptierten Bedeutung dieser Heilungsvoraussetzungen, die eine qualitative und quantitative Beschreibung, also die Quantifizierung des Ernährungszustandes fordern, muß man feststellen, daß in der perioperativen und auch frühen posttraumatischen Phase für die Ernährungsbehandlung meist keine praktischen Konsequenzen gezogen werden, was bedeutet, daß gerade in dieser höchst belasteten Zeitphase die Patienten in der Regel einer Nulldiät unterzogen werden, oder ausschließlich mit Wasser und Elektrolyten behandelt werden, die zudem häufig in ihrer Zusammensetzung inadäquat sind.

Diese Handlungsweise basiert auf der Hoffnung, daß der Körper über seine Reserven diese Belastungsphase schon aus eigenem Bestand heraus übersteht.

Zur Notwendigkeit der Quantifizierung des Ernährungszustandes

Die in zahlreichen Untersuchungen ermittelten Fakten zur Bedeutung des Stoffwechsels und der substantiellen Ausstattung des Organismus konnten wir in einer Untersuchungsreihe erneut bestätigen; danach zeigen in einem Kollektiv von Patienten aus dem operativen Bereich insgesamt 32% aus 300 Patienten präoperative Risikofaktoren. Die Aufschlüsselung der einzelnen Störungen ist in Tabelle 1 zusammengestellt. In dieses Ergebnis sind nur die korrekturbedürftigen pathologischen

Zentrum für Anästhesiologie der Universität Ulm

Tabelle 1. Untersuchungsergebnisse aus einer Studie über den präoperativen Status von Patienten mit vorgeplanten operativen Eingriffen (n = 300). Verwertet wurden nur korrekturbedürftige pathologische Befunde, wobei Kombinationen berücksichtigt wurden

Präoperative Risikofaktoren insgesamt	32%
1. Kardiozirkulatorische Störungen	38%
2. Respiratorische Störungen	31%
3. Metabolische Störungen[a]	51%

[a] Wasser-Elektrolyt-, Säuren-Basen-Haushalt, Mangel- oder Fehlernährung

Befunde eingeflossen, wobei vor allem Kombinationen mehrerer pathologisch veränderter Meßgrößen berücksichtigt wurden.

Es ist beachtenswert, daß in mehr als 50% der Fälle metabolische Störungen vorlagen, die im wesentlichen die Homöostase des Wassers und der Elektrolyte, den Säuren-Basen-Status sowie die substantielle Zusammensetzung des Körpers betrafen. Die Bedeutung dieser Fakten wird um so größer, wenn man die Tatsache berücksichtigt, daß in der Regel zunehmend umfangreiche diagnostische Maßnahmen die üblicherweise eingehaltene Ernährungskarenzperiode maßgeblich bestimmen und verlängern.

Die Quantifizierung des Ernährungszustandes als ein Maß für die quantitative substantielle Zusammensetzung des Körpers erreicht eine wachsende Bedeutung, da die Anwendung operativer Verfahren in allen Altersklassen aber besonders bei geriatrischen Patienten ständig erweitert und auf alle Organe ausgedehnt wird. Dabei muß bedacht werden, daß große und lang dauernde Eingriffe dabei die intraoperativen Verluste entscheidend vergrößern. Gerade bei dieser zunehmenden Ausweitung der Anwendung operativer Verfahren müssen sich Maßnahmen, die eine zunehmend ausgedehntere und aufwendigere Vorbereitung und Diagnostik beinhalten, wie z.B. langdauernde Darmspülungen, negativ auswirken und die Prognose des an sich operativ günstigen Verlaufs verschlechtern, da sich bereits durch diese präoperativen Maßnahmen möglicherweise der vorhandene katabole Stoffwechselstatus verstärken könnte.

Man muß heute davon ausgehen, daß die Operationsindikation keineswegs mit der Operabilität gleichgesetzt werden kann [4]. Das chirurgische Ziel ist bis heute das gleiche geblieben und besteht in einer Wiederherstellung oder Verbesserung einer veränderten Struktur und damit einer Verbesserung einer bestimmten Funktion. Für das Überleben einer solchen Maßnahme, also für die prospektive Ermittlung der Operabilität, ist eine Charakterisierung und mit harten Meßdaten quantifizierende Beschreibung der substantiellen Zusammensetzung des Körpers, also eine Quantifizierung des Ernährungsstatus für die Prognose von entscheidender Bedeutung. Man kann überspitzt sagen, daß die prä- und perioperative Allgemeinbehandlung in Bezug auf die Integrität des Organismus und seiner substantiellen Ausstattung eine in den operativen Bereich vorgezogene Intensivtherapie darstellt [4].

Bei der hohen Leistungsfähigkeit der allgemeinen perioperativen Behandlung wird bei der Beurteilung der prospektiven Festlegung der Operabilität außer acht gelassen, daß die zunehmend großen intraoperativ eintretenden Substanzverluste, vor allem in

Bezug auf die Eiweißverluste selbst, nicht ersetzt werden, da mit Bluttransfusionen sowohl als auch mit künstlichen Kolloiden oder Albumininfusionen sowie der Gabe von Wasser und Elektrolyten diese Verluste ja keineswegs ausgeglichen werden [3].

Auch die heute zur Verfügung stehende optimale parenterale Substitution aller Substanzklassen kann bestenfalls verhindern, daß das häufig präoperativ bereits eingetretene und vorhandene Defizit noch größer wird. Ein Ausgleich eines bereits zuvor bestehenden Defizits ist über diese standardisierten Ernährungsbehandlungen nicht möglich [3].

Auf der Basis der zuvor erwähnten Fakten und Überlegungen muß man zu der Forderung gelangen, daß auch für den gesamten operativen Bereich der Proteinbestand des Organismus bereits präoperativ zu optimieren und perioperativ sicherzustellen ist. Dabei muß über eine stoffwechseladäquate Energieversorgung die Fehlverwertung des Proteinbestandes in der Energieproduktion vermieden werden, und darüberhinaus die optimale Funktion der Proteine gewährleistet sein. Man muß bei ernährungstherapeutischen Überlegungen von dem Faktum ausgehen, daß der Körper für Proteine keine Reserven in Form funktionsloser Depots besitzt. Was für die energieliefernden Substanzen in Bezug auf die Reservedepots gilt, ist für die Proteine als eigentliche Träger der lebenden Substanz in keiner Weise zutreffend. Selbst die meist mißverstandene Größe des Aminosäurenpools von etwa 70 g muß als eine in einem dynamischen Gleichgewicht sich befindende Substanzmasse betrachtet werden, die keineswegs als Vorratshaltung qualifiziert werden darf.

Um die Vorrangigkeit der Quantifizierung des Ernährungsstatus zu unterstreichen, können wir festhalten, daß die in die übrigen chirurgischen Maßnahmen voll integrierte Ernährungstherapie für das Überleben und die Wiederherstellung der Integrität des Patienten von elementarer Bedeutung ist. Je schlechter die Ausgangslage, je größer der Eingriff oder das Trauma, je länger die operative Karenzperiode, desto früher, gezielter und intensiver muß die Ernährungsbehandlung eingesetzt werden.

Durchführung der Quantifizierung

Große, besondere Schwierigkeiten bestehen allerdings, den Ernährungszustand des Patienten unter den hier besprochenen Aspekten als Beurteilungsbasis der Ernährungsbehandlung zu quantifizieren.

Um erste Anhaltspunkte zu erarbeiten, untersuchten wir alle Patienten, bei denen Wahleingriffe vorgenommen werden sollten, vor der Aufnahme in die stationäre Behandlung in unserer präoperativen Untersuchungseinheit in der Anästhesiologie. In der bisher geübten Praxis werden in der präoperativen Untersuchung nur Vorerkrankungen grob analysiert, um eventuell notwendige Vorbehandlungen bei kardialen und respiratorischen Erkrankungen vornehmen zu können und das zu einem meist zu späten Zeitpunkt.

In unserer Pilotstudie haben wir den Versuch unternommen, anhand von Kriterien, die wir im wesentlichen aus Empfehlungen und Untersuchungsergebnissen der Literatur entnahmen [1, 2], die Quantifizierung des Ernährungszustandes durchzuführen. Wir unterteilten unsere Untersuchungen dabei in drei Teilbereiche,

die in den folgenden Bildern dargestellt werden: die allgemeinen Erhebungen, die
speziellen Untersuchungen und Meßgrößen sowie die Beurteilung des ermittelten
Ergebnisses (Tabellen 2–4).

Bei dieser Studie ergaben sich wichtige Erkenntnisse, die im folgenden kurz
angesprochen werden sollen.

Tabelle 2. Erfassung des Ernährungsstatus. Allgemeine Angaben I

1. Körpergröße
2. Geschlecht
3. Alter
4. Anamnestische Angaben:
   a) Änderungen des Körpergewichtes
   b) Änderungen der Eßgewohnheiten
   c) Unverträglichkeit bestimmter Nahrungsmittel
   d) Inappetenz
   e) Freiwillige oder angeordnete Diät (Form, Menge, Zeit?)
   f) Vorausgegangene größere operative Eingriffe
   g) Onkologische Allgemeinbehandlung (Radium-, Strahlen-, Chemotherapie etc.)
   h) Dauermedikation (Kortison, Diuretika etc.)
   k) Anus praeter, Sonden
   l) Erbrechen, Durchfälle
5. Geplanter Eingriff, voraussichtliche Nahrungskarenz

Tabelle 3. Erfassung des Ernährungsstatus. Spezielle Meßgrößen

1. Körpergewicht als Prozentsatz des wünschenswerten KG
   $$\text{WKG} = \begin{array}{l} \text{♂ Broca} - 0{,}2 \cdot (\text{Broca} - 52) \\ \text{♀ Broca} - 0{,}4 \cdot (\text{Broca} - 52) \end{array} \Big\} \begin{array}{l} \text{normal} \\ < 90\% \end{array}$$
2. Tricepshautfaltendicke
3. Oberarmumfang
4. Kreatininindex
5. Eiweißstatus
   Gesamteiweiß
   Albumin
   Globulintraktionen
6. Pseudocholinesterase

Tabelle 4. Erfassung des Ernährungsstatus. Beurteilungsschema

1. Normaler Ernährungszustand
2. Adipositas
3. Protein-Kalorien-Mangelernährung
4. Proteinmangelernährung
5. Mischbilder
Einteilung nach Anamnese, Meßgrößen und geplantem Eingriff in:
leicht   = keine Vorbehandlung
mittel   = Vorbehandlung erwünscht
schwer   = Katabolie = Vorbehandlung erforderlich

Wesentliche Erkenntnis war die Notwendigkeit der Praktikabilität einer der täglichen Klinikroutine adaptierten Untersuchungstechnik, die uns zu einem einfachen Erhebungsbogen führte, der ganz wesentlich davon bestimmt ist, einfache und möglichst gewichtige Meßgrößen und Angaben in einem Bewertungsprofil zusammenzufassen, das aussagekräftig und praktikabel ist.

In den exakten Meßgrößen einer wissenschaftlich orientierten Untersuchungstechnik, die zur quantitativen Evaluierung und zur Gewichtung der einzelnen Angaben erforderlich ist, sollen keine näheren Angaben gemacht werden, da diese Aspekte in einem anderen Referat detailliert abgehandelt werden.

Wir können festhalten, daß mit Hilfe anamnestischer Angaben und eines definierten Meßgrößenprofils z.Z. eine durchaus ausreichende, wenn auch noch verbesserungswürdigere Quantifizierung des Ernährungsstatus möglich ist.

Neben den groben Angaben zum Ernährungsstatus werden als zusätzliche Kriterien eingesetzt:

1. anamnestische Angaben, aus denen wir grobe Informationen über eine Fehl- oder Mangelernährung erhalten und
2. Berücksichtigung des geplanten operativen Eingriffes, aus dem sich nicht nur eine relativ genaue Schlußfolgerung über die zu erwartende Belastung, also den zu erwartenden Proteinverlust ableiten läßt, sondern gleichzeitig die zu erwartende Karenzperiode absehbar ist, die in der Beurteilung über einen Zeitfaktor zusätzlich gewichtet wird.

Eine wichtige Erkenntnis ist, daß es keine Einzelgröße oder Berechnungsformel gibt, aus denen verbindliche Rückschlüsse auf die Integrität und den allgemeinen Zustand des Organismus abgeleitet werden könnten. Man muß festhalten, daß nicht nur die Mangelernährung, die sich in der Regel in einer Gewichtsreduktion äußert, eine Bedeutung hat. Heute kommt der Fehlernährung, die als eine Verschiebung der Substanzrelationen im Organismus definiert ist, eine zunehmende Bedeutung zu. In diesem Sinne hat eine Gewichtszunahme möglicherweise eine gleichschlechte prognostische Bedeutung, wie eine Gewichtsreduktion, da in der Regel die Gewichtszunahmen durch eine Ausweitung der Fettdepots mit defizitär zusammengesetzter Fettsäurenrelation eine Form der Fehlernährung darstellen, die in ihrer Auswirkung noch nicht abgeschätzt werden kann.

Ein weiterer Faktor, der zur Entwicklung eines einfachen Erhebungsbogens zwang, lag in der Notwendigkeit, die Quantifizierung des Ernährungsstatus und die Stoffwechselcharakterisierung oft wiederholen zu müssen. Es ist einleuchtend, daß die präoperativ gefundenen Werteprofile sich durch das belastende Ereignis des operativen Eingriffs oder des Traumas ganz erheblich verändern, so daß wir für die kontrollierte und optimierte Durchführung der Ernährungsbehandlung die Beurteilung des Ernährungszustandes und des Stoffwechselstatus engmaschig auch postoperativ vornehmen müssen.

Sowohl die Quantifizierung des Status als auch die darauf basierende Behandlung muß also alle Phasen im Behandlungsablauf des operativen oder traumatisierten Patienten betreffen. Man muß davon ausgehen, daß sich die Quantifizierung des Status über eine engmaschige Erfassung von Basismeßgrößen über die gesamte Behandlungszeit erstrecken muß. Bei dem Erhebungsbogen (Abb. 1) sind nur die Angaben und Meßgrößen zusammengefaßt und gewichtet, die ohne größeren labortechnischen

ERNÄHRUNGSSTATUS   ADRESSETTE
                                                    GESCHLECHT
                                                    ALTER
                                                    GRÖßE

I. GEWICHT

   IST-GEWICHT (KG):   NORMAL
   WKG   (KG):   BIS 15% +   0
                   ÜBER 15 % +   1
                   ÜBER 25 % +   2
                   BIS 10 % -   1
                   ÜBER 10 % -   2

II. GEWICHTSÄNDERUNG

   IM LETZTEN VIERTELJAHR KEINE ÄNDERUNG   0
   ABNAHME BIS 10 %   1
   ABNAHME ÜBER 10 %   2
   ZUNAHME ÜBER 10 %   1

III. INAPPETENZ

   (DIÄT, U. A.)   JA   1
                    NEIN   0

IV. OPERATIVE BELASTUNG

   (N-VERLUSTE, G)   0 - 5   0
                   5 - 10   1
                 10 - 15   2
                 15 - 20   3
             ÜBER   20   4

V. EIWEISSSTATUS

   GESAMT-EIWEIßGEHALT (G L^{-1}) ÜBER   56   0
                          UNTER   56   1
   ALBUMIN-GEHALT (G L^{-1})   ÜBER   35   0
                          UNTER   35   1

   BEREICH: 0 - 10 PUNKTE

Abb. 1. Erhebungsbogen für die prä- und postoperative Quantifizierung des Ernährungsstatus

Aufwand und ohne größeren personellen Einsatz erfaßbar sind. Dieser Erfassungsbogen befindet sich z.Z. im Rahmen einer Pilotstudie an unserer Klinik in Überprüfung und hat zum Ziel, die darin erfaßten Wichtungen und Meßgrößen auf ihren Aussagewert hin zu beurteilen.

Das Werteprofil erlaubt eine Einordnung der operativen Patienten in eine Punkteskala zwischen null und zehn, wobei die Ernährungsbehandlung um so intensiver und zustandsadaptierter sein muß, je mehr sich der Patient der Zahl Zehn nähert.

Schlußfolgerungen

Zusammenfassend möchte ich noch einmal hervorheben, daß das Ernährungsproblem sowie die gesamte allgemeine Behandlung zur Wiederherstellung und Erhaltung der Integrität und Funktionsfähigkeit des Organismus einen zunehmenden Stellenwert erlangen, was zwei Forderungen beinhaltet:

1. Es ist zwingend erforderlich, Meßgrößenprofile und Angabenerfassungen zu erarbeiten, die eine Quantifizierung des Status und der Organfunktion in praktikabler Form erlauben.
2. Meßergebnisse und Quantifizierung des Ernährungsstatus müssen zur Entwicklung und Optimierung von Ernährungsbehandlungsverfahren führen, die auf der einen Seite eine optimale Versorgung des Patienten mit Proteinen und energieliefernden Substanzen erlaubt, auf der anderen Seite aber durch Entwicklung neuer Techniken verhindert, daß über diese Behandlungsverfahren erneut Gefahren und Risiken für den Patienten entstehen.

Literatur

1. Blackburn GL, Bistrian BR, Maini BS, Schlamm HT, Smith MF (1977) Nutritional and metabolic assessment of the hospitalized patient. J parent ent Nutr 1:11
2. Gofferje H, Fekl W, Brand O, Rupprecht M (1979) Untersuchungen zur Mangelernährung in einer medizinischen Klinik. Z Ernährungswiss 18:62
3. Lotz P, Ahnefeld FW, Grünert A, Kilian J, Schmitz JE, Fisseler A (1977) Long term studies on the metabolism of polytraumatized and artificially ventilated patients during total parenteral nutrition. 2. Weltkongreß für Intensivmedizin, Paris
4. Schreiber HW, Koch G (1979) Zur Operationsindikation und Operabilität aus der Sicht des Chirurgen. Prakt Anaesth 14:288–292

Zur Frage der Wertigkeit der Erhebung des Ernährungszustandes bei Malignompatienten

W. FEKL, H. GOFFERJE, O. BRAND

Mangelernährung führt zu einer schweren Beeinträchtigung von Organfunktionen und bedeutet damit eine ernste Gefährdung des Patienten. Allgemeines Wohlbefinden, körperliche und geistige Leistungsfähigkeit, Stoffwechselfunktionen, Infektabwehr und Wundheilung sind von einer adäquaten Ernährung abhängig [7]. Angeregt durch die Befunde von Bistrian [1] und Blackburn [2], wonach 50% aller Patienten in chirurgischen und medizinischen Kliniken in den USA mangelernährt sind, entwickelten wir in Anlehnung an die Untersuchungen von Blackburn [3] ein Untersuchungsprogramm (Tabelle 1) sowie einen Erhebungsbogen zur Erfassung des Ernährungszustandes (Abb. 1) mit anthropometrischen und laborchemischen Parametern, die eine Beurteilung der Fettdepots, der Muskelmasse und der Funktionsproteine erlauben. Eine orientierende Untersuchung des Immunstatus ist durch Bestimmung der absoluten Lymphozytenzahl im peripheren Blut und Intrakutantestungen möglich [8].

Nach dem in Abb. 1 dargestellten Schema untersuchten wir bisher ca. 500 Patienten einer internistischen Klinik, davon 72 Malignompatienten (Tabelle 2). Es handel-

Tabelle 1. Untersuchungsprogramm zur Ermittlung des Ernährungszustandes

A = Broca-Gewicht (Körpergröße in cm − 100) kg		
OG = Optimalgewicht		
OG für Männer = A − 0,2 × (A − 52)		
OG für Frauen = A − 0,4 × (A − 52)		
THF = Trizepshautfalte		
Standard THF	Mann	12,5 mm
	Frau	16,5 mm
AU = Armumfang		
Standard AU	Mann	293 mm
	Frau	285 mm
AMU = Armmuskelumfang = AU (THF × 3,14) in mm		
Standard AMU	Mann	253 mm
	Frau	232 mm
Kr = Kreatinin		
OKr = Optimalkreatinin		
OKr	Mann	= OG × 22 (mg)
	Frau	= OG × 17 (mg)
Kri = Kreatininindex Kr in 24-Stunden-Harn/OKr × 100		
SK/SD = Streptokinase, -dornase		

Forschungsinstitut für experimentelle Ernährung e.V., Erlangen; Medizinische Klinik des Waldkrankenhauses Erlangen

Tabelle 2. Ernährungs- und Immunstatus bei 72 Malignompatienten einer Medizinischen Klinik

	N	%		N	%	Positive Haut-reaktion N	%	Normale Lymphozyten-Zahl N	%
Normaler Ernährungszustand	5	6,9				4	80,0	5	100,0
Protein-, Kalorien-mangelernährung	21	29,2	Leicht	7	9,7	4	57,1	5	71,4
			Mittel	12	16,7	5	41,7	8	66,7
			Schwer	2	2,8	–	–	–	–
						0	42,9	13	61,9
Proteinmangel-ernährung	9	12,5	Leicht	6	8,3	2	30,3	3	50,0
			Mittel	3	4,2	1	33,3	1	33,3
			Schwer	–	–	–	–	–	–
						3	33,3	4	44,4
Mischbilder	37	51,4	Leicht	8	11,1	2	25,0	6	75,0
			Mittel	17	23,6	2	11,8	8	47,1
			Schwer	12	16,7	–	–	2	16,7
						4	10,8	16	43,2

te sich dabei größtenteils um fortgeschrittene Karzinome, bei denen ein chirurgischer Eingriff, eine Strahlen- oder Chemotherapie erfolglos waren. Ein kleinerer Teil waren Malignompatienten, bei denen noch antineoplastische Maßnahmen durchgeführt werden konnten. Es zeigte sich ein Überwiegen der schwersten Ernährungsstörung in Form der Mischbilder mit 51,4%. Nur bei 10,8% dieser Patienten waren positive Hautreaktionen nachweisbar, 43,2% wiesen eine normale Lymphozytenzahl auf. Nur 6,9% unserer Malignompatienten waren normal ernährt. Bei den Nicht-Karzinom-Patienten waren dagegen 55% in normalem Ernährungszustand.

Die erhobenen Befunde der neun Patienten mit Proteinmangelernährung sollen im einzelnen dargestellt werden (Tabelle 3). Hierbei handelt es sich um Patienten, die alle normal- oder übergewichtig sind, aber erhebliche, akute Proteindefizite sowie eine Störung in der Immunabwehr zeigen. Es soll hiermit deutlich gemacht werden, daß mit den in der Klinik üblicherweise durchgeführten Untersuchungen diese Patienten nicht als mangelernährt erkannt worden wären.

Da es sich bei unserem Patientengut um eine negative Auslese handelte, sollen zum Vergleich Untersuchungsergebnisse bei operablen Malignompatienten der Chirurgischen Universitätsklinik München herangezogen werden.

Erhebungsbogen zum Ernährungszustand

Name ____   Geschlecht: m ☐ / w ☐

Diagnose/Eingriff: ___________________________________   Alter: _______________

____   Körpergröße: _________ cm

Parameter	Meß-wert	über dem Referenzbereich	Referenzbereich	leicht	mittel	schwer
				unter dem Referenzbereich		
1 Körpergewicht		> 110 % des OKG* ☐	110–90 % des OKG* ☐	89–80 % des OKG* ☐	79–70 % des OKG* ☐	< 70 % des OKG* ☐
2 Tricepshautfalte mm	m:	> 14 ☐	14–11 ☐	11–10 ☐	10–9 ☐	< 9 ☐
	w:	> 18 ☐	18–15 ☐	15–13 ☐	13–12 ☐	< 12 ☐
3 a Armmuskelumfang cm	m:	> 28 ☐	28–23 ☐	23–20 ☐	20–18 ☐	< 18 ☐
	w:	> 26 ☐	26–21 ☐	21–18 ☐	18–16 ☐	< 16 ☐
3 b Kreatininindex		> 110 ☐	110–90 ☐	89–80 ☐	79–70 ☐	< 70 ☐
4 a Albumin g/l			> 3,5 ☐	3,5–3,0 ☐	2,9–2,5 ☐	< 2,5 ☐
4 b Präalbumin mg/100 ml			> 18 ☐	18–16 ☐	15–14 ☐	< 14 ☐
4 c Cholinesterase U/l			> 3000 ☐	3000–2600 ☐	2500–2200 ☐	< 2200 ☐
5 a Lymphozyten- zahl/mm³			> 1200 ☐	1200–1000 ☐	900–800 ☐	< 800 ☐
5 b Hautreaktion mm Streptokinase/ -dornase			> 5 ☐	< 5		☐
Mumps			> 5 ☐	< 5 ☐		
Candida			> 5 ☐	< 5 ☐		
6 **Beurteilung** Normaler Ernährungszustand ☐ Adipositas ☐						
Protein-Mangelernährung				☐	☐	☐
Protein-Kalorien- Mangelernährung				☐	☐	☐
Mischbilder				☐	☐	☐

Abb. 1

Tabelle 3. Untersuchungsergebnisse bei 9 Malignompatienten mit Proteinmangelernährung

Name	Diagnose	% OKG	% NTHF	Kl	Albumin	Präalbumin	Antigene			Lymphozyten
					g/100 ml	mg/100 ml	x	xx	xxx	mm³
Dr.	Colon-Ca.	136	141	102	3,35 3,21	14,5	−	−	+	1378
Di.	Hypernephro-ides-Ca.	120	125	97	3,21	14,0	−	−	−	1081
A.	Colon-Ca.	114	100	85	3,42	18,0	−	−	+	1289
H.	Pankreas-kopf-Ca.	144	137	114	3,14	9,0	−	−	−	726
F.	Gallengang-Ca.	108	114	88	3,22	11,0	−	−	−	1967
N.	Bronchial-Ca.	108	94	76	3,29	12,0	−	−	−	735
Pö.	Magen-Ca.	128	117	83	2,85	13,5	−	−	−	1134
Pi.	Prostata-Ca.	102	100	115	2,99	8,5	+	−	−	2812
K.	Rektum-Ca.	105	98	78	2,65	5,5	−	−	−	687

OKG = Optimales Körpergewicht; NTHF = normale Trizepshautfalte; KI = Kreatininindex; x = Mumps; xx = Candida; xxx = Streptokinase, -dornase

Die Charakterisierung der Patienten ist in Tabelle 4 dargestellt. Obwohl alle Patienten Optimalgewicht hatten, fanden sich auch hier teils schon deutliche Hinweise auf ein akutes Proteindefizit und eine Störung der Immunabwehr, was besonders bei den nicht üblicherweise erfaßten Parametern deutlich wurde (Idealkreatinin, Präalbumin, Antigenreaktion, Lymphozyten).

Da ein chirurgischer Eingriff, eine Strahlen- und Chemotherapie die Katabolie des Patienten weiter verstärken und außerdem ausgesprochen immunsuppressiv wirken, erscheint uns die Erfassung von Ernährungszustand und Immunstatus bereits vor Einleitung der antineoplastischen Therapie wichtig [10]. Wird nicht frühzeitig eine adäquate Ernährungsbehandlung des Patienten eingeleitet, kann sich ein Circulus vitiosus entwickeln, der den Therapieerfolg deutlich vermindert (Abb. 2).

Copeland et al. [4, 5, 6] bewiesen durch ihre Untersuchungen, daß der Erfolg einer zytostatischen, chirurgischen oder Bestrahlungsbehandlung von Malignompatienten durch parenterale Ernährung signifikant verbessert werden kann.

Vor und während einer Chemotherapie mit 5-Fluoruracil wurden 16 Patienten mit metastasierendem Kolonkarzinom intensiv parenteral ernährt. Bei 10 vergleichbaren Kontrollpatienten wurde auf die Ernährungsbehandlung verzichtet. Tabelle 5 zeigt bei den zusätzlich parenteral ernährten Patienten eine deutliche Gewichtszunahme und einen Therapieerfolg (wenigstens 50%ige Reduktion des Tumors) bei 31% der Patienten gegenüber nur 10% in der Kontrollgruppe. Infolge der parenteralen Ernährung war eine intensivere zytostatische Behandlung mit einer höheren Gesamtdosis von 5-Fluoruracil möglich.

Bei 36 Malignompatienten, bei denen vergleichbare chirurgische Eingriffe durchgeführt wurden, zeigte sich eine positive Korrelation zwischen Eiweißernährungszu-

Tabelle 4. Aufnahme E-Status bei 10 Patienten mit operablem Ca. und klinisch gutem AZ

Name	Diagnose/Operation	% Idealgewicht	Triceps Hautfalten % Standard	% Ideal- Krea- tinin	Albu- min g/ 100 ml	Prä- albu- mg/ 100 ml	Anti- gene x xx	Lympho- zyten/ mm³
A.	Rectum-Ca./Exstirpation	108,0	109,6	53,2	4,46	33,0	+ −	2900
Ka.	Cardia-Ca./tot. Magen	99,6	49,6	23,1	4,02	22,0	+ −	2400
St.	Sigma-Ca./Resektion	115,5	80,8	29,5	4,14	11,0	− −	950
Sch.	Cardia-Ca./tot. Magen	94,3	44,8	90,7	4,15	28,5	∅ −	1440
Kl.	Rectum-Ca./Resektion	99,0	110,3	57,7	3,27	10,8	+ −	830
Z.	Cardia-Ca./tot. Magen	122,2	129,6	75,0	3,35	18,5	+ +	1250
N.	Magen-Ca./tot. Magen	96,7	73,6	66,7	4,65	19,0	− +	870
G.	Magen-Ca./tot. Magen	106,7	78,8	94,4	4,32	18,5	+ +	2130
S.	Magen-Ca./B II	104,7	96,8	41,0	3,84	33,0	+ +	∅
R.	Colon-Ca./Resektion	91,1	41,6	47,5	3,03	10,5	∅ ∅	850

x = Mumps; xx = Candida; ∅ = nicht durchgeführt

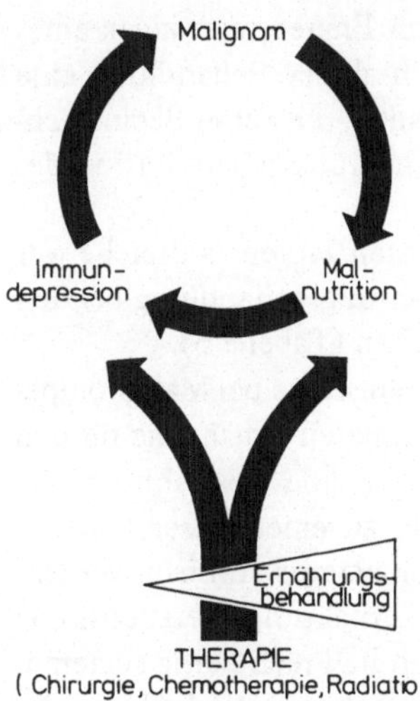

Abb. 2. Durch zu spät eingeleitete, adäquate Ernährungsbehandlung verursachter Circulus vitiosus

stand, Immunkompetenz und der Häufigkeit unkomplizierter postoperativer Verläufe. Bei den 44% Patienten dieser Gruppe mit positiver Immunkompetenz fand sich ein signifikant besserer Proteinstatus. Für chirurgische Malignompatienten sollte eine perioperative parenterale Ernährung heute eine Selbstverständlichkeit sein, nachdem zahlreiche Autoren bewiesen haben, daß postoperative Komplikationen wie Pneumonie, Peritonitis sowie Wundheilungsstörungen bei adäquater Ernährung signifikant seltener auftreten.

Tabelle 5. Ergebnisse der HPE bei der zytostatischen Behandlung (5-FU) metastasierender Kolonkarzinome (Copeland 1976)

		HPE-Gruppe	Kontrollgruppe
Patienten		16	10
Dauer der HPE	(Tage)	23,9	–
Δ Gewicht	(kg)	+ 4,2	– 2,1
Chemotherapie	(Tage)	8,6	4,4
Gesamtdosis 5-FU	(g)	7,4	3,8
Tumorregressionsrate > 50%	(%)	31	10

Bei Malignompatienten, die einer Bestrahlung zugeführt werden, ist die sorgfältige Beobachtung des Ernährungszustandes deshalb von besonderer Bedeutung, weil eine strahlungsbedingte Stomatitis und Enteritis häufig eine frühzeitige Beendigung der Bestrahlung erfordern. Copeland [5] konnte zeigen, daß durch rechtzeitigen Beginn einer parenteralen Ernährung das Bestrahlungsprogramm bei einem größeren Anteil der Patienten komplett durchgeführt werden kann und vor allem besser toleriert wird.

Die Immunkompetenz ist bei dem überwiegenden Teil der Bestrahlungspatienten trotz adäquater Ernährung negativ und ist deshalb als prognostischer Parameter bei dieser Gruppe wenig zuverlässig. Meyer [9] hat gezeigt, daß Frauen, die wegen eines Mammakarzinoms bestrahlt wurden, noch 10 Jahre nach dieser Behandlung eine Lymphopenie aufwiesen. Auch wegen dieser lang anhaltenden, schweren Beeinträchtigung der Immunabwehr erscheint uns eine intensive Ernährungsrehabilitation des Bestrahlungspatienten besonders wichtig.

Neben den besprochenen Publikationen sind in den letzten Jahren zahlreiche weitere Arbeiten erschienen, die die Notwendigkeit einer Ernährungsbehandlung bei den verschiedenen Therapieformen des Malignoms deutlich machen (Tabelle 6).

Die Wertigkeit der Erhebung des Ernährungs- und Immunstatus bei Malignompatienten ergibt sich aus der besonderen Bedeutung einer adäquaten Ernährung für den Therapieerfolg von chirurgischen Eingriffen, Chemotherapie und Bestrahlung. Bei allen Malignompatienten sollte vor der Indikationsstellung zu einer dieser Behandlungsmethoden nach Möglichkeit der Ernährungs- und Immunstatus erhoben werden. Nur durch dieses Verfahren ist eine eventuell erforderliche ernährungstherapeutische Vorbereitung auf die antineoplastische Maßnahme in jedem Fall rechtzeitig sicherzustellen. Die Kenntnis des Immunstatus ergibt darüber hinaus prognostische Hinweise hinsichtlich der besonderen Gefährdung durch postoperative Komplikationen oder des zu erwartenden Therapieerfolges bei Zytostase. Die Erhebung des Ernährungs- und Immunstatus sollte auch im weiteren Verlauf und nach Beendigung der Behandlung wiederholt werden, um rechtzeitig die Gefahr von Komplikationen zu erfassen und den Therapieerfolg zu sichern.

Tabelle 6. Behandlungsergebnisse mit adjuvanter parenteraler Ernährung bei Malignompatienten (mod. nach Schultis)

Autor	Anzahl der Patienten	Dauer der parenteralen Ernährung	Art der Behandlung	Ergebnisse
Schwartz	10	17–84 Tage	Chemotherapie	↑ Appetit ↑ Körpergewicht ↑ Zytostatikadosierung
Heller	30	42 Tage	Radiotherapie Chemotherapie	↑ Zytostatikadosierung
de Matteis	23	12 Tage	Operation	↑ Körpergewicht ↑ Albumin ↑ Wundheilung
Lanzotti	38	9–41 Tage	Chemotherapie	↑ Immunantwort
Bozetti	44	1–16 Wochen	Radiotherapie Chemotherapie	↑ Körpergewicht ↑ Lymphozytentransformation ↑ Albumin
Copeland	406	–23 Tage	Radiotherapie Chemotherapie	↑ Immunantwort ↑ Albumin ↑ Zytostatikadosierung ↑ Überlebenszeit
Eriksson	50	5–109 Tage	Operation Radiotherapie Chemotherapie	↑ Lymphozyten ↑ T-Zellen ↑ B-Zellen ↑ Transferrin
Gulajev	31	Während Radiotherapie	Radiotherapie	↑ Therapietoleranz
Holter	30	10 Tage postoperativ	Operation	↑ Albumin ↑ Körpergewicht
Moghissi	10	5–7 Tage präoperativ 6–7 Tage postoperativ	Operation	positive N-Bilanz Komplikationsloser postop. Verlauf
Solassol	1350	1–4 Monate	Operation Radiotherapie Chemotherapie	Wiederherstellung des Ernährungszustandes Wohlbefinden
Kohlschütter	7	7–30 Tage	Chemotherapie	↑ Therapietoleranz ↑ Lebensqualität

Literatur

1. Bistrian BR, Blackburn GL, Hallowell E, Heddle R (1974) Protein status of general surgical patients. JAMA 230:858–860
2. Bistrian BR, Blackburn GL, Vitale J, Cochran D, Naylor J (1976) Prevalence of malnutrition in general medical patients. JAMA 235:1567–1570
3. Blackburn GL, Benotti PN, Bistrian BR, Bothe A, Maini BS, Schlamm HT, Smith MF (1979) Nutritional assessment and treatment of hospital malnutrition. Infusionsther Klin Ernaehr 6:238–250

4. Copeland EM, MacFadyen BV, Rapp MA, Dudrick StJ (1975) Hyperalimentation and immune competence in cancer. Surg Forum 26:138–140
5. Copeland EM, Souchon A, MacFadyen BV, Rapp MA, Dudrick StJ (1977) Intravenous hyperalimentation as an adjunct to radiation therapy. Cancer 39:609–616
6. Copeland EM, Daly JM, Dudrick StJ (1977) Nutrition as an adjunct to cancer treatment in the adult. Cancer Res 37:2451–2456
7. Daly JM, Dudrick StJ, Copeland EM (1979) Evaluation of nutritional indices as prognostic indicators in the cancer patient. Cancer 43:925–931
8. Gofferje H, Fekl W, Brand O, Rupprecht M (1979) Untersuchungen zur Mangelernährung in einer medizinischen Klinik. Z Ernährungswiss 18:62–70
9. Meyer KK (1970) Radiation-induced lymphocyte immune deficiency. Arch Surg 101:114
10. Ota DM, Copeland EM, Corriere JN, Dudrick StJ (1979) The effects of nutrition and treatment of cancer on host immunocompetence. Surg Gynecol Obstet 148:104–111
11. Schultis K, Fekl W, Brand O (1979) A tentative synopsis of the nutritional problems encountered in patients afflicted with malignant neoplasia. In: Herfahrt CH, Schlag P (eds) Gastric Cancer. Springer, Berlin Heidelberg New York

Technik und Komplikationen des zentralen Venen-katheters zur hochkalorischen parenteralen Ernährung

J. ROSENBERGER, J.M. MÜLLER, W. STOCK, H. PICHLMAIER

Aubiniac [2] beschrieb 1952 die Subklaviapunktion als Methode zur raschen Volumensubstitution bei Schwerverletzten. Seit den Arbeiten von Dudrick [7, 8] im Jahre 1968 fand die Subklaviapunktion erstmals ihre Anwendung bei der hochkalorisch parenteralen Ernährung.

Zur Implantation eines zentralen Venenkatheters kommen an der Chirurgischen Universitätsklinik Köln-Lindenthal drei verschiedene Techniken zur Anwendung: die Subklaviapunktion, die Jugularis-interna-Punktion und die Venae sectio eines Gefäßes im Schulter-Halsbereich. Burri [4] empfiehlt die Punktion der V. jugularis interna als einfachsten, sichersten und zugleich risikoärmsten Zugang zur V. cava superior (Tabelle 1). Wir bevorzugen die Subklaviapunktion zum einen, weil wir mit dieser

Tabelle 1. Komplikationsmöglichkeit bei verschiedenen zentralen Venenkathetern

Art des Katheters	Basilika	Subclavia	Jugularis
Fälle	7027	17 326	9973
Komplikationen in %			
Falsche Lage	9,84	5,5	0,85
Thrombose	8,21	0,24	–
Embolie	0,18	0,03	0
Phlebitis	13,88	0,1	0,01
Arterienpunktion	–	1,39	0,61
Pneu	–	1,0	0,05

mod. nach Burri [4]

Methode die größte Erfahrung haben, zum anderen, weil der intraklavikuläre Zugang in einer Körperregion liegt, die sich leicht pflegen läßt und durch Körperbewegungen weniger beeinflußt wird als bei anderen Methoden.

Technik der Subklaviapunktion

Die Implantation eines zentralen Venenkatheters ist als eine größere aseptische Operation anzusehen [11]. Die strikte Einhaltung der Asepsis ist die wichtigste Voraussetzung, um die gefürchteten Katheterinfektionen auf ein Mindestmaß zu beschrän-

Chirurgische Universitätsklinik Köln

ken [6]. Der Eingriff wird in einem Operationssaal mit der Möglichkeit der intraoperativen Röntgenkontrolle durchgeführt. Das Operationsgebiet wird rasiert und mit Jodtinktur desinfiziert. Kopfbedeckung, Mundschutz, steriler Kittel und sterile Handschuhe werden wie bei jeder anderen Operation getragen.

Nach Setzen der Lokalanästhesie wird die Vene über eine Hautinzision punktiert.

Nach Einführung des Katheters in die obere Hohlvene wird der zuführende Schenkel durch einen etwa 10 cm langen Hauttunnel ausgeleitet. Wir hielten bisher die Tunnellierung für eine gute Infektionsprophylaxe. Kürzlich veröffentlichten jedoch Stapert et al. [15] die Ergebnisse einer prospektiven, randomisierten Studie. Hiernach scheint die Tunnelbildung gegenüber der direkten Katheterausleitung keine Senkung des Sepsisrisikos zu bewirken. Es bleibt abzuwarten, inwieweit diese Ergebnisse von anderen Autoren bestätigt werden.

Die richtige Lage der Katheterspitze wird mit Hilfe des Röntgenbildwandlers überprüft. Der Katheter wird an der Austrittsstelle mit 3-0 Seide fixiert. Eine durchgreifende Nahttechnik mit spannungsfreier Verknotung soll ein Einschneiden des Fadens in die Haut mit nachfolgender Abzeßbildung verhindern [14]. Die Wunde wird durch einen sterilen Verband abgedeckt.

Zentralvenöser Silastic-Katheter nach Broviac (Abb. 1)

Wird die Indikation zur parenteralen Langzeiternährung gestellt, so verwenden wir den Silastickatheter nach Broviac [3]. Der Katheter besteht aus einem dünnen intravaskulären, einem dickeren extravaskulären Segment und einem Dacron-Muff am Übergang beider Segmente. Die Insertion des Katheters erfolgt durch Freilegung der V. jugularis interna über einen Hautschnitt 2 cm oberhalb der Klavikula zwischen den beiden Ansätzen des M. sternocleidomastoideus. Das intravaskuläre Segment des Katheters wird unter Bildwandlerkontrolle in die V. cava superior vorgeschoben. Das

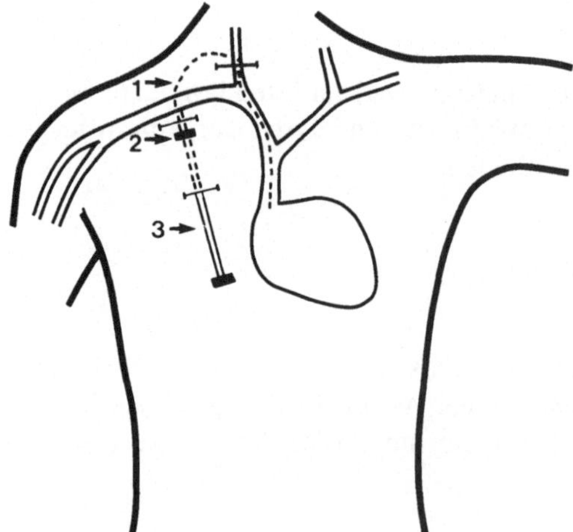

Abb. 1. Silastickatheter nach Broviac. 1 intravaskuläres Segment, 2 Dacron-Muff, 3 extravaskuläres Segment

distale Segment des Katheters wird nach Bildung eines subkutanen Tunnels an der Thoraxwand ausgeleitet. Innerhalb von 1−2 Wochen sproßt Subkutangewebe in den Dacron-Muff ein.

Hierdurch wird zum einen der Katheter in seiner Lage verankert, zum anderen eine Gewebsfibrosierung stimuliert, die eine Barriere für von außen kommende Infektionen bildet [1].

Katheterpflege

Die Überwachung von HPE-Kathetern ist einem speziell hierfür ausgebildeten Team zu übertragen. Jede Eröffnung des Kathetersystems ist nur mit sterilen Handschuhen, Mundschutz und Kopfbedeckung erlaubt [11]. Das Infusionsbesteck sollte täglich gewechselt werden. Der Verband über der Kathetereintrittsstelle wird in 48stündigen Abständen erneuert. Es ist verboten, über einen einmal gelegten Katheter Blutproben zu entnehmen, den zentral venösen Druck zu messen, Blutprodukte oder Medikamente zuzuführen [10].

Daß dieser zeitliche und finanzielle Aufwand gerechtfertigt ist, belegen mehrfach vergleichende Untersuchungen in der Literatur (Tabelle 2). Durch die Schaffung von HPE-Teams konnte die Sepsisrate entscheidend gesenkt werden.

Tabelle 2. Kathetersepsis bei HPE

	Ohne HPE-Team	Teilzeit-HPE-Team	Vollzeit-HPE-Team
Autoren (n)	5	8	5
Sepsis (%)	38,6	7,8	2,4
Sepsisrate (1/1000 Tage HPE)	14	3,8	1,8

Steht bei einem Patienten eine ambulante parenterale Langzeiternährung zur Diskussion, so muß neben dem Krankheitsbild auch die Persönlichkeitsstruktur in die Indikationsstellung miteinbezogen werden. Ein Patient muß in der Lage sein, die technischen und hygienischen Forderungen der parenteralen Ernährung zu erfüllen.

Er wird zunächst von den Schwestern des HPE-Teams in der sterilen Handhabung des Katheter-Infusion-Systems unterwiesen und darf erst die Klinik verlassen, wenn sich der zuständige Arzt davon überzeugt hat, daß die oben angegebenen Forderungen erfüllt sind.

Komplikationen (Tabelle 3)

Komplikationen, die als eine unmittelbare Folge einer fehlerhaften Implantationstechnik auftreten, werden entweder durch ihren dramatischen klinischen Verlauf oder durch die routinemäßige Thoraxröntgenaufnahme nach dem Eingriff erkannt. Im

Tabelle 3. Mögliche Komplikationen nach Implantation eines zentralen Venenkatheters

Thorax
    Pneumothorax
    Hämothorax
    Hydrothorax
    Chylothorax

    Hämomediastinum
    Hydromediastinum
    Vena-cava-superior-Syndrom
    Mediastinalemphysem

Hals
    Hämatombildung
    Nervenverletzung
        Nervus Phrenicus
        Nervus Vagus
        Nervus laryngeus recurrens
        Plexus brachialis

Direkte Katheterkomplikationen
    Luftembolie
    Katheterembolie
    Herzrhythmusstörungen
    Myokardperforation
    Thrombenbildung im Bereich der Tricuspidalis
    Verlegung der venösen Sinus coronarii
    Venobronchiale Fisteln
    Thrombose der
        Vena hepatica
        Vena cava superior
        Vena subclavia

    Kathetersepsis

Falle der Subklaviapunktion sind der Pneumothorax, die Verletzung der A. subklavia, der Hämothorax, das mediastinale Hämatom und die Verletzung des Plexus brachialis die häufigsten Komplikationen. Fehlplazierungen der Katheterspitze in der V. jugularis interna oder mammaria interna führen zu Thrombophlebitiden. Hypertonische Infusionslösungen dürfen erst verabreicht werden, wenn die richtige Lage der Katheterspitze röntgenologisch gesichert ist. Ein Röntgenbild alleine beweist die richtige Lage eines Katheters nicht.

Wir sahen in einem Fall einen Hydrothorax bei scheinbar richtiger Katheterlage im Röntgenbild, es war jedoch versäumt worden, vor Beendigung des Eingriffs noch einmal Blut zu aspirieren.

Katheterembolisation

Beim Legen oder Entfernen kann der Katheter abscheren und durch den Blutstrom bis zur Pulmonalarterie verschleppt werden. Er kann Thrombosen oder Herzarrthythmien verursachen, er kann aber auch zum Ausgangspunkt einer Sepsis werden [14].

Kardiale Komplikationen

Ein im Herzen liegender HPE-Katheter kann zur Thrombenbildung im Bereich der Tricuspidalklappe oder zur Verlegung des venösen Sinus coronarius führen. Busse et al. [5] berichteten in einer Literaturzusammenstellung über 17 Fälle einer Myokardperforation durch einen liegenden Katheter.

Thrombose

Die Thrombose der V. cava superior oder der V. subklavia als Folge einer Katheterimplantation kommt sicher häufiger vor als sie diagnostiziert wird. Im Krankengut des Mass. General Hospitals fand sich bei Obduktionen bei 20% der Patienten, die eine parenterale Hyperalimentation erhalten hatten, eine Cavathrombose [9]. Nach Hoshal [12] bilden sich um den im Blutstrom flottierenden Katheter Fibrinmanschetten, die der erste Schritt zu einer Thrombusformation sein könnten.

Kathetersepsis

Nach Ryan [14] ist die Kathetersepsis bei einem Patienten, der eine hochkalorische parenterale Ernährung erhält, als ein Krankenbild definiert, das klinisch als Sepsis imponiert, ohne daß sich ein anderer septischer Herd nachweisen läßt, das sich aber nach Katheterentfernung zurückbildet. Die Diagnose gilt als gesichert, wenn zusätzlich eine positive Blutkultur oder eine pathologische Keimbesiedlung der Katheterspitze nachgewiesen wurde.

In einer Literaturzusammenstellung (Tabelle 4) von Maki [13] schwankt die katheterinduzierte Septikämierate bei HPE-Patienten zwischen 0 und 21% bei einem Durchschnitt von 10%. Die häufigste Ursache der Kathetersepsis ist eine ungenügende Katheterpflege. Ryan [14] zeigte, daß sich die Kathetersepsisrate bei sorgfältiger Überwachung auf 3% senken ließ, während bei unsachgemäßer Überwachung in 20% der Fälle eine Septikämie auftrat. An eine Kathetersepsis sollte man immer denken, wenn ein Patient, der eine hochkalorische parenterale Ernährung erhält, plötzlich Fieber entwickelt. In einem solchen Falle sollte man die gerade laufende Infusionsflasche und das dazugehörige Infusionssystem auswechseln und Blut aus einer peripheren Vene entnehmen [6]. Blut und Infusionssystem sollten bakteriologisch untersucht werden. Findet sich keine andere Infektionsquelle und bleibt das Fieber über 24 h bestehen, so ist der Katheter zu entfernen. Nach Ryan wird man jedoch in 3/4 der Fälle eine andere Ursache zu einem späteren Zeitpunkt finden.

Tabelle 4. Häufigkeit der Kathetersepsis bei Patienten mit HPE über einen zentralen Venenkatheter

Autor	Patienten	Tage HPE	Sespis-rate %	Sepsisrate/ 1000 Tage HPE	Kommentar
Owings (1972)	66	957	0	0,0	
Parsa (1972)	307	K.A.	9	K.A.	Polyvinylkatheter
	150	K.A.	1	K.A.	Siliconkatheter
Freeman (1972)	33	660	21	10,6	Vor HPE-Team
	78	1 170	1	0,9	Mit HPE-Team
Sanderson (1973)	100	2 200	1	0,5	
Solassol (1973)	73	K.A.	2	K.A.	Nur Tumorpatienten
Ryan (1974)	200	4 492	11	4,7	
Myers (1974)	212	4 749	2	1,1	
Skoutakis (1975)	160	3 280	1	0,3	
Sanders (1976)	21	336		29	Vor HPE-Team
	297	4 346	8	5,3	Mit HPE-Team
Filler (1976)	264	K.A.	16	K.A.	
Riella (1976)	43	15 930	19	0,5	Ambulante PE
Dudrick (1977)	406	K.A.	7	K.A.	Nur Tumorpatienten

Eigene Ergebnisse

In der Chirurgischen Universitätsklinik Köln-Lindenthal wurden 182 HPE-Katheter
bei 160 Patienten für 4462 Tage gelegt (Tabelle 5). Frühkomplikationen (Tabelle 6)
sahen wir in 3,85%. In zwei Fällen wurde eine Arterie punktiert, wobei sich einmal
eine Hemianopsie für einige Tage ausbildete. Wir sahen eine Armparese mit spontaner
Rückbildung. Einmal kam es zur Ausbildung eines Hydrothorax. In zwei Fällen kam
es bei dem Versuch, einen Langzeitkatheter zu entfernen, zu einer Katheterembo-
lie. In drei Fällen fand sich als Spätkomplikation (Tabelle 6) eine Subklaviathrombo-
se. Die Kathetersepsisrate beträgt in unserem Krankengut 4,4%.

Die angeführten Komplikationen ereigneten sich in der Mehrzahl zu einer Zeit,
als wir anfingen, uns systematisch mit dem HPE zu befassen. Mit zunehmender Erfahrung ist es zu einer deutlichen Senkung der Komplikationsrate gekommen.

Tabelle 5. Daten zu zentralen Venenkathetern bei HPE (Chir. Uni.-klinik Köln, Nov. '78–Okt. '79)

Patienten	Katheter	HPE-Tage
160	182	4462

Verweildauer der HPE-Katheter
 3 –164 Tage
24,5   Tage (im Mittel)

Tabelle 6. Katheterkomplikationen bei HPE (Chir. Uni.-klinik, Nov. '78– Okt. '79; n = 182)

Frühkomplikationen		
Arterienpunktion	2	
Hydrothorax	1	
Katheterembolie	2	
Armparese	1	
Hemianopsie	1	
	7	(3,85%)
Spätkomplikationen		
Subclaviathrombose	3	(1,65%)
Kathetersepsis	8	(4,4%)
	11	

Literatur

1. Atkins RC, Vizzo JE, Cole JJ, Blagg CR, Scribner BH (1970) The artificial gut in hospital and home. Technical improvements. Trans Am Soc Artif Intern Organs 16:260–268
2. Aubiniac R (1952) L'injection intraveineuse sous-claviculaire: Advantages et technique. Presse Med 60:1456
3. Broviac JW, Cole JJ, Scribner BH (1973) A silicone rubber atrial catheter for prolonged parenteral alimentation. Surg Gynecol Obstet 136:602
4. Burri C, Krischak G (1978) Fehler und Gefahren in der Anwendungstechnik der parenteralen Ernährung. In: Klinische Anästhesiologie u. Intensivtherapie 7, Infusionstherapie II. Springer, Berlin Heidelberg New York, S 199–207
5. Busse J, Schramm G, Kämmerer H, Michel R (1974) Intratherokale Kavakatheterperforationen. Prakt Anaesth 9:48–54
6. Copeland EM, Dudrick SJ (1976) Nutritional aspects of cancer. In: Current problems in cancer. Vol 1/3:3–51 Year Book Medical, Chicago
7. Dudrick SJ, Wilmore DW, Vars HM, Rhoads GE (1968) Longterm total parenteral nutrition with growth, development, and positive nitrogen balance. Surgery 64:134
8. Dudrick SJ, Wilmore DW, Vars HM, Rhoads GE (1969) Can intravenous feeding as the sole means of nutrition support growth in the child and restore weight loss in an adult? An affirmative answer. Ann Surg 169:974
9. Fischer GE (1977) Hyperalimentation. Adv Surg 11:1–69
10. Fleming CR, McGill DB, Hoffmann HN, Nelson RA (1976) Subject review total parenteral nutrition. Mayo Clin Proc 51:187–194
11. Holm J (1978) Central venous catheterization with surgical and aseptic technique. Tryckeri AB Dahlberg, Stockholm
12. Hoshal VL, Anse RG, Hoskins PA (1971) Fibrin sleeve formation indwelling subclavian central venous catheters. Arch Surg 102:253
13. Maki DG (1976) Sepsis arising from extrinsic contamination of the infusion and measures für control. In: Phillips E (ed) Microbiological hazards of infusion therapie. MTP press, Lancaster, pp 99–143
14. Ryan JA (1976) Complications of total. Parenteral Nutrition. In: Fischer G (ed) Total Parenteral Nutrition. Little, Brown, Boston, pp 55
15. Stapert J, Meyenfeld M von, Wesdarp R, Soeters P (1979) Subclavian catheters: To tunnel or not to tunnel? Parent Enteral Nutr 3/4:155

Sicherung des Proteinbestandes als Voraussetzung einer effizienten Ernährungstherapie

R. DÖLP, W. SEELING

Es darf heute als gesichert gelten, daß die Unterbrechung der Nahrungszufuhr bei schwerstkranken Patienten keine Maßnahme darstellt, die positiven Einfluß auf den angestrebten Heilprozeß nimmt. Im Gegenteil kommt in einer derartigen Situation der ausreichenden und vor allem adäquaten Nahrungszufuhr eine wesentliche Bedeutung zu. Insbesondere muß der Erhaltung oder Verbesserung des Proteinbestandes vorrangig Beachtung geschenkt werden.

Seit Jahren beschäftigen wir uns mit den Möglichkeiten der parenteralen Ernährung [3], wobei uns stets die Durchführbarkeit in der klinischen Routine wichtig erschien.

Nach der Indikationsstellung können für die Auswahl der Infusionstherapie zwei Kriterien genannt werden:

1. Das Ausmaß der bestehenden bzw. zu erwartenden Katabolie und
2. das Abwägen der Komplikationsmöglichkeiten gegen den erwünschten Nutzen für den Patienten z.B. bei parenteraler Ernährung über einen zentralvenösen Katheter.

Wie in Abb. 1 dargestellt [2], werden wir im postoperativen Bereich in der Mehrzahl der Fälle mit einer Basisernährung auskommen, die über periphere Venen zuführbar ist. Dieser Zugangsweg wird zum Problem, sobald Infusionslösungen mit hoher Osmolalität (800–1200 mosmol/l) zur Anwendung kommen. Wir haben uns deshalb mit der Frage beschäftigt, welches Infusionsgemisch über periphere Venen zugeführt werden kann und gleichzeitig einen möglichst hohen Nährwert darstellt [3].

Nachdem Blackburn [1] mit der Infusion einer 3%igen Aminosäurenlösung ohne jeden Energiezusatz aus unserer Sicht die erwartete ausreichende endogene Fettmobilisierung nicht sicher nachweisen konnte, und Greenberg [6] ebenso wie Freeman [4], Tweedle [10] und Wolfe [11] nach entsprechenden Untersuchungen gegenüber dem sog. „Blackburn-Konzept" Bedenken äußerten, hat die Arbeitsgruppe um Wilmore [9] anhand eigener Befunde ein Modell entwickelt, das der Kombination von Aminosäuren und Kohlenhydraten, bezogen auf die Verbesserung der Stickstoffbilanz, den Vorzug gibt. Diese Aussage überrascht nicht und ist im Prinzip längst bekannt. Neu jedoch ist, daß — zurückgehend auf über 30 Jahre alte Untersuchungen von Gamble [5] — bereits ein 5%iger Kohlenhydratzusatz zu einer erheblichen Stickstoffbilanzverbesserung beiträgt und ein weiterer stickstoffsparender Effekt — bei gleicher Aminosäurendosierung — erst durch wesentlich höhere Kohenhydratdosierung erreicht werden kann.

Department für Anästhesiologie des Zentrums für Interdisziplinäre Medizinische Einheiten der Universität Ulm

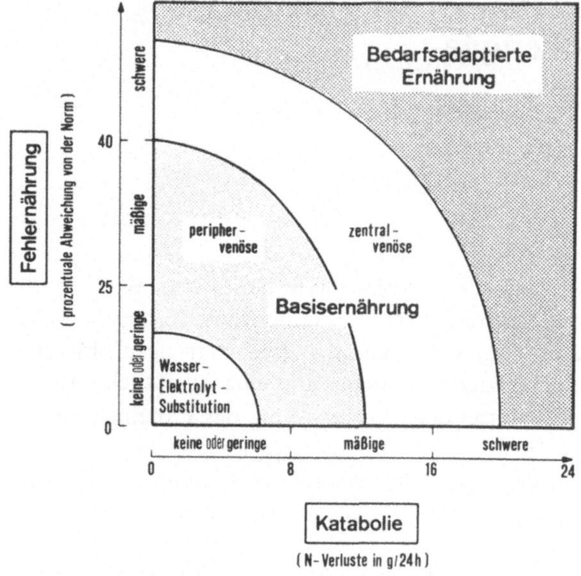

Abb. 1. Kriterien für die Auswahl der Infusionstherapie. (Modifiziert nach Blackburn [2])

Wir haben darum eine Infusionslösung[1] mit 2,5%igem Aminosäuren- und 5%igem Kohlenhydratanteil untersucht, insbesondere im Hinblick auf die befürchtete Harnstoffbelastung infolge der Utilisierung zugeführter Aminosäuren im Energiehaushalt, auf die in keiner der zitierten Arbeiten Bezug genommen worden war.

Methodik

20 stoffwechselgesunde Patientinnen, die sich einer vaginalen Hysterektomie unterziehen mußten, wurden nach Randomisierung zwei Gruppen zugeordnet. Die Kontrollgruppe I bekam eine Wasser-Elektrolyt Lösung[2] in einer Dosierung von 40 ml/kg KG/24 h infundiert, während die Prüfgruppe II vom Abend des Operationstages an 40 ml/kg KG/24 h der genannten Aminosäurenlösung[1] erhielt. Die Infusionsdauer erstreckte sich rund um die Uhr bis zum Morgen des vierten postoperativen Tages unter Verwendung von Infusionspumpen. Die Infusion erfolgte ausschließlich über periphere Venen.

Die statistische Evaluierung wurde je nach Problem mit dem gepaarten oder ungepaarten t-Test mit einer Irrtumswahrscheinlichkeit von $p < 0,05$ vorgenommen.

Ergebnisse und Diskussion

Es war zu erwarten, daß bei dem experimentellen Vergleich einer aminosäurenfreien mit einer aminosäurenhaltigen Infusionslösung die günstigere Stickstoffbilanz bei der zweiten Gruppe liegen mußte.

---

[1] PE 900, Fa. Pfrimmer & Co., Erlangen, W.-Germany
[2] Tutofusin OPS, Fa. Pfrimmer & Co., Erlangen, W.-Germany

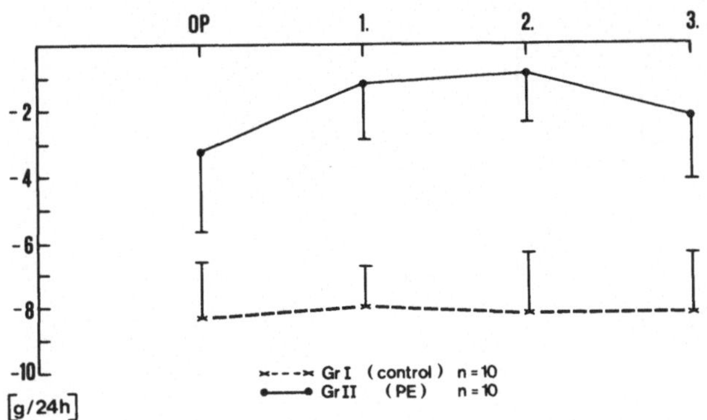

Abb. 2. Stickstoffbilanz (x ± SD)

Diese Erwartung traf, wie Abb. 2 zeigt, voll zu. Ehe wir auf andere Untersuchungs-parameter eingehen, stellen wir fest, daß die Patienten der Kontrollgruppe eine negative Stickstoffbilanz von etwa 8g/Tag aufwiesen. Diese Stickstoffverluste liegen gering höher als die von Heller [7] publizierten Angaben von 6 g nach vaginaler Hysterektomie. In der Prüfgruppe infundierten wir vom Abend des Operationstages an im Mittel 10,7 g N/24 h in Form der Aminosäuren und erreichten damit eine nahezu ausgeglichene Stickstoffbilanz.

Vergleicht man die Harnstoffausscheidung mit der Gesamtstickstoffausscheidung im Urin (Abb. 3a u.b), wird deutlich, daß die vermehrten Stickstoffverluste in der Prüfgruppe fast ausschließlich Folge einer erhöhten Utilisierung von Aminosäuren im Energiestoffwechsel darstellen. Der größere Anfall von Harnstoff im Vergleich zur Kontrollgruppe blieb entgegen unseren Erwartungen im Rahmen dessen, was wir in anderen Untersuchungsreihen [3] bei parenteraler Ernährung unter einem höheren Energie-/Stickstoffverhältnis gefunden haben. Während sich in der Kontrollgruppe ein mittlerer kumulativer Stickstoffverlust von 33,2 g/Patient innerhalb des Beobachtungszeitraumes ergab, waren dies 44,9 g in der Prüfgruppe, die — wiederum im Mittel — 37,1 g N/Patient als Aminosäuren substituiert bekommen hatte.

Damit errechnet sich eine anabole Verwertung (N-Retention) der verabreichten Aminosäuren von etwa 68%, eine Größenordnung, die als außerordentlich günstig angesehen werden muß [3]. Die N-Retentionsrate könnte höher ausfallen bei einem Vergleich mit einer Kontrollgruppe, die ausschließlich Wasser und Elektrolyte ohne jeden Energiezusatz erhält.

Die Harnstoffkonzentration im Serum stieg in der Prüfgruppe zwar geringfügig an, verblieb aber auch unter Einbeziehung der Streubreite im Normbereich (Abb. 4).

Es ist häufig schwierig, die Effizienz einer parenteralen Nahrungszufuhr nachzuweisen. Am günstigsten läßt sich dies mit der Erfassung kurzlebiger Proteine, wie z.B. Präalbumin und Transferrin [8], erreichen. Der recht grobe Parameter „Gesamteiweißkonzentration" im Serum zeigte in unserer Prüfgruppe deutliche und signifikante Unterschiede zur Kontrollgruppe, so daß sich bereits daraus die anabole Wirkung des zugeführten Infusionsgemisches ableiten läßt (Abb. 5).

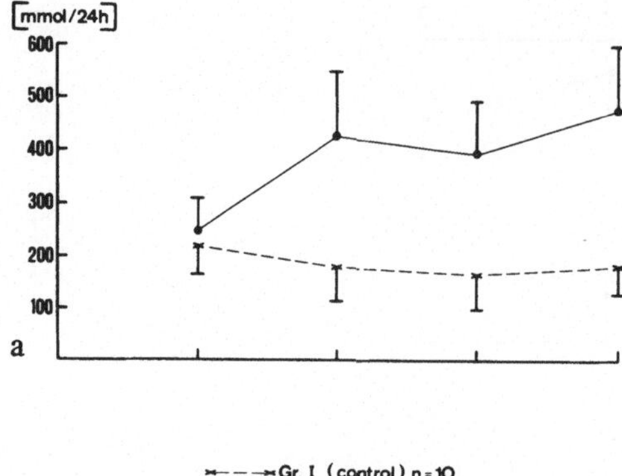

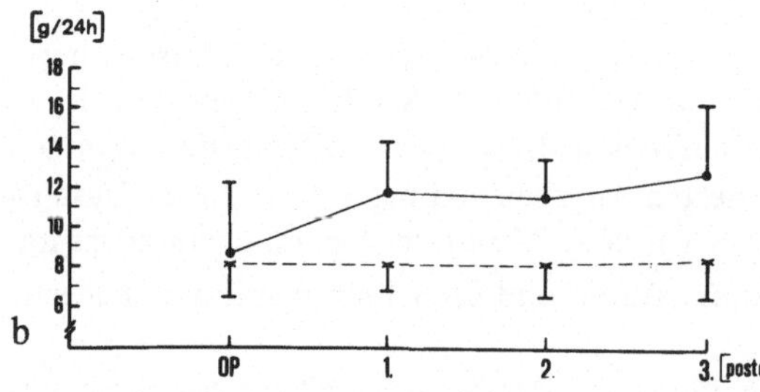

Abb. 3 a und b. Harnstoff-(a) und Gesamtstickstoffausscheidung (b) im Urin ($\bar{x} \pm SD$)

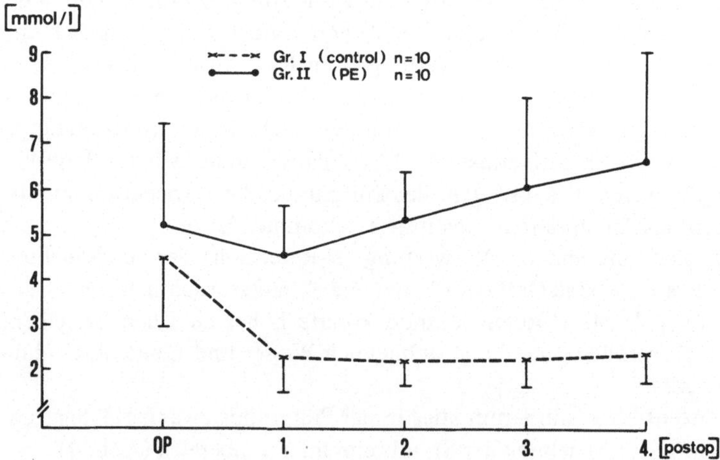

Abb. 4. Harnstoffkonzentration im Serum ($\bar{x} \pm SD$)

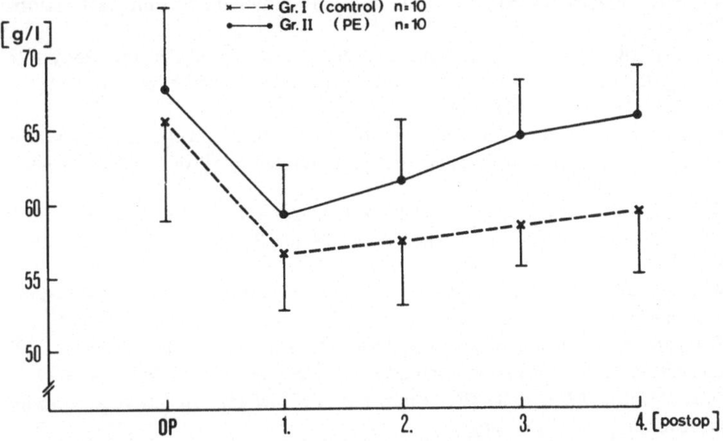

Abb. 5. Gesamteiweißkonzentration im Serum ($\bar{x}$ ± SD)

Schlußfolgerung

Zusammenfassend ist hervorzuheben, daß die von uns an einem Patientenkollektiv nach vaginaler Hysterektomie geprüfte 2,5%ige Aminosäurenlösung mit 5%igem Kohlenhydratanteil eine nahezu ausgeglichene Stickstoffbilanz bewirkte. Die erwartete hohe Harnstoffbelastung trat nicht auf, der geringe Kohlenhydratanteil reichte aus, das zu verhindern. Da die Osmolalität der Prüflösung mit etwa 600 mosmol/l mit der Osmolalität der Wasser-Elektrolyt-Lösung praktisch übereinstimmte, ergaben sich in der peripheren Venenverträglichkeit keine Unterschiede zwischen beiden Infusionslösungen. Unter Zugrundelegung der in Abb. 1 angegebenen Kriterien für die Auswahl der dem Zustand des Patienten entsprechenden Infusionstherapie und der zeitlichen Zufuhrbegrenzung auf etwa fünf Tage, kann die hier vorgestellte Aminosäuren-Kohlenhydrat-Lösung als optimierte Alternative im Rahmen einer peripher-venösen Basisernährung angesehen werden. Sie kann selbstverständlich die bedarfsadaptierte vollständige parenterale Ernährung nicht ersetzen.

Literatur

1. Blackburn GL, Flatt JP, Clowes GH, O'Donnell TE (1973) Peripheral intravenous feeding with isotonic amino acid solutions. Am J Surg 125:447–454
2. Blackburn GL, Bistrian BR, Maini BS, Schlamm HT, Smith MF (1977) Nutritional and metabolic assessment of the hospitalized patient. J Par Ent Nutr 1:11–22
3. Dölp R, Ahnefeld FW, Knoche E, Traub E (1978) Möglichkeiten und Grenzen der periphervenösen parenteralen Ernährung. Infusionsther Klin Ernaehr 5:61–64
4. Freeman JB, Stegink LD, Wittine MF, Danney MM, Thompson RG (1977) Lack of correlation between nitrogen balance and serum insulin levels during protein sparing with and without dextrose. Gastroenterology 73:31–36

 5. Gamble JL (1947) Physiological information gained from studies on the life raft ration. Harvey Lect 42:247
 6. Greenberg GR, Marliss EB, Anderson GH, Langer B, Spence W, Toree EB, Jeejeeboy KN (1976) Protein-sparing therapy in postoperative patients. Effect of added hypocaloric glucose or lipid. N Engl J Med 294:1411–1416
 7. Heller L (1974) Aminosäurenlösungen in der parenteralen Ernährung. In: Heller L, Schultis K, Weinheimer B Hrsg Grundlagen und Praxis der parenteralen Ernährung S 56–68 Thieme, Stuttgart
 8. Kult J, Treutlein E, Dragoun GP, Heidland A (1975) Bedeutung der postoperativen parenteralen Ernährung – gemessen an nieder- und hochmolekularen Plasmaproteinen. Infusionsther Klin Ernaehr 2:3–19
 9. McDougal WS, Wilmore DW (1977) Effect of intravenous near isosmotic nutritient infusions on nitrogen balance in critically ill injured patients. Surg Gynecol Obstet 145:408–414
10. Tweedle DEF, Fitzpatrick GF, Brennan MF, Culebras JM, Wolfe BM, Ball MR, Moore FD (1977) Intravenous amino acids as the sole nutritional substrate. Ann Surg 186:60–73
11. Wolfe BM, Culebras JM, Sim AJW, Ball MR, Moore FD (1977) Substrate interaction in intravenous feeding. Ann Surg 186:518–540

Aminosäuren- und Eiweißstoffwechsel bei beatmeten Polytraumatisierten unter hochkalorischer parenteraler Ernährung*

W. VOGEL, R. LEINS, H. WEHMER, R. KLUTHE

Die parenterale Ernährung hat heute ihren festen Platz im therapeutischen Konzept der operativen Medizin und darf als einer der großen Fortschritte in der modernen Medizin betrachtet werden. Ziel der parenteralen Ernährung ist die Sicherung bzw. Wiederherstellung des Proteinbestandes im Organismus durch eine bedarfsgerechte Energiezufuhr und eine adäquate Aminosäurenversorgung mit biologisch hochwertigen Aminosäuren. Dabei galt das Hauptinteresse zunächst der Höhe der Substrat- bzw. Energiezufuhr, die erforderlich ist, um den im sog. Postaggressionssyndrom stark erhöhten Proteinkatabolismus mit negativer Stickstoffbilanz und Alterationen im Eiweiß- und Aminosäurenstoffwechsel zu vermeiden bzw. zu vermindern.

Trotz der zahlreichen Publikationen [5, 6, 7, 11] zur Frage einer optimalen parenteralen Ernährung bei Patienten mit einem Trauma mittleren Schweregrades ist die Frage einer optimalen Energiezufuhr, insbesonders bei schwer Polytraumatisierten mit progressiver respiratorischer Insuffizienz (= akutes Lungenversagen = sog. Schocklunge) nach wie vor noch nicht geklärt. Außerdem beschränken sich die bisher vorliegenden Untersuchungen zumeist nur auf einen Zeitraum von 4–5 Tagen. Bei der Mehrzahl der Patienten mit schwerem Polytrauma und seinen sekundären Folgen ist jedoch nach unseren Erfahrungen häufig eine totale parenterale Ernährung über 10 Tage und länger erforderlich.

Deshalb haben wir in Ergänzung eigener früherer Studien [16] zum Thema der Kohlenhydrat- und Aminosäurenzufuhr bei polytraumatisierten Patienten in einer weiteren Studie zu klären versucht, wie sich im Vergleich zu den Vorstudien eine Erhöhung der proteinfreien Kalorienzufuhr bei unveränderter Aminosäurenversorgung auf den Eiweiß- und Aminosäurenstoffwechsel auswirkt. Des weiteren versuchten wir zu klären, welchen Effekt eine mäßige Verringerung von essentiellen Aminosäuren eines bewährten Aminosäurengemisches bei entsprechender Erhöhung der Zufuhr von nichtessentiellen Aminosäuren hat. Schließlich galt unser Interesse der Frage, welche Konsequenzen aus den Veränderungen des Eiweiß- und Aminosäurenstoffwechsels zu ziehen sind.

Methodik

Untersucht wurden 24 Patienten mit schwerem Polytrauma. Bei allen bestand ein akutes Lungenversagen, das eine maschinelle Beatmung über die gesamte Unter-

---

* Herrn Prof. K. Wiemers zum 60. Geburtstag
Institut für Anästhesiologie der Universitätskliniken Freiburg

suchungsperiode von 10 Tagen und länger erforderte. Alle Patienten erhielten gegenüber der Vorstudie [16] eine von 425 g auf 620 g erhöhte Zufuhr von Kohlenhydraten (KH) (220 g Glukose, 200 g Laevulose und 200 g Xylit). Dies entspricht — auf 70 kg Körpergewicht bezogen — 0,36 g KH/kg KG/h. Die Infusionsrate für Glukose lag bei 0,13 und für Xylit und Laevulose bei 0,12 g/kg KG/h und damit deutlich unter der von der Arzneimittelkommission der Deutschen Ärzteschaft empfohlenen Dosierung. Einschließlich der pro Tag infundierten 50 g Äthanol sowie 120 g Aminosäuren (AS) betrug die tägliche Energiezufuhr 3380 kcal = 14 168 kJ bzw. 48 kcal/kg KG oder 202 kJ/kg KG und Tag.

Die Aminosäurenzufuhr erfolgte bei der Hälfte der Patienten (Gruppe A) in Form eines klinisch bewährten Aminosäurenmusters (E/T = 2,9), bei der anderen Hälfte (Gruppe B) mit einer um etwa 20% verringerten Zufuhr an essentiellen und entsprechend erhöhter Zufuhr an nichtessentiellen Aminosäuren (E/T = 2,2). Die Zusammensetzung der Aminosäurenlösungen ist aus Tabelle 1 ersichtlich. Die Zuteilung war streng zufällig (Randomisierung). Die parenterale Zufuhr erfolgte in Form von Parallelinfusionen mit Infusomaten über 24 h (KH-Gemisch) bzw. 23 h (AS-Gemisch). Die Blutentnahmen erfolgten jeweils um 8.00 Uhr morgens eine Stunde nach Absetzen der Aminosäurenzufuhr.

Um eine möglichst gleichmäßige Sedierung zu erreichen, erhielten die Patienten etwa alle 30 Minuten im Wechsel 5 mg Dehydrobenzperidol und 0,1 mg Fentanyl.

Der Gesamtstickstoff wurde mit der Methode von Kjeldahl nach einer Modifizierung von Klingmüller bestimmt. Die Transferrin- und C_3-Bestimmungen wurden nach der Methode von Mancini mit Hilfe der radialen Immundiffusionstechnik aus-

Tabelle 1. Zusammensetzung der verwendeten Aminosäurenlösungen in g/100 g Aminosäuren

Lösung	A	B
L-Isoleucin	4,75	3,76
L-Leucin	7,25	5,75
L-Lysin	6,80	5,40
L-Methionin	6,00	4,76
L-Phenylalanin	8,60	6,82
L-Threonin	4,00	3,17
L-Tryptophan	1,75	1,40
L-Valin	5,60	4,44
Summe der „klassischen" essentiellen AS.	44,75	35,50
L-Arginin	11,50	13,43
L-Histidin	2,75	3,21
L-Alanin	12,50	14,60
L-Glutaminsäure	2,50	2,92
L-Glycin	5,50	6,42
L-Prolin	15,00	17,50
L-Ornithin-L-Aspartat	2,50	2,92
L-Serin	3,00	3,50
Summe der nicht essentiellen AS.	55,25	64,50

geführt. Die Bestimmung von Gesamteiweiß im Serum erfolgte nach der Biuret-methode, die des „wahren" Kreatinins im Serum und Urin nach Loken. Die Proben-vorbereitung sowie die chromatographische Trennung und Analyse der Amino-säuren im Serum und Urin wurde auf einem Analysator LC 4010 (Fa. Biotronic, München), vorgenommen. Die Kalibrierung erfolgte mit einem Aminosäuren-Stan-dard-Gemisch (Fa. Hamilton, Kalifornien). Zur mathematischen Auswertung der photometrischen Bestimmung der getrennten Aminosäuren diente ein Integrator Autolab System I (Spectra-Physics, Darmstadt).

Ausgewertet wurden die Daten von 22 Patienten. Ein Patient mußte wegen falscher Gruppenzuteilung ausgeschlossen werden, ein weiterer Patient verstarb am 2. Tag.

Statistische Auswertung

Bei der graphischen Darstellung der Transferrin- und Aminosäurenkonzentrationen im Serum wurde der Median (Zentralwert) eingetragen, der eine erwartungstreue und robuste Schätzung des Lagekriteriums einer Verteilung ist. Streuungen (Standard-fehler SEM) wurden nur dort eingezeichnet, wo nach dem Dixon-Test eine ange-näherte Normalverteilung vorlag und die Bedingung erfüllt war, daß sich Median und Mittelwert um weniger als 10% unterschieden.

Aus methodischen Gründen haben wir für den Normalbereich der Aminosäuren-konzentration im Serum den 95%-Vertrauensbereich des Mittelwertes angegeben. Bei vorliegender, angenäherter Normalverteilung wurden Signifikanztests mit dem t-Test nach Student durchgeführt. Bei nicht normalverteilten Stichproben erfolgte die Signifikanzberechnung mit Hilfe des U-Tests nach Wilcoxon.

Bei den Urinwerten haben wir die Mittelwerte angegeben, da uns an einem wirk-lichkeitsgetreuen Überblick über die Katabolie gelegen war. Deshalb haben wir bei der graphischen Darstellung die Mittelwerte vorgezogen.

Ergebnisse und Diskussion

Die parenterale Ernährung hat bei schwer polytraumatisierten Patienten, die einer Intensivtherapie bedürfen, einen hohen Stellenwert. Ziel der parenteralen Ernährung — und daran wird ihre Effizienz gemessen — ist eine möglichst schnelle Wiederher-stellung der Homöostase, insbesonders auch des Eiweiß- und Aminosäurenstoff-wechsels.

Aminosäurenveränderungen im Serum (Abb. 1a–c)

Die Aminosäurenkonzentrationen im Serum an den Tagen 2, 6 und 10 nach dem Trauma zeigen ein zunächst von der Norm abweichendes Bild mit Spitzenwerten von Arginin in Gruppe B sowie Prolin, Thyrosin, Phenylalanin, Methionin und

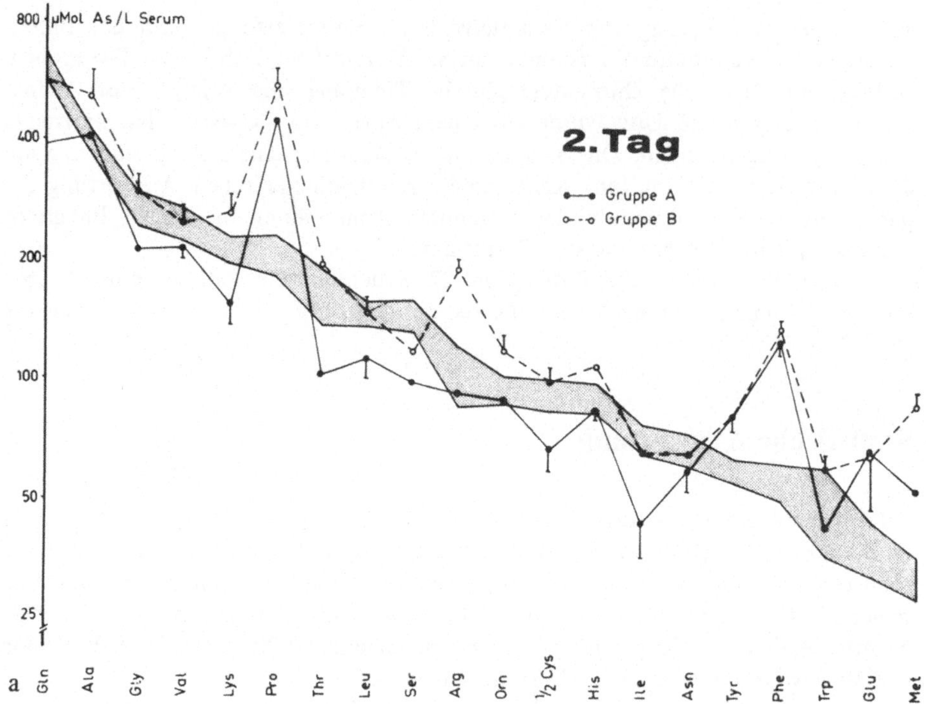
800 µMol As/L Serum
2.Tag
Gruppe A
Gruppe B
400
200
100
50
25
a Gln Ala Gly Val Lys Pro Thr Leu Ser Arg Orn ½ Cys His Ile Asn Tyr Phe Trp Glu Met

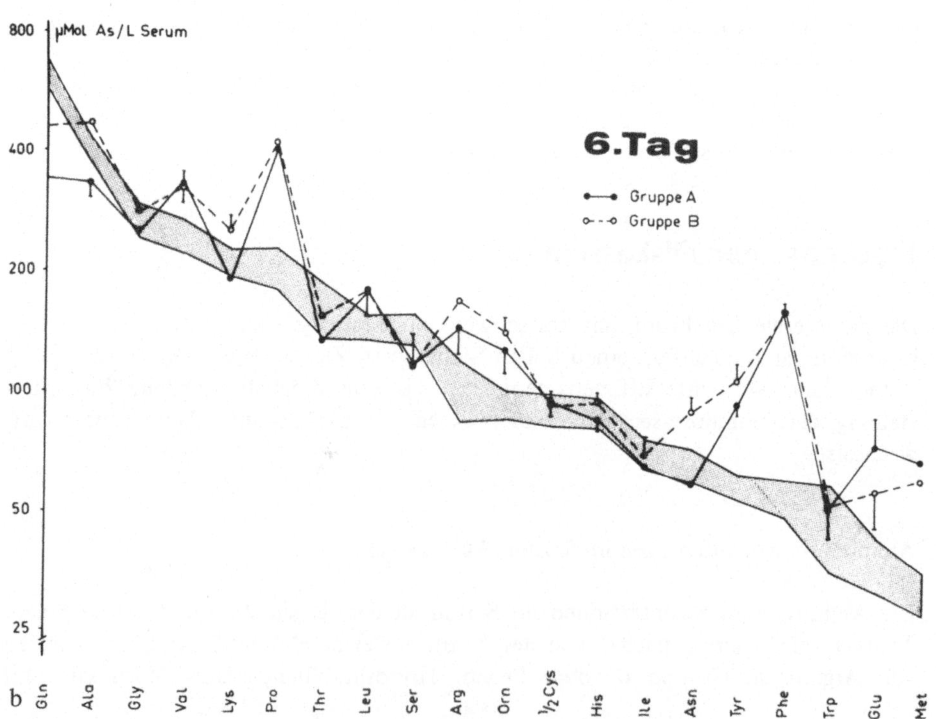
800 µMol As/L Serum
6.Tag
Gruppe A
Gruppe B
400
200
100
50
25
b Gln Ala Gly Val Lys Pro Thr Leu Ser Arg Orn ½ Cys His Ile Asn Tyr Phe Trp Glu Met

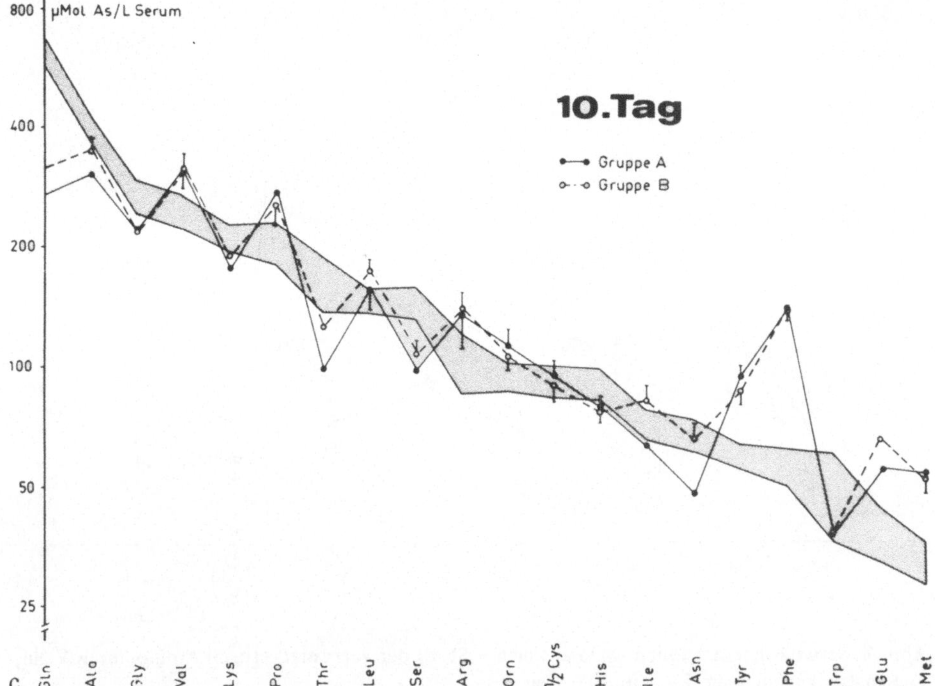

Abb. 1a–c. Aminosäurenkonzentrationen im Serum (Medianwerte ± SEM) der Polytraumatisierten am (a) 2., (b) 6. und (c) 10. Tag nach dem Trauma, d.h. 24 Std, 5 Tage und 9 Tage nach Infusionsbeginn. Der unterlegte Bereich repräsentiert den 95%-Vertrauensbereich des Mittelwertes, ermittelt an 36 stoffwechselgesunden Probanden beiderlei Geschlechts. Nur dort, wo angenäherte Normalverteilung vorlag und Median und Mittelwert sich um weniger als 10% voneinander unterschieden, wurde SEM eingezeichnet

Glutaminsäure in beiden Gruppen. Statistisch gesicherte Unterschiede zwischen beiden Gruppen bestehen bei Valin, Leucin, Arginin und 1/2-Cystin. Diese Spitzen bilden sich nach vorübergehendem Anstieg von Valin, Arginin und Ornithin bis zum 10. Tag weitgehend zurück. Am 10. Tag sind lediglich noch Valin ($p < 0,05$), Tyrosin und Phenylalanin ($p < 0,005$), Methionin und Glutaminsäure ($p < 0,025$) und schließlich Prolin ($p < 0,05$) in beiden Gruppen signifikant erhöht.

Leicht erniedrigte Konzentrationen werden trotz höherer Zufuhr bei Lysin, Leucin, 1/2-Cystin und Isoleucin in Gruppe A am 2. Tag beobachtet.

Im Vergleich zu Striebel et al. [15] ergibt sich somit insgesamt ein ähnliches, im Vergleich zu Dölp et al. [5] jedoch ein wesentlich günstigeres Bild.

Valin, Leucin und Isoleucin (Abb. 2)

Die verzweigtkettigen Aminosäuren Valin, Leucin und Isoleucin steigen bis zum 6. Tag der Untersuchungsperiode kontinuierlich über den Normbereich an, wobei der

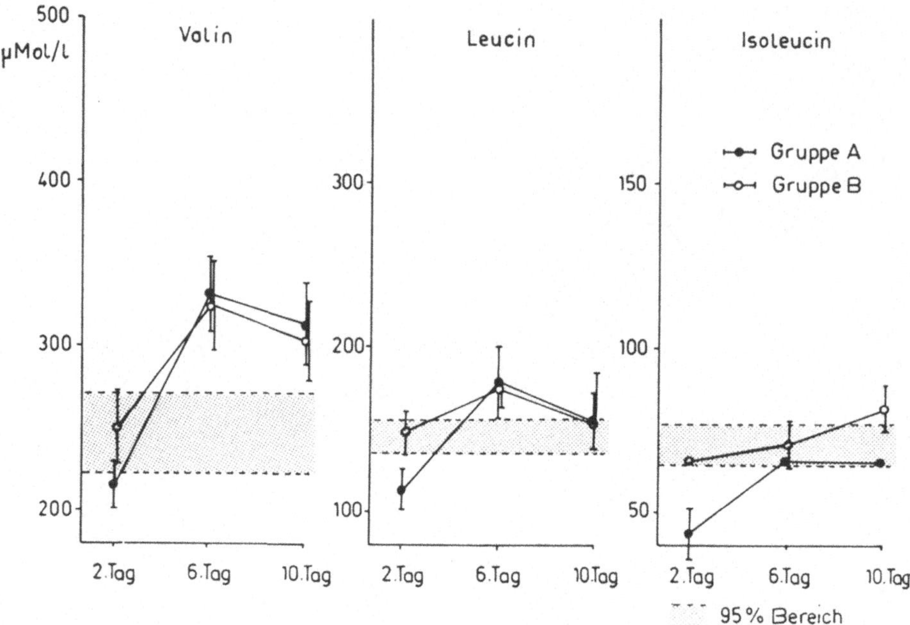

Abb. 2. Serumkonzentrationen (Medianwerte ± SEM) der verzweigtkettigen Aminosäuren Valin, Leucin und Isoleucin am 2., 6. und 10. Tag

Anstieg von Valin am auffälligsten ist. Diese Ergebnisse stimmen mit denen anderer Autoren (4, 7, 11) überein. Danach erfolgt kein weiterer Anstieg, sondern bis zum 10. Tag eine mäßige Abnahme, die möglicherweise auf eine in dieser Phase verbesserte Aufnahme dieser 3 Aminosäuren in die Muskulatur zurückgeführt werden kann.

Methionin und 1/2-Cystin (Abb. 3)

Die von uns über die gesamte 10tägige Untersuchungsperiode gemessenen, erhöhten Serumkonzentrationen der schwefelhaltigen Aminosäure Methionin ($p < 0{,}025$) sind einerseits bedingt durch die posttraumatisch verringerte Metabolisierungsrate von Methionin und wahrscheinlich auch durch den Anteil von zusätzlichen Schädel-Hirn-Traumen bei den Polytraumatisierten (4 Patienten in Gruppe A und 6 Patienten in Gruppe B). Andererseits dürfte aber auch die relativ hohe Gesamtzufuhr an Methionin mit zur Erhöhung der Methioninkonzentrationen beigetragen haben.

Im Gegensatz zu Clifford et al. [4] und Dölp et al. [5], die erniedrigte 1/2-Cystin-serumkonzentrationen gemessen haben, liegen die Werte von 1/2-Cystin während der gesamten Untersuchungsperiode im Normbereich. Ob diese normalen 1/2-Cystinkonzentrationen ihre Ursache nur in den erhöhten Konzentrationen von Methionin haben, vermögen wir nicht zu entscheiden.

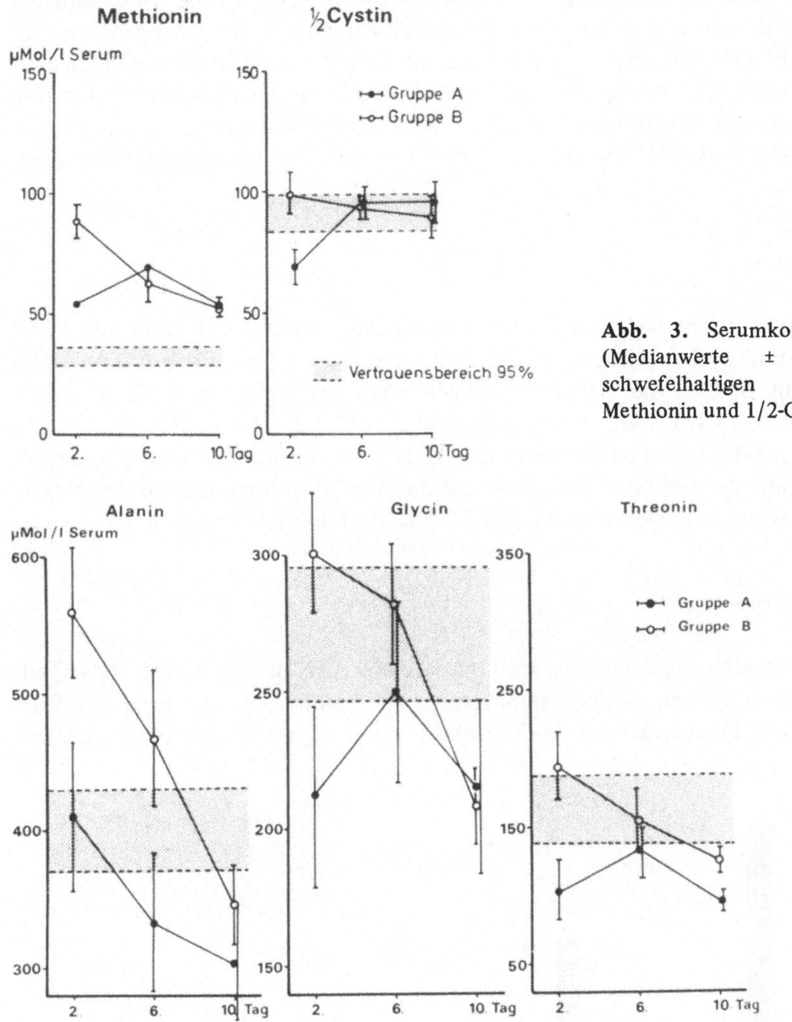

Abb. 3. Serumkonzentrationen (Medianwerte ± SEM) der schwefelhaltigen Aminosäuren Methionin und 1/2-Cystin

Abb. 4. Serumkonzentrationen (Medianwerte ± SEM) der glukoplastischen Aminosäuren Alanin, Glycin und Threonin

Alanin, Glycin und Threonin (Abb. 4)

Diese 3 glukoplastischen Aminosäuren zeigen in der Gruppe B einen in etwa gleichsinnigen Abfall vom 2. Tag bis zum Ende der Untersuchungsperiode. Im Gegensatz hierzu wird in der Gruppe A nur bei Alanin ein kontinuierliches Absinken der Serumkonzentration beobachtet. Die im Vergleich zur Gruppe A leicht erhöhten Werte von Alanin und Glycin lassen sich durch die in der Gruppe B höhere Zufuhr der beiden

Aminosäuren erklären. Da sich signifikant von der Norm abweichende Werte lediglich bei Alanin in der Gruppe B am 2. Tag sowie bei Threonin in der Gruppe A am 10. Tag fanden, können wir folgern, daß sowohl die Kalorienzufuhr für die untersuchten Patientengruppen hoch genug war, um einen signifikanten Abfall der Alaninkonzentrationen im Serum zu verhindern als auch das Verhältnis vom zugeführten Serin zum zugeführten Glycin so ausgewogen war, um einen signifikanten Anstieg von Glycin zu verhindern.

Aminosäurenverluste

Die durchschnittlichen täglichen Aminosäurenverluste im 24-h-Urin sind mit 3,55% (Gruppe A) und 3,35% (Gruppe B) der täglichen Zufuhr von 120 g Aminosäuren äußerst gering, obwohl die täglichen Verluste von Tryptophan (ca. 10%), Threonin (ca. 6%) und Serin (ca. 7%) relativ hoch sind. Bei Histidin liegen bei etwa 1,7fach höherer Zufuhr die täglichen Verluste mit ca. 14% der Zufuhr geringfügig höher als bei Dölp et al., der bei einer täglichen Zufuhr von 70 g Aminosäuren bei Magenoperierten insgesamt renale Veluste von 2,75% der Zufuhr ermittelte [7].

Muskelkatabolismus

Die 3-Methyl-histidin-Ausscheidung im Urin ist nach Asaator und Armstrong [3] ein guter Parameter für den Muskelkatabolismus, da 3-Methyl-histidin nach der Freisetzung aus dem Proteinverband der Myofibrille nicht resynthetisiert und quantitativ

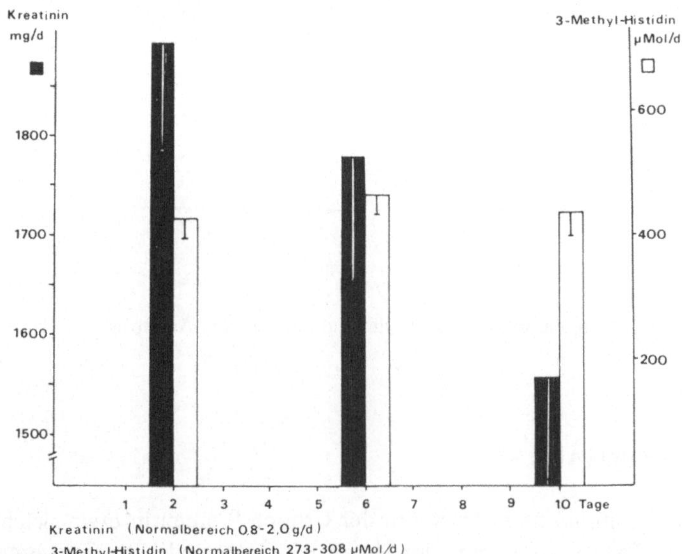

Abb. 5. Ausscheidung von Kreatinin und 3-Methyl-histidin im 24-Std-Urin am 2., 6., und 10. posttraumatischen Tag (Mittelwerte ± SEM). Die Gruppen A und B sind zusammengefaßt, da zwischen beiden Gruppen keine statistisch gesicherten Unterschiede bestehen. (d = Tag)

im Urin ausgeschieden wird [10, 12, 14, 18]. Nach Williamsen et al. [17] ist die ausgeschiedene Menge nach schwerem Trauma signifikant höher als nach mittleren Eingriffen. Die von uns gemessenen erhöhten Werte deuten auf einen vom 1. Tag an stark erhöhten Katabolismus hin, der bis zum Ende der 10tägigen Untersuchungsperiode unvermindert anhält (Abb. 5). Daß große Teile der Muskulatur tatsächlich verloren gegangen sein müssen, zeigt die Kreatininausscheidung im 24-h-Urin, die beim Stoffwechselgesunden einen hohen Korrelationskoeffizienten zur Muskelmasse aufweist [8]. Die Kreatininausscheidung nimmt bis zum Ende der Untersuchungsperiode kontinuierlich ab. Die Werte für Gesamteiweiß (Abb. 6) liegen ständig unterhalb des Normbereiches, obwohl aus hämodynamischen Gründen großzügig 5%iges Humanalbumin verabreicht wurde, stimmen jedoch mit den Befunden, die Dölp et al. [6, 7] und Löhlein [13] schon bei mittleren Traumen und Operationen gemessen haben, überein.

Für den anhaltenden Muskelkatabolismus sprechen auch die Werte vom Transferrin im Serum (Abb. 7), die während der gesamten Zeit im unteren Normbereich liegen und keine ansteigende Tendenz erkennen lassen.

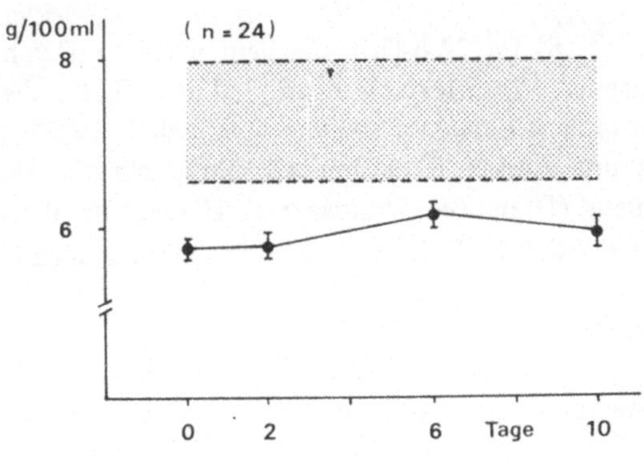

Abb. 6. Gesamteiweiß im Serum (Medianwerte ± SEM) am Unfalltag, dem 2., 6. und 10. posttraumatischen Tag. Gruppe A und B sind zusammengefaßt, da zwischen beiden Gruppen keine statistisch gesicherten Unterschiede bestehen.

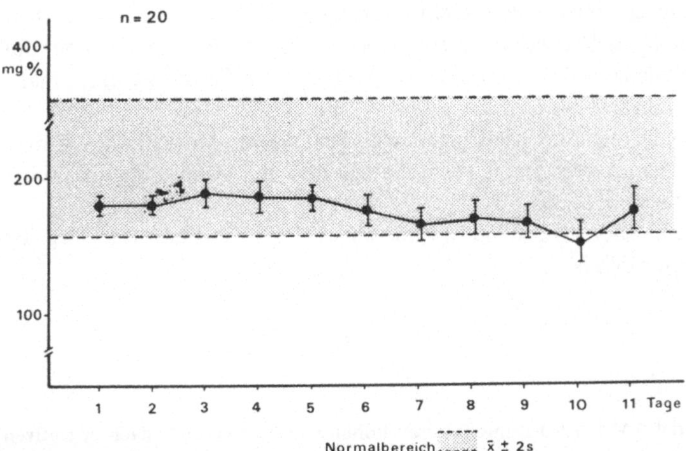

Abb. 7. Transferrin im Serum (Medianwerte ± SEM) vom 1. bis 10. posttraumatischen Tag. Gruppe A und B sind zusammengefaßt, da zwischen beiden Gruppen keine statistisch gesicherten Unterschiede bestehen

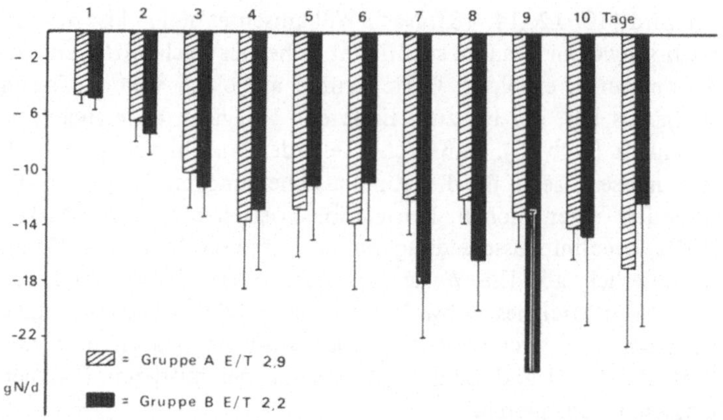

Abb. 8. Ausscheidung von Gesamt-Stickstoff im 24-Std-Urin (Mittelwerte ± SEM) der Gruppen A (E/$_T$ = 2,9) und B (E/$_T$ = 2,2). Statistisch gesicherte Unterschiede bestehen nicht. (d = Tag)

Die täglichen Stickstoffverluste (Abb. 8) im 24-h-Urin erscheinen im Vergleich mit anderen Autoren [1, 2, 9] und eigenen Voruntersuchungen [16] mit 30,56 g/die in Gruppe A und 32,44 g/die in Gruppe B bei einer Zufuhr von täglich 19,35 g Stickstoff bei diesen schwer polytraumatisierten Patienten als relativ günstig. Da aber die unkontrollierbaren N-Verluste (Drainage, Wundsekret, Hämatome u.a.) nicht berücksichtigt wurden, dürfte die Stickstoffbilanz noch etwas stärker negativ sein.

Zusammenfassend können wir aus unseren Ergebnissen folgern, daß

1. eine Erhöhung der Gesamtkalorienzufuhr von 35 kcal/kg auf 48 kcal/kg KG im Vergleich zu einer Vorstudie zu keiner Reduzierung der täglichen Stickstoffverluste geführt hat,

2. eine Verringerung der essentiellen Aminosäuren von 20% und eine entsprechende Erhöhung der nichtessentiellen AS-Zufuhr bei vergleichbaren endogenen und exogen bedingten Imbalanzen des Aminosäurenspektrums im Serum zu einer mäßig schlechteren N-Bilanz führt,

3. trotz starker Sedierung die Streßfolgen wie gesteigerter Muskelkatabolismus, gestörter Eiweiß- und Aminosäurenstoffwechsel auch über den 10. posttraumatischen Tag unvermindert fortbestehen und

4. demzufolge auch über diesen Zeitraum hinaus eine weitere intensive Ernährungstherapie erforderlich ist.

Literatur

1. Ammedick U, Konrad RM (1977) Kompensation hoher Stickstoffverluste nach operativen Eingriffen. Aktuel Ernaehr 5:171−174
2. Ammedick U, Konrad RM, Sandmann W (1976) Die Beeinflussung der Stickstoffbilanz durch Infusionen differenter Mengen von Aminosäuren nach großen chirurgischen Eingriffen. Infusionsther Klin Ernaehr 3:134−137

3. Asaator AM, Armstrong MD (1967) 3-Methylhistidine, a component of actin. Biochem Biophys Res Commun 26:168

4. Clifford AJ, Getzen LC, Hodges RE, Hoover-Plow J (1976) Postoperative plasma levels of free amino acids. Acta Chir Scand [Suppl] 74

5. Dölp R, Fekl W, Ahnefeld FW (1975) Free amino acids in plasma in the post-traumatic period. Infusionsther Klin Ernaehr 2:321–324

6. Dölp R, Ahnefeld FW, Schmitz E (1978) Klinische Untersuchungen über die Konzentration freier Aminosäuren im Plasma und Urin im Postaggressionsstoffwechsel. I. Mitteilung. Infusionsther Klin Ernaehr 5:241–245

7. Dölp R, Gollwitzer M, Ahnefeld FW, Grünert A, Schmitz E (1978) Klinische Untersuchungen über die Konzentration freier Aminosäuren im Plasma und Urin im Postaggressionsstoffwechsel. II. Mitteilung. Infusionsther Klin Ernaehr 5:309–314

8. Forbes GB, Bruining GJ (1976) Urinary creatinine excretion and lean body mass. Am J Clin Nutr 29:1359–1366

9. Hartig W, Czarnetzki HD, Faust H, Fickweiler F (1976) Zur Verwertung von Aminosäuren-Infusionslösungen beim Gesunden und bei Patienten im Streß, untersucht an ^{12}N-Glyzin. Infusionsther Klin Ernaehr 3:268–273

10. Haverberg LN, Deckelbaum L, Bilmazes C, Munro HN, Young VK (1975) Myofibrillar protein turnover and urinary N-Methylhistidine output. Response to dietary supply of protein and energy. Biochem J 152:503–510

11. Hutschenreiter G, Neubrand W, Marberger M (1978) Parenterale Ernährung nach Harnableitungsoperationen in den Dickdarm: Stickstoffbilanz, freie Aminosäuren im Plasma und Eiweißstatus. Infusionsther Klin Ernaehr 5:134–139

12. Kult J, Treutlein E, Dragoun GP, Heidland A (1975) Bedeutung der postoperativen parenteralen Ernährung, gemessen an nieder- und hochmolekularen Plasmaproteinen. Infusionsther Klin Ernaehr 2:313–318

13. Löhlein D (1977) Periphere parenterale Ernährung als postoperative Basistherapie Aktuel Ernaehr 5:166–170

14. Nishizawa N, Shimbo M, Hareyama S (1977) Fractional catabolic rates of myosin and actin estimated by urinary excretion of N-methylhistidine: the effect of dietary protein level on catabolic rates under conditions of restricted food intake. Br J Nutr 37:345

15. Striebel JP, Peter K, Rabold M, Schaub P, Schmidt R, Schmitz ER (1976) Das Verhalten der freien Plasmaaminosäuren und einiger Stoffwechselparameter während parenteraler Ernährung in der postoperativen-posttraumatischen Phase. Infusionsther Klin Ernaehr 3:162–168

16. Vogel W, Wehmer H, Kluthe R (1978) Aminosäuren in der Infusionstherapie bei polytraumatisierten Intensivpatienten. Aktuel Ernaehr 2:48–52

17. Williamson DH, Farrel R, Kerr A, Smith R (1977) Muscleprotein catabolism after injury in man, as measured by urinary excretion of 3-methylhistidine. Clin Sci Mol Med 527–533

18. Young VR, Haverberg LN, Bilmazes C, Munro HN (1973) Potential use of 3-Methylhistidine excretion as an index of progressive reduction in muscle protein catabolism during starvation. Metabolism 22:11

Stickstoffbilanz und Serumaminosäurenkonzentration bei polytraumatisierten Patienten unter totaler parenteraler Ernährung und Zufuhr von Wachstumshormon

G. TEMPEL, S. JELEN

Die Gewichtskonstanz wird gemeinhin bei gesunden Erwachsenen als Ausdruck einer qualitativ und quantitativ ausgewogenen bedarfsadaptierten Ernährung angesehen. Diese Situation ist laborchemisch u.a. auch durch eine ausgeglichene Stickstoffbilanz gekennzeichnet. Als zusätzliche Parameter zur Beurteilung des Proteinstoffwechsels werden häufig die freien Serumaminosäurenkonzentrationen und die Konzentrationen von Serumeiweißbestandteilen, wie bespielsweise Serumtransferrin und C_3- und C_4-Komplement herangezogen. Die unter ausgeglichenen Ernährungsbedingungen bei gesunden Probanden ermittelten Konzentrationen der genannten Parameter dienen als Normwerte und die bei Patienten ermittelten Befunde werden danach beurteilt.

Einer der auffälligsten klinischen Befunde im postoperativen und posttraumatischen Verlauf ist der stets vorhandene Gewichtsverlust und der immer mehr oder weniger deutlich sichtbare Muskelabbau. Als laborchemischer Parameter wäre demnach in dieser Phase eine negative Stickstoffbilanz zu erwarten, desgleichen Imbalanzen im Spektrum der freien Serumaminosäuren und Veränderungen von Serumeiweißbestandteilen, wobei insbesondere Konzentrationsverminderungen der Serumeiweißfraktionen mit kurzer Halbwertzeit, wie beispielsweise des Serumtransferrins und des C_3- und C_4-Komplements zu erwarten wären. Inwieweit die hier genannten Parameter zum Verständnis des Proteinstoffwechsels bei traumatisierten Patienten beitragen können, soll im folgenden an Hand einiger Untersuchungsergebnisse, zusammen mit der Frage, welche metabolischen Wirkungen eine kontinuierliche intravenöse Zufuhr menschlichen Wachstumshormons bei traumatisierten Patienten auf den Eiweißstoffwechsel hat, diskutiert werden [9].

Patienten

Die Untersuchungen wurden bei vier Patientengruppen durchgeführt. Die erste Gruppe setzte sich aus 26 polytraumatisierten Patienten zusammen. Das Durchschnittsalter dieser Patienten lag bei 34 Jahren. Es handelte sich um 24 Männer und 2 Frauen. Alle Patienten dieser Gruppe mußten beatmet werden, wobei eine durchschnittliche Beatmungsdauer von acht Tagen notwendig war. Acht dieser Patienten verstarben während ihres Aufenthalts auf der Intensivstation, allerdings erst nach Abschluß der Untersuchungsreihe, die sich vom 1.–12. posttraumatischen Tag erstreckte.

Bei der zweiten Gruppe handelte es sich um zwölf Patienten, die wegen eines Magenkarzinoms gastrektomiert werden mußten. Hierbei war das Durchschnittsalter

Institut für Anästhesiologie der Technischen Universität München deutlich höher, es lag bei 50 Jahren. Im einzelnen handelte es sich um neun Männer und drei Frauen. In dieser Gruppe wurde nur ein Patient länger beatmet, alle anderen wurden frühzeitig mobilisiert und aktiv belastet. Drei Patienten dieser Gruppe verstarben, alle nach Abschluß der Untersuchungen, die ebenfalls vom 1.–12. postoperativen Tag durchgeführt wurden.

Bei den beiden nächsten Gruppen handelt es sich ebenfalls wieder um polytraumatisierte Patienten [9], die sich hinsichtlich des Verletzungsartenmusters, des Alters, der Geschlechtsverteilung, der allgemeinen Intensivbehandlung und des Endausgangs nicht von den Patienten der Gruppe 1 unterschieden. Die Parameter des Proteinstoffwechsels wurden in diesen Fällen vom 3.–8. posttraumatischen Tag ausgewertet. Die Kontrollgruppe umfaßte sieben Patienten, sechs Patienten erhielten bei sonst identischer Allgemeinbehandlung und identischer parenteraler Ernährung zusätzlich 10 mg menschliches Wachstumshormon intravenös über 24 h infundiert.

Alle in den verschiedenen Studien untersuchten Patienten wurden entsprechend ihres Körpergewichts quantitativ und qualitativ identisch total parenteral ernährt. Sie erhielten pro 24 h 1,5 g Aminosäuren/kg KG und Kalorienträger in der Kombination von hochprozentigen Kohlenhydratlösungen und Fettemulsionen mit insgesamt ca. 30 kcal/kg KG. In schematischer Dosierung wurden Spurenelemente und Vitamine zugesetzt. Die Insulindosierung erfolgte entsprechend den Blutzuckerwerten.

Bei allen Patienten wurden neben den sonst in der Intensivbehandlung üblichen laborchemischen Parametern der Gesamtstickstoff im 24-h-Urin, in verschiedenen 24-h-Sammeldrainagen und stichprobenartig im Stuhl und daneben die Konzentration der freien Serumaminosäuren mittels Ionenaustauschchromatographie (Multichrom M., Beckmann) gemessen. Zusätzlich wurden in der Gruppe 1 und 2 das Serumtransferrin und Serum C_3- und C_4-Komplement bestimmt.

Ergebnisse

Abb. 1 zeigt die Mittelwerte und die Standardabweichungen der Stickstoffbilanzen bei 26 polytraumatisierten Patienten vom 1.–12. posttraumatischen Tag. Im Durchschnitt beträgt der Stickstoffverlust bei dieser Patientengruppe 12,4 g pro 24 h. Aus

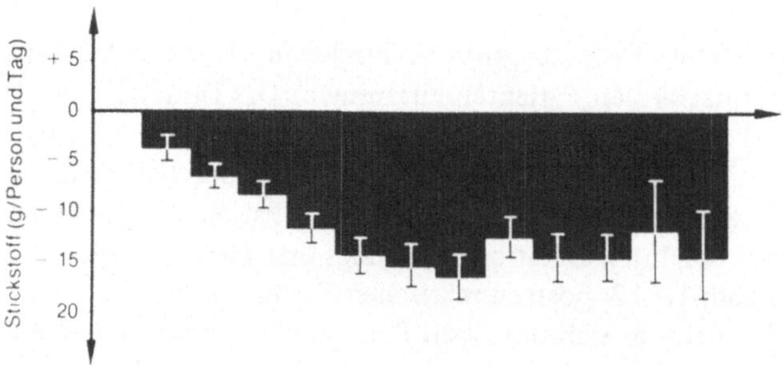

Abb. 1. Mittelwerte und Standardabweichungen der Stickstoffbilanzen bei polytraumatisierten Patienten unter totaler parenteraler Ernährung vom 2.–12. posttraumatischen Tag (n=26)

Abb. 1 ist zu ersehen, daß die Stickstoffbilanzen bei diesen Patienten im Verlauf der ersten sechs posttraumatischen Tage zunehmend negativ werden und sich dann auf einem stark negativen Niveau stabilisieren. Im Vergleich dazu zeigen die Ergebnisse bei den zwölf gastrektomierten Patienten (Abb. 2) im postoperativen Verlauf unter einer gleichgearteten parenteralen Ernährung eine deutlich weniger negative Stickstoffbilanz mit dem Maximum des Stickstoffverlusts am 7. posttraumatischen Tag und lassen von da an einen Trend in Richtung einer ausgeglichenen Stickstoffbilanz erkennen. Der durchschnittliche Stickstoffverlust bei diesen Patienten betrug 4,5 g/ 24 h. In Abb. 3 sind die Stickstoffbilanzen kumulativ dargestellt, die vom 3.–8. post-

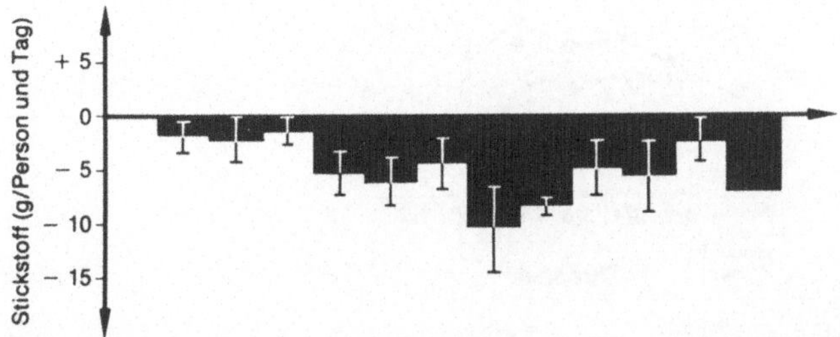

Abb. 2. Mittelwerte und Standardabweichungen der Stickstoffbilanzen bei gastrektomierten Patienten unter totaler parenteraler Ernährung vom 2.–12. posttraumatischen Tag (n=12)

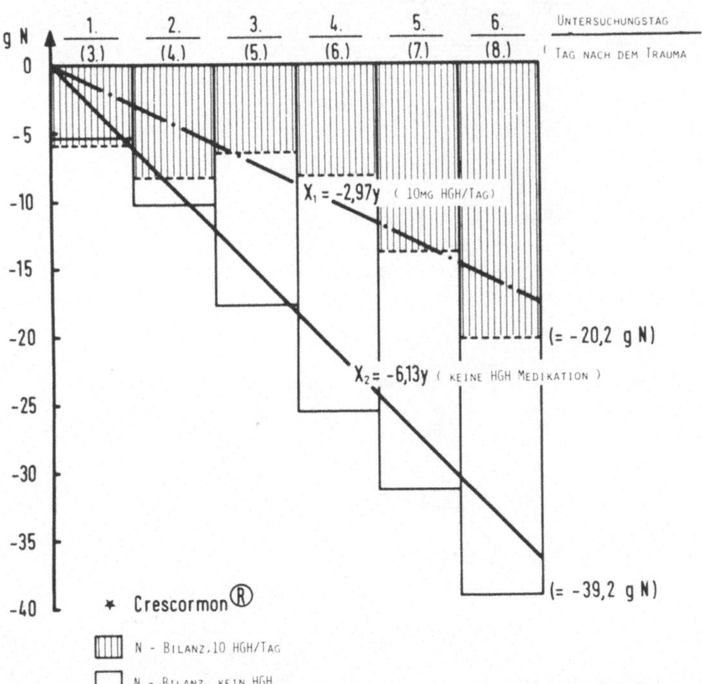

Abb. 3. Kumulative Stickstoffbilanz bei polytraumatisierten Patienten unter totaler parenteraler Ernährung mit und ohne menschlichemWachstumshormon [9]

traumatischen Tag bei den Patienten dieser Gruppen ermittelt wurden. Daraus ist zu erkennen, daß in der Kontrollgruppe, d.h. der Patientengruppe, die kein menschliches Wachstumshormon erhielt, der durchschnittliche Stickstoffverlust bei 6,5 g/Tag liegt, während er bei sechs Patienten, die über jeweils 24 h 10 mg menschliches Wachstumshormon intravenös erhielten, um 3,6 g auf 2,9 g/Tag reduziert werden konnte. Das entspricht einer Verminderung des täglichen Stickstoffverlusts um mehr als 50% [9].

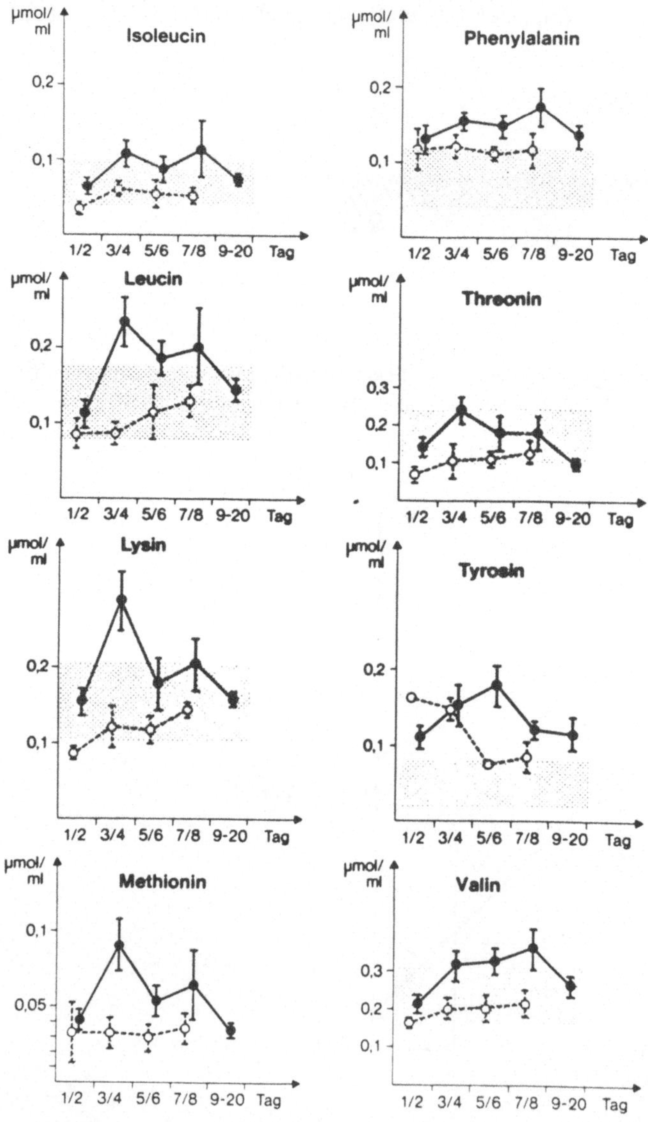

Abb. 4. Mittelwerte und Standardabweichungen von Serumaminosäurekonzentrationen bei polytraumatisierten (– – – –) und gastrektomierten (——) Patienten unter totaler parenteraler Ernährung

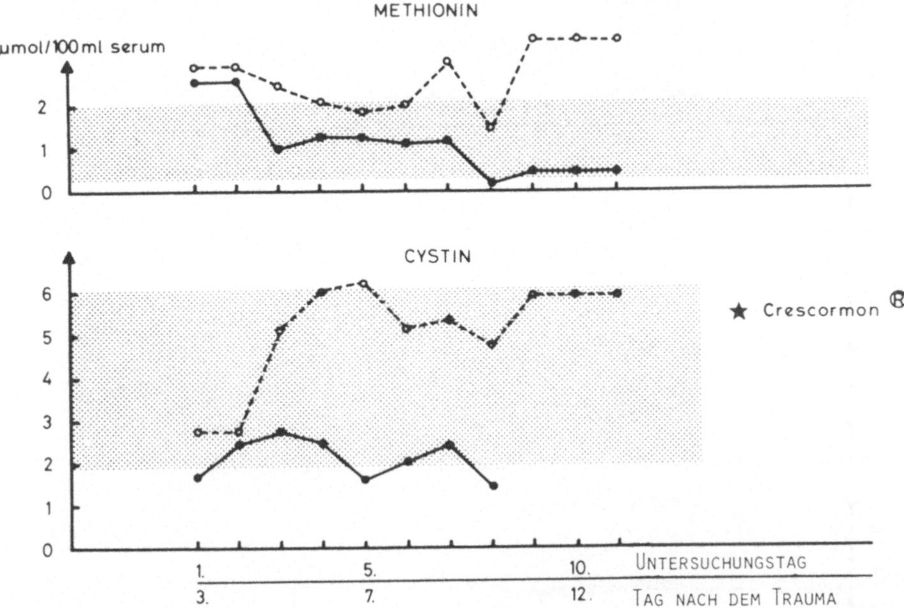

Abb. 5. Serumaminosäurekonzentrationen bei polytraumatisierten Patienten ohne (– – – –) und mit (———) intravenöser Zufuhr von menschlichem Wachstumshormon unter totaler parenteraler Ernährung [9]

Serumaminosäuren

Aus einer ganzen Reihe von untersuchten Serumaminosäuren soll in diesem Zusammenhang das Verhalten von Methionin, Thyrosin und Phenylalanin besonders herausgegriffen werden. In Abb. 4 sind die Ergebnisse, die bei den Patienten der Gruppe 1 und 2 gewonnen werden konnten, gegenübergestellt. Daraus geht hervor, daß insbesondere bei polytraumatisierten Patienten die Veränderungen, d.h. die Abweichungen von der Norm in der Art einer Erhöhung der freien Serumaminosäurenkonzentration sehr viel ausgeprägter sind als bei Patienten nach Gastrektomien. Ähnlich erhöhte Serumaminosäurekonzentrationen wurden für die Patienten der Gruppe 3 gefunden [9], wie aus Abb. 5 und 6 hervorgeht. Sie zeigen ebenfalls, daß durch die Zufuhr von 10 mg menschlichen Wachstumshormons pro Tag bei Patienten mit sonst unverändertem Ernährungs- und Therapieprogramm das Serumaminosäurenspektrum weitgehend normalisiert werden konnte [9].

Serumeiweißfraktionen

Auf Abb. 7 sind die Mittelwerte des Serumtransferrins und des Serum C_3- und C_4-Komplements bei polytraumatisierten und gastrektomierten Patienten dargestellt.

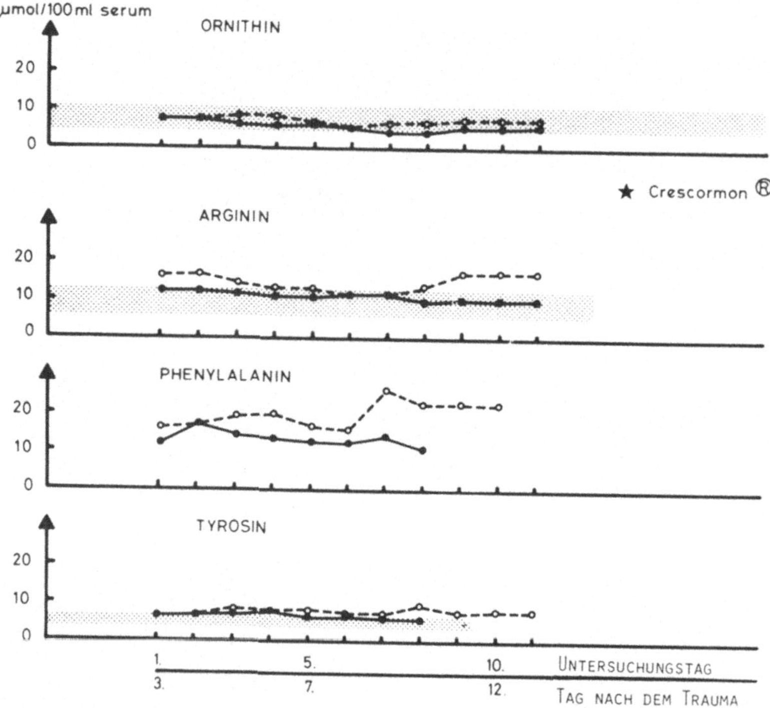

Abb. 6. Serumaminosäurekonzentrationen bei polytraumatisierten Patienten ohne (————) und mit (———) intravenöser Zufuhr von menschlichem Wachstumshormon unter totaler parenteraler Ernährung [9]

Dabei zeigt sich, daß in der Gruppe der Polytraumatisierten das Transferrin im Normbereich liegt, wenn auch an der unteren Grenze. Die Konzentrationen von C_3- und C_4-Komplement liegen ebenfalls anfangs an der unteren Normgrenze und zeigen dann eine deutlich steigende Tendenz im weiteren Beobachtungszeitraum. Bei gastrektomierten Patienten, also jenen, die ein Karzinom hatten, fanden wir die Ausgangswerte unterhalb der Norm. Im weiteren Verlauf der Behandlung zeigt sich jedoch, daß die anfangs gemessene Konzentration unter der parenteralen Ernährung in dieser Höhe gehalten werden konnte.

Diskussion

Der postoperative und posttraumatische Proteinstoffwechsel ist gekennzeichnet durch das Überwiegen der Proteinolyse gegenüber der Proteinsynthese, was sich summarisch in einer negativen Stickstoffbilanz ausdrückt. Die auch von anderen Autoren [2, 11] schon früher erhobenen Befunde wurden durch unsere Untersuchungen nochmals bestätigt. Bei keinem unserer Patienten konnten wir postoperativ oder posttraumatisch eine ausgeglichene oder sogar positive Stickstoffbilanz erzielen. Al-

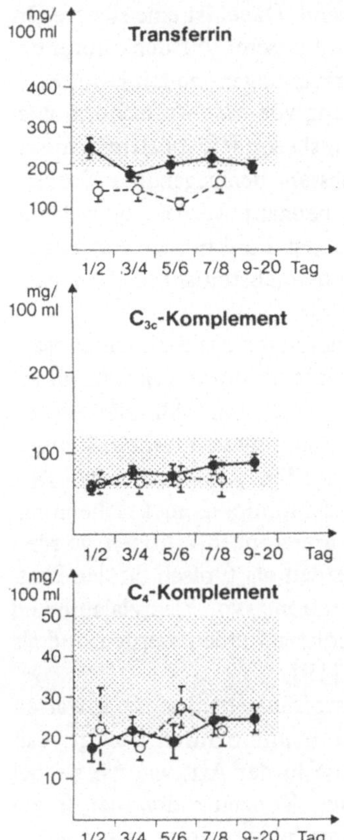

Abb. 7. Mittelwerte und Standardabweichungen von Serumeiweißfraktionen bei polytraumatisierten (———) und gastrektomierten (– – – –) Patienten unter totaler parenteraler Ernährung

lerdings wurden deutliche Unterschiede zwischen den einzelnen Patientenkollektiven gefunden. So betrug die durchschnittliche tägliche überschüssige Stickstoffausscheidung bei Polytraumatisierten 12,4 g, während sie bei gastrektomierten Patienten nur 4,5 g erreichte. Alle Patienten wurden dabei, entsprechend ihrem Körpergewicht, quantitativ und qualitativ identisch parenteral ernährt. Das unterstreicht die Tatsache, daß die Erkrankung des Patienten und der Krankheitsverlauf von entscheidender Bedeutung für den Proteinstoffwechsel sind und zeigt weiterhin, daß der Art und der Höhe der Zufuhr von Kalorienträgern wahrscheinlich nicht die Bedeutung zukommt, die man ihr bislang zugemessen hat [10, 20, 21].

Die einer Kontrollgruppe gegenüber um 50% geringeren Stickstoffverluste bei einer Gruppe polytraumatisierter Patienten, die zusätzlich zu sonst identischer Therapie, mit menschlichem Wachstumshormon behandelt wurden, zeigt den metabolischen Einfluß des Hormons auf den Proteinstoffwechsel in der posttraumatischen Phase. Analytisch beruht die verminderte Stickstoffausscheidung unter der HGH-Medikation ausschließlich auf einer verminderten Harnstoffausscheidung im Urin, welche bei unveränderten Harnstoffserumkonzentrationen auf eine verminderte endogene Harnstoffproduktion bezogen werden muß. Berücksichtigen wir weiterhin den heutigen Wissensstand über die HGH-Wirkungen beim Erwachsenen, dann besteht kein Zweifel daran, daß die unter HGH-Medikation reduzierten Stickstoffverluste durch Steigerung der Proteinsynthese bedingt worden sind. Dabei ist eine sichere Organzuordnung dieser additiven Proteinsynthese auf Grund unserer Versuchsanordnungen nicht möglich. Nach tierexperimentellen Untersuchungen anderer Autoren [5, 8, 16] kann zwar eine Priorität der anabolen Wirkung von Wachstumshormonen an der Skelettmuskulatur angenommen werden, wo insbesondere posttraumatisch die Anabolie entscheidend reduziert wird, doch müssen demgegenüber Studien an Menschen und Labortieren [1, 7, 14, 15, 17, 22] bedacht werden, in welchen Abhängigkeiten des Proteinbestandes und der spezifischen Funktionen von Leber, Niere, lymphatischem und hämatopoetischem System von Wachstumshormonen nachgewiesen wurden.

Negative Stickstoffbilanzen gehen einher mit Veränderungen des Serumaminosäurenspektrums [6]. Beim Vergleich der beiden ersten Patientengruppen konnten wir erkennen, daß die Veränderungen im Serumaminosäurenspektrum, d.h. die Abweichung von der Norm bei den polytraumatisierten Patienten insgesamt sehr viel ausgeprägter sind als bei den Patienten nach abdominellen Eingriffen. Am deutlichsten tritt das bei den Aminosäuren Phenylalanin, Thyrosin und Methionin in Erscheinung. Ähnliche, von der Norm abweichende Serumaminosäurenkonzentrationen wurden von anderen Autoren auch gefunden [3, 4, 18]. Sie werden als typisch für den Postaggressionsstoffwechsel beschrieben, wobei die Konzentrationen von Phenylalanin und Thyrosin dem Ausmaß der Katabolie entsprechend erhöht gefunden werden und als ein Maß für den Muskelkatabolismus angesehen werden [19].

Wie auf Grund der Ergebnisse hinsichtlich der Stickstoffausscheidung zu erwarten war, hat sich auch bei den Messungen der freien Serumaminosäuren gezeigt, daß durch die Zufuhr von menschlichem Wachstumshormon in der Art, wie wir sie bei polytraumatisierten Patienten vorgenommen haben, die Konzentration der freien Serumaminosäuren normalisiert werden kann. Diese Ergebnisse zeigen sich wiederum ganz deutlich bei den Aminosäuren Methionin und Phenylalanin.

Die intravenöse Infusion von 10 mg HGH bedingt somit bei polytraumatisierten Patienten parallel eine Reduktion der auch bei hoher Nahrungszufuhr im postoperativen Verlauf verbleibenden erheblichen Stickstoffverluste um mehr als 50% sowie eine weitgehende Normalisierung der in dieser Stoffwechselphase veränderten extrazellulären Aminosäurenhomöostase. Diese Befunde müssen uns in der Hypothese stärken, daß möglicherweise durch Wachstumshormon dosisabhängig die im Postaggressionsstoffwechsel unerwünschten Veränderungen des Proteinstoffwechsels egalisiert werden können.

Immer wieder werden spektakuläre Betrachtungen darüber angestellt, inwieweit insbesondere Funktionseiweiße mit kurzer Halbwertszeit in die überschüssige Katabolie mit einbezogen werden. Nach Angaben aus der Literatur sind in diesem Zusammenhang besonders das Transferrin mit einer Halbwertszeit von sieben Tagen und die Komplementfraktionen C_3 und C_4 mit einer Halbwertszeit von einem Tag geeignet [12]. Untersuchungen dieser Art wurden ebenfalls bei den schon genannten Patientengruppen vorgenommen. Dabei zeigt sich, daß in der Gruppe der Polytraumatisierten das Transferrin im Normbereich liegt, wenn auch an der unteren Grenze. Die Konzentrationen von C_3- und C_4-Komplement liegen ebenfalls an der unteren Grenze des Normbereichs und zeigen dann doch eine steigende Tendenz im weiteren Beobachtungszeitraum bei unverändert, stark negativer Stickstoffbilanz. Deutlich unterhalb des Normwertes liegend fanden wir die Konzentration des Transferrins bei Patienten, die wegen eines Magenkarzinoms operiert werden mußten und bei denen eine erheblich bessere Stickstoffbilanz erzielt werden konnte. Allerdings verminderte sich die Konzentration unter der totalen parenteralen Ernährung im weiteren Verlauf nicht, sondern wurde auf dem gleichen Niveau gehalten. Wir betrachten insbesondere diese Befunde, trotz der negativen Stickstoffbilanzen, als einen weiteren deutlichen Hinweis auf die Effektivität der parenteralen Ernährung auch bei polytraumatisierten Patienten, die aus klinischer Sicht auch zu erkennen ist an dem Nebeneinander von Katabolie, d.h. Muskelabbau und Gewichtsverlust auf der einen Seite und Anabolie, d.h. sichtbare Fraktur- und Wundheilung auf der anderen Seite.

Literatur

1. Butenandt O (1974) Humanes Wachstumshormon. Seine Wirkung auf Wachstum und Stoffwechsel minderwüchsiger Kinder. Enke, Stuttgart
2. Cuthbertson DP (1971) Protein requirements after injury — quality and quantity. In: Parenteral Nutrition. Wilkinson AW (ed) Churchill, London, p 4
3. Dölp R, Fekl F, Ahnefeld FW (1975) Free amino acids in plasma in the posttraumatic period. Infusionsther Klin Ernaehr 2:321
4. Dölp R, Gollwitzer M, Ahnefeld FW, Grünert A, Schmitz E (1978) Klinische Untersuchungen über die Konzentration freier Aminosäuren im Plasma und Urin im Postaggressionsstoffwechsel. Infusionsther Klin Ernaehr 5:309
5. Friedberg P, Greenberg MD (1948) Arch Biochem Biophys 17:193
6. Fürst P, Bergström J, Vinnars E, Schildt B, Holmström B (1978) Intracellular amino acids and energy metabolism in catabolic patients with regard to muscle tissue. In: Johnston JDA (ed) Advances in parenteral nutrition. MTP Press, Lancaster
7. Gershberg H (1960) J Clin Endocrinol Metab 20:1107
8. Greenbaum AL, Young FG (1953) J Endocrinol 9:127
9. Jürgens P, Lohninger A, Tempel G, Werder Kv (1978) Metabolische Wirkungen einer kontinuierlichen, intravenösen Zufuhr menschlichen Wachstumshormons bei traumatisierten Erwachsenen unter den Bedingungen der totalen parenteralen Ernährung. In: Beiträge zur Infusionstherapie, Bd 1, Parenterale Ernährung. Kager, Basel München
10. Kinney JM (1974) Energy requirements in injury and sepsis. Acta Anaesthesiol scand [Suppl] 55:15
11. Kinney JM, Duke JH, Long CL, Gump FE (1970) Tissue fuel and weight loss after injury. J Clin Pathol [Suppl 4] 23:65
12. Kult J, Treutlein E (1977) Das Verhalten von Spurenproteinen in der postoperativen Phase unter parenteraler Ernährung. In: Fortschritte in der parenteralen Ernährung. Klinische Anästhesiologie und Intensivtherapie 13. Springer, Berlin Heidelberg New York
13. Leverton SM, Watkin DM (1959) Fed Proc 18:1155
14. Raben MS (1962) N Engl J Med 266:31
15. Raben MS, Minton PR, Mitchell ML, Juarez-Penalva H (1962) In: Gross F (ed) Protein metabolism. Springer, Berlin Göttingen Heidelberg
16. Sha SN, Johnston PV, Kummerow FA (1961) Arch Biochem Biophys 92:81
17. Sorkim E, Pierpaoli W, Fabris N, Bianchi E (1972) In: Pecile A, Müller EE (eds) Exerpta Medica, Amsterdam
18. Striebel JP, Peter K, Rabold M, Schaub P, Schmidt R (1976) Das Verhalten der freien Plasmaaminosäuren und einiger Stoffwechselparameter während parenteraler Ernährung in der postoperativen und posttraumatischen Phase. Infusionsther Klin Ernaehr 3:162

19. Wannemacher RW, Dinterman RE, Perkarek RS, Bartelloni PJ, Beisel WR (1976) Urinary amino acid excretion during experimentally induced sand fly fever in man. Am J Clin Nutr 29:997
20. Wesemann W (1975) Dauerregistrierung des Leistungsumsatzes bei Patienten mit Schädel-Hirn-Trauma und Hirntumoren. Infusionsther Klin Ernaehr 2:365
21. Wesemann W (1978) Spezielle Probleme der enteralen und parenteralen Ernährung bei Patienten mit Hirnläsionen. In: Eckart J, Heuckenkamp PU, Weinheimer B (Hrsg) Grundlagen und neue Aspekte der parenteralen und Sondenernährung. Thieme, Stuttgart
22. Wilmore DW, Moylan JA, Bristow BF, Mason AD, Pruitt BA (1974) Surg Gynecol Obstet 138:875

Das Verhalten der freien Plasmaaminosäuren während langfristiger totaler parenteraler Ernährung

J. SCHINDLER, J.M. MÜLLER, R. ROSE

Eine langfristige, totale parenterale Ernährung setzt neben einer sicheren Katheter-technik die Zufuhr aller essentiellen Nahrungsbestandteile in ausreichender Dosie-rung voraus. Die Menge und Qualität der intravenös zugeführten Nährstoffe sollte der enteralen Resorption entsprechen, um Störungen innerhalb der einzelnen Stoff-wechselkompartments zu vermeiden. Während der Metabolismus von Elektrolyten, Kohlenhydraten, Fetten und Eiweißen in den Arbeiten von Bergström (1), Dudrick (3) oder Jeejeebhoy (6) ausreichend untersucht ist, stehen Beobachtungen über das Verhalten der freien Plasmaaminosäuren während monatelanger, totaler parenteraler Ernährung bisher aus.

Patienten und Methodik

Von Dezember 1978 bis Juni 1979 wurde an der Chirurgischen Universitätsklinik Köln bei acht Frauen und zwei Männern (Durchschnittsalter: 29,4 Jahre) mit Morbus Crohn als geplante Primärtherapie (2) eine mehrwöchige, totale parenterale Er-nährung durchgeführt. Als Berechnungsgrundlage für den Energiebedarf unter totaler, parenteraler Ernährung wurden die von Shenkin (10) für die Altersgruppe von 18–35 Jahre ermittelten Werte (110–130 kj) herangezogen. Die Zusammensetzung der Infusionslösung entsprach den von Wretlind (12) mehrfach publizierten Richt-linien (Tabelle 1). Die verwendete Aminosäurenlösung war bedarfsadaptiert, der Stickstoffgehalt betrug 15,5 g pro Liter bei einem E/T-Quotienten von 2,9. Als Koh-lenhydrat wurde ausschließlich Glukose zugeführt. Fett wurde täglich in Form einer Sojabohnenphospholipidemulsion verabreicht.

Während eines 14tägigen Klinikaufenthaltes wurde die Infusionszeit von zunächst 24 h schrittweise auf 12–14 h während der Nacht reduziert. Nach der Entlassung aus der Klinik führten die Patienten diese zyklische, totale parenterale Ernährung selbst zu Hause weiter.

In wöchentlichen Abständen wurde das Verhalten der freien Plasmaaminosäuren zusammen mit verschiedenen Parametern des Leber-, Eiweiß- und Elektrolytstoff-wechsels kontrolliert. Die Blutentnahme erfolgte 4–5 h nach Beendigung der In-fusion. Die Aminosäuren wurden mittels Ionenaustauscherchromatographie mit einem Autoanalyzer (LC 600, Biotronic München) bestimmt. Die Auswertung der Chromatogramme erfolgte mit Hilfe eines elektrischen Integrators (Autolab.-System,

Institut für klinische Chemie der Universität Köln; Chirurgische Universitätsklinik Köln

Tabelle 1. Infusionsprogramm bei totaler parenteraler Ernährung

	Stationäre TPE Menge/kg/Tag	Ambulante TPE Menge/kg/Tag
Wasser	50 ml	30 ml
Energie	180–240 kJ	125–145 kJ
Stickstoff	0,3 g	0,2 g
Glukose	8,5 g	3,4 g
Fett	1,4 g	1,4 g
Natrium	1,8 mmol	1,2 mmol
Kalium	1,3 mmol	0,9 mmol
Chlor	2,3 mmol	1,6 mmol
Magnesium	0,1 mmol	0,07 nnol
Phosphor	0,4 mmol	0,26 mmol
Zink	1,6 μmol	1,1 μmol
Zusätzlich: Kalzium, wasserlösliche Vitamine und Spurenelemente		

Spectra-Physik, Darmstadt). Zum Vergleich wurden die Mittelwerte von 73 stoffwechselgesunden Probanden der gleichen Altersgruppe herangezogen.

Ergebnisse

Die Plasmakonzentrationen der meisten Aminosäuren bewegten sich während des gesamten Beobachtungszeitraumes von zwölf Wochen im oder in der Nähe des Normbereiches (Abb. 1a–e, S. 58–62). Lediglich Methionin und besonders Ornithin zeigten eine deutliche Erhöhung. Der während 24stündiger, totaler parenteraler Ernährung erhöhte Methioninspiegel fiel bei der Umstellung auf die zyklische, parenterale Ernährung zunächst ab. Ein Wiederanstieg konnte in der 4. Woche festgestellt werden. Die Methioninkonzentrationen sanken dann zwar nach der 6. Woche wieder etwas ab, blieben aber noch bis zu Beginn der Umstellung auf die orale Nahrungsaufnahme in der 12. Woche im oberen Grenzbereich. Die zweite schwefelhaltige Aminosäure Cystein, wie auch der Methioninmetabolit Alpha-Aminobuttersäure, bewegten sich während der gesamten Therapiedauer im Normbereich. Die Aminosäure Ornithin war bei allen Patienten während des gesamten Beobachtungszeitraumes etwa um das doppelte des Mittelwertes für das Normalkollektiv erhöht. Eine Tendenz zu leicht erniedrigten Werten wurde bei der essentiellen Aminosäure Leucin festgestellt.

Die parallel zu den Aminosäuren untersuchten Parameter des Leberstoffwechsels (Abb. 2, S. 63) korrelierten teilweise zeitversetzt mit den beim Methionin beobachteten Veränderungen. Während die GOT, GPT und das Bilirubin hierbei in fast allen Fällen noch im Normbereich lagen, war die alkalische Phosphatase ab der 4. Woche erhöht.

Der extreme Anstieg des Mittelwertes der alkalischen Phosphatase ab der 8. Woche wird vor allem durch einen Patienten verursacht, bei dem sich ab diesem Zeitpunkt klinisch und laborchemisch die Zeichen einer intrahepatischen Cholostase fanden.

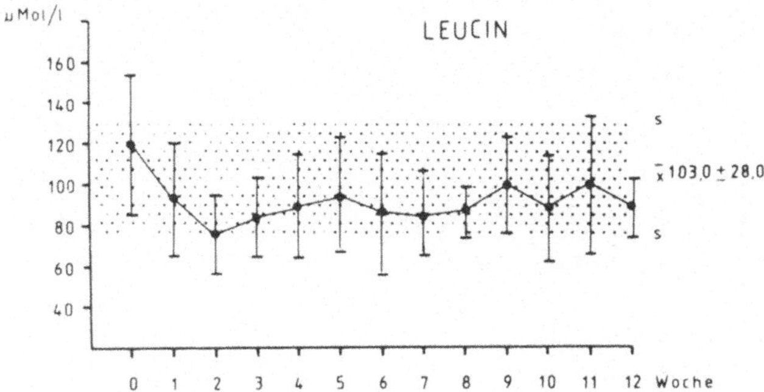

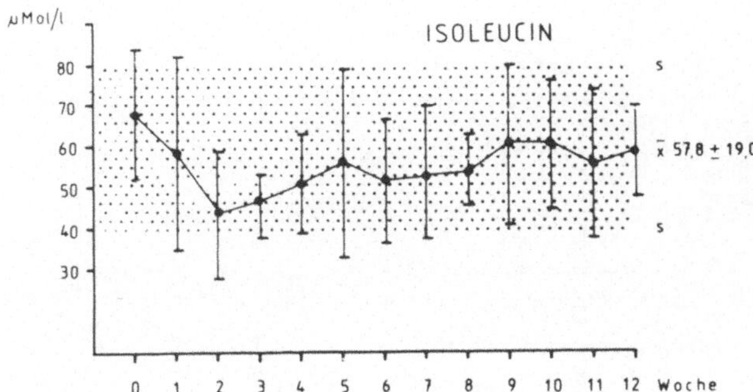

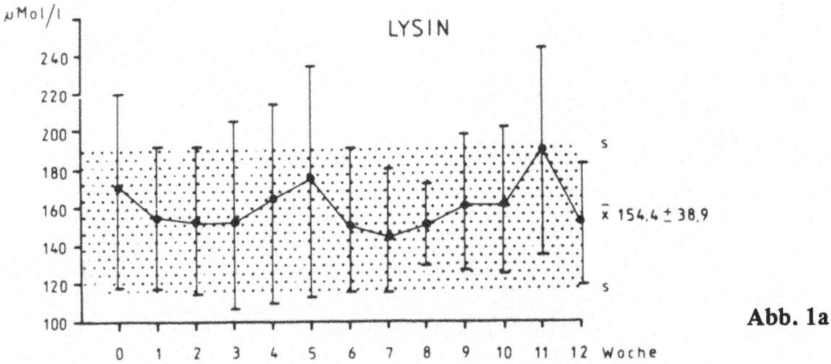

Abb. 1a

Abb. 1a—e. Plasmakonzentrationen der Aminosäuren während 12wöchiger, totaler parenteraler Ernährung (n = 10)

µ Mol/l
ARGININ
170
150
130
110
90
70
50
30
S
X̄ 72,7 ± 20,8
S
0 1 2 3 4 5 6 7 8 9 10 11 12 Woche

µ Mol/l
ORNITHIN
190
170
150
130
110
90
70
50
30
S
X̄ 57,9 ± 18,9
S
0 1 2 3 4 5 6 7 8 9 10 11 12 Woche

µ Mol/l
VALIN
310
290
270
250
230
210
190
170
150
130
S
X̄ 211,6 ± 55,8
S
0 1 2 3 4 5 6 7 8 10 11 12 13 Woche

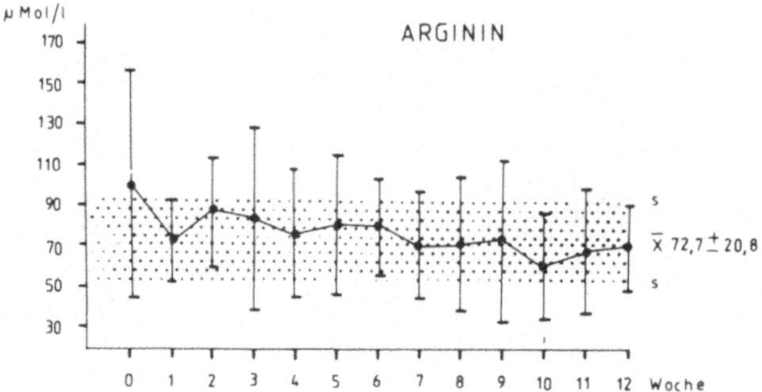

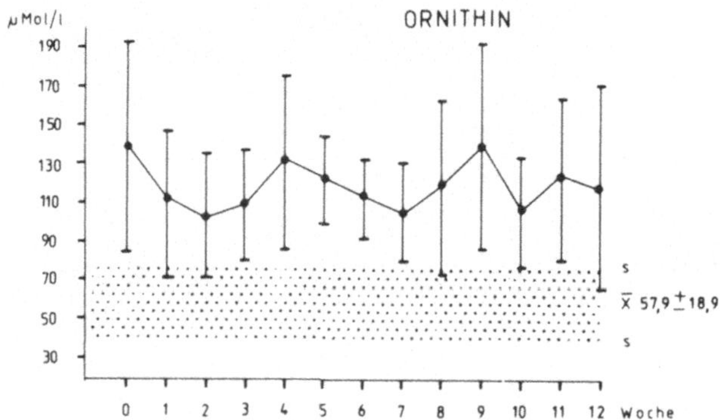

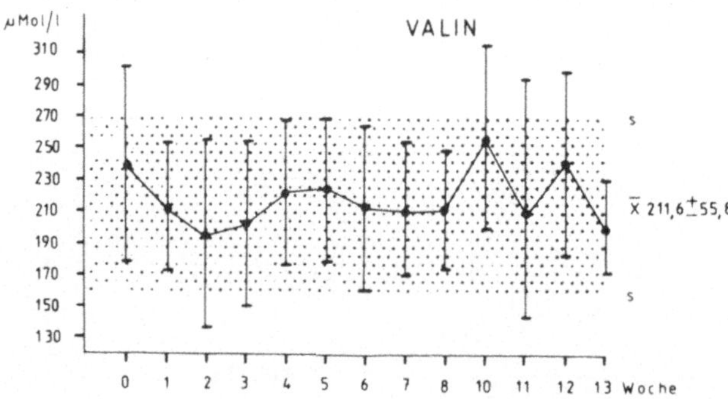

Abb. 1b

µMol/l
HISTIDIN
90
80
70
60
50
40
30
0 1 2 3 4 5 6 7 8 9 10 11 12 Woche
s.
x 71,7 ± 17,6
s.

µMol/l
ALANIN
500
450
400
350
300
250
200
0 1 2 3 4 5 6 7 8 9 10 11 12 Woche
s.
x 300,0 ± 81,9
s.

µMol/l
TYROSIN
80
70
60
50
40
30
20
0 1 2 3 4 5 6 7 8 9 10 11 12 Woche
s.
x 49,2 ± 16,3
s.

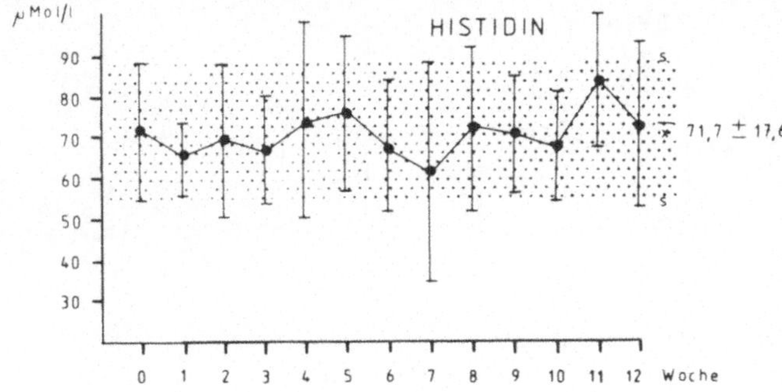

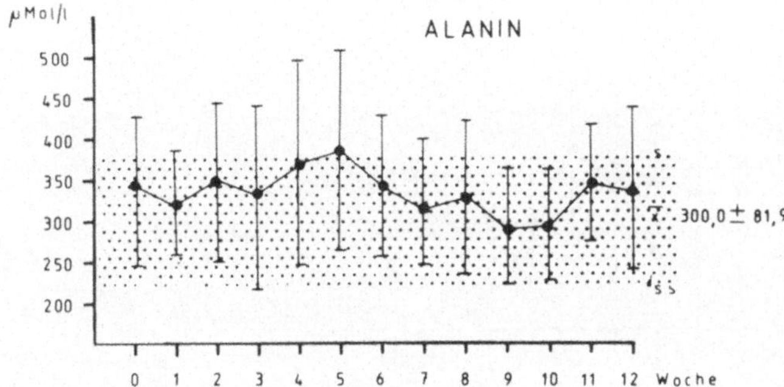

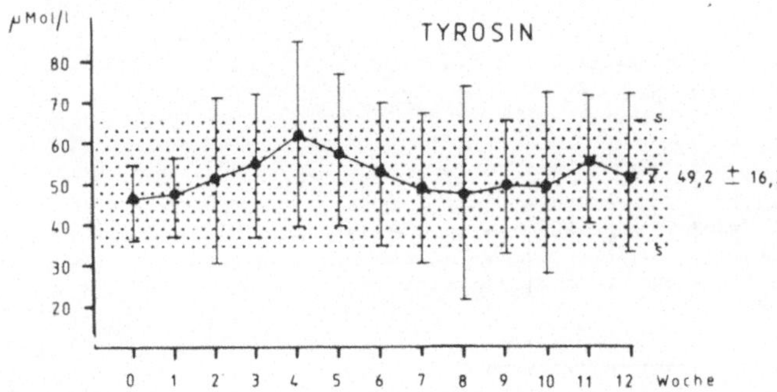

Abb. 1c

uMol/l
SERIN
170
150
130
110
90
70
50
s
s
x̄ 109,6 ± 29,4
0 1 2 3 4 5 6 7 8 9 10 11 12 Woche

uMol/l
GLUTAMINSÄURE
150
130
110
90
70
50
30
10
s
s
x̄ 86,4 ± 52,9
0 1 2 3 4 5 6 7 8 9 10 11 12 Woche

uMol/l
GLYCIN
360
320
280
240
200
160
120
s
s
x̄ 210,1 ± 57,7
0 1 2 3 4 5 6 7 8 9 10 11 12 Woche

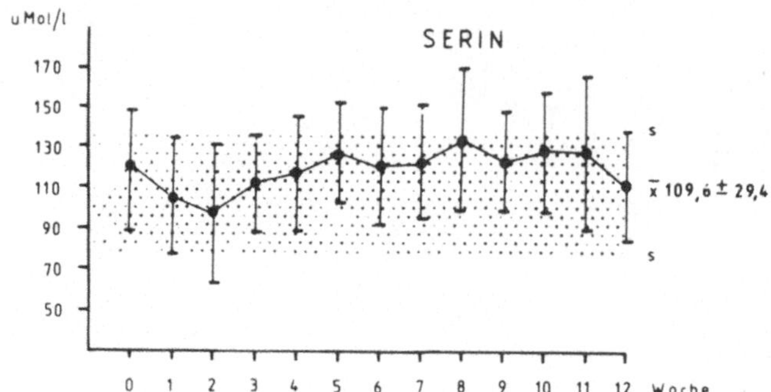

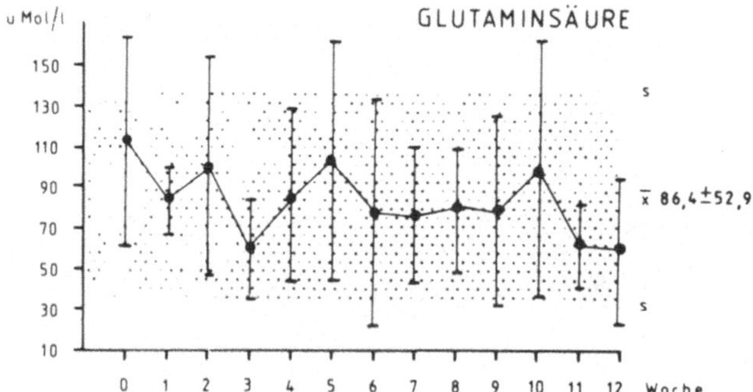

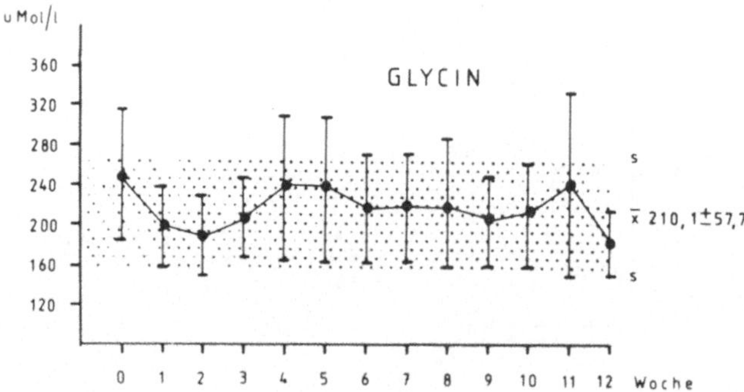

Abb. 1d

µMol/l
THREONIN
180
140
100
60
0 1 2 3 4 5 6 7 8 9 10 11 12 Woche
s
x 122.7 ± 32.4
s

µMol/l
PHENYLALANIN
80
60
40
20
0 1 2 3 4 5 6 7 8 9 10 11 12 Woche
s
x 50.7 ± 16.9
s

µMol/l
METHIONIN
60
40
20
0 1 2 3 4 5 6 7 8 9 10 11 12 Woche
s
x 23.0 ± 8.3
s

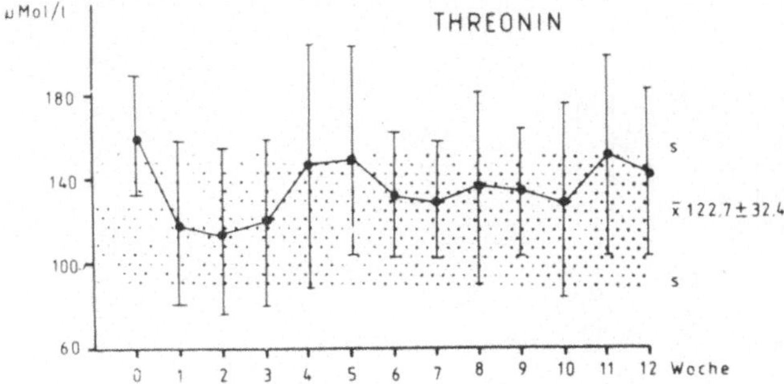

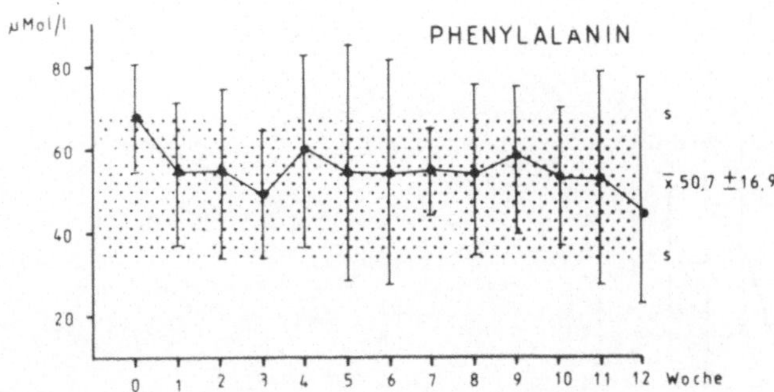

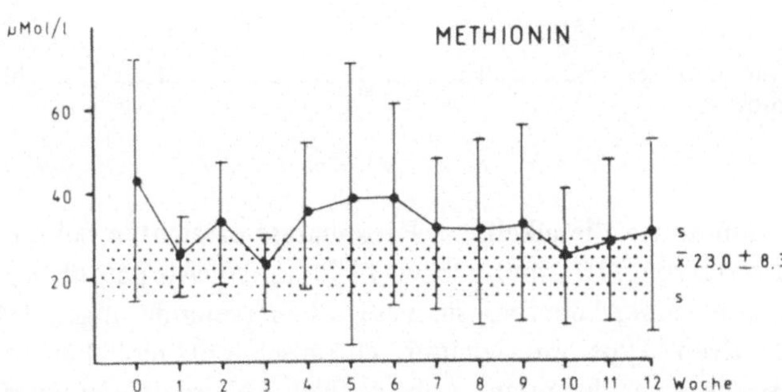

Abb. 1e

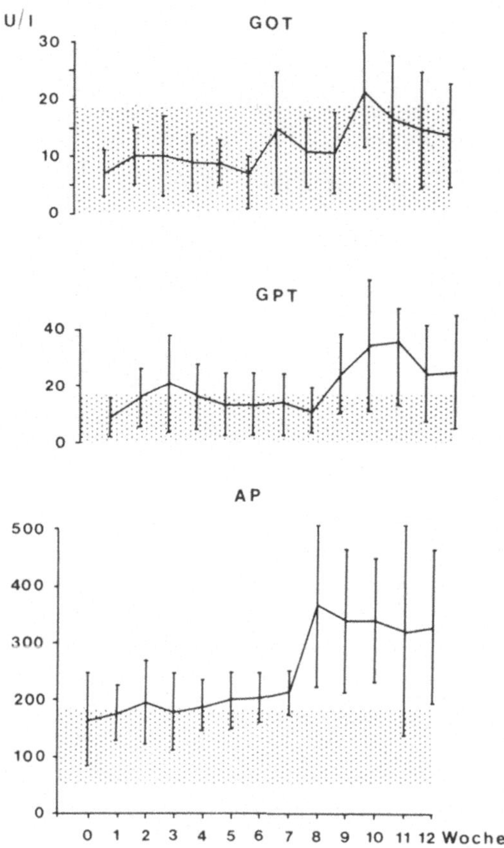

Abb. 2. Veränderungen der Transaminasen und der alkalischen Phosphatase während 12wöchiger, totaler parenteraler Ernährung

Die Methioninkonzentration sowie die alkalische Phosphatase erreichten bei diesem Patienten die Maximalwerte von 110 μmol/L bzw. 1150 units/l. Als pathohistologisches Korrelat fanden sich bei einer Leberbiopsie mäßige Leberveränderungen des degenerativen bzw. regenerativen Typs mit leichter, chronisch entzündlicher Infiltration der Portalfelder sowie einer diskreten, grobtropfigen Leberparenchymverfettung. Die serologischen Untersuchungen (Australia-Antigen) schlossen das Vorliegen einer akuten Hepatitis aus.

Diskussion

Wie die Ergebnisse zeigen, ist eine langfristige, parenterale Ernährung mit dem von uns verwendeten Infusionsschema möglich, ohne daß wesentliche Aminosäurenstoffwechselstörungen auftreten. Es bleibt zu klären, warum die Plasmakonzentrationen für Methionin und Ornithin und parallel zu ihnen einzelne Parameter des Leberstoffwechsels über den Normbereich hinaus anstiegen. Handelt es sich hierbei um einen Effekt der langfristigen, totalen parenteralen Ernährung oder müssen krankheitsspezifische Ursachen des Morbus Crohn angenommen werden? Die Regulation des Aminosäurenstoffwechsels unterliegt zum großen Teil der Leber. Leberenzymveränderungen, meist im Sinne einer intrahepatischen Cholostase wurden mehrfach bei langfristiger, totaler parenteraler Ernährung beobachtet (Tabelle 2). Bezogen auf unser Krankengut lassen sich die meisten hier angeführten Faktoren ausschließen. Ob es jedoch bei unseren Patienten zu einer Eindickung des Gallensekretes, einem Kupfermangel bzw. eine Überlastung des Krebszyklus kam, muß ungeklärt bleiben, da entsprechende Untersuchungen routinemäßig nicht durchgeführt wurden. Lediglich bei dem oben angegebenen Patienten mit hochgradig pathologisch erhöhten Leberenzymwerten wurde durch ein i.v. Cholangiogramm eine mechanische Ursache der Cholostase ausgeschlossen. Die Auswirkung der zyklischen, parenteralen Ernährung mit ihrer zwar kurzfristigen, aber erheblichen Belastung des Stoffwechsels sind zu wenig untersucht, um eine verbindliche Aussage über mögliche Nebenwirkungen geben zu können. Zwar erscheint diese Art der parenteralen Ernährung dem gewohnten Rhythmus der oralen Nahrungsaufnahme näher zu kommen als eine 24stündige intravenöse Zufuhr von Nährstoffen, jedoch darf nicht übersehen werden, daß hierbei die protrahierte Nahrungsaufnahme über den gastrointestinalen Trakt wegfällt. Insgesamt muß man davon ausgehen, daß keiner der oben angegebenen Faktoren als alleinige Ursache der intrahepatischen Cholostase angesehen werden kann, da über entsprechende Veränderungen trotz zusätzlicher oraler Ernährung berichtet wurde (7, 8), bzw. eine Korrelation der Cholostasehäufigkeit zur Länge der paren-

Tabelle 2. Mögliche Ursachen der intrahepatischen Cholostase bei langfristiger, totaler parenteraler Ernährung

Autor	Nr. im Literaturverzeichnis	Mögliche Ursachen
Donahoe (1970), Thomas (1970)	[20]	Zu hohe Zufuhrrate von Xylit
Coats (1972)	[22]	
Ghadimi (1971)	[18]	Kupfermangel
Ghadimi (1971)	[18]	Mangel an essentiellen Fettsäuren
Anderson (1972)	(Zitat nach Rager)	Fehlende Stimulation der Gallensekretion durch völlige orale Nahrungskarenz
Rager (1975)	[17]	
Johnston (1972)	[16]	Überlastung des Krebszyklus durch Hyperammoniämie
Parsa (1972)	[19]	Glukosezufuhr über 600 mg/Tag bzw. permanente BZ-Spiegel über 180 mg%
Dudrick (1976)	[15]	Ungünstiges Stickstoff-Kalorien-Verhältnis (über 1:150)
Grant (1977)	[14]	Tryptophanabbauprodukte bei Zusatz von Natriumbisulfid in der AS-Lösung
Green (1977)	[13]	Folsäuremangel

teralen Ernährung nicht feststellbar ist (11) Die Ornithinerhöhung wurde durch
eine zu hohe Zufuhrrate mit der von uns verwendeten Aminosäurenlösung (Tabelle 3) verursacht. Da gleichzeitig auch Arginin appliziert wurde und Ornithin im
Harnstoffzyklus aus Arginin gebildet wird, kann angenommen werden, daß die Zugabe von Ornithin überflüssig oder zumindestens zu hoch ist. Sekundäre Störungen
des Aminosäurenstoffwechsels sind bei mannigfachen Erkrankungen der Leber nachweisbar (5).

Tabelle 3. Zusammensetzung der verwendeten Aminosäurenlösung.

L-Isoleucin	4,75 g/l
L-Leucin	7,25 g/l
L-Leucin[a] (Base)	6,80 g/l
l–Methionin	6,00 g/l
L-Phenylalanin	8,60 g/l
L-Threonin	4,00 g/l
L-Tryptophan	1,75 g/l
L-Valin	5,60 g/l
L-Arginin	11,50 g/l
L-Histidin	2,75 g/l
L-Alanin	12,50 g/l
L-Glutaminsäure	2,50 g/l
Glycin	5,50 g/l
L-Prolin	15,50 g/l
L-Ornithin-Aspartat	2,50 g/l
L-Serin	3,00 g/l

[a] eingesetzt als L-Lysin-hydrochlorid 8,50 g/l

Eine isolierte Methioninerhöhung, wie wir sie fanden, beschreibt Schreiner (9)
bei Patienten mit leichter Hepatitis. Bei lange bestehendem Morbus Crohn zählt die
Parenchymverfettung und Pericholangitis mit 50–94% zu den häufigsten pathologischen Veränderungen an der Leber und am Gallengangsystem (4).

Hierbei korrelieren die Parenchymverfettung, die voll reversibel ist, mit der Akuität
der Grunderkrankung, die entzündlichen Veränderungen mit der Ausdehnung des
Crohn-Befalles. Klinisch verlaufen begleitende Lebererkrankungen beim Morbus
Crohn meist asymptomatisch und zeigen nur gelegentlich eine konstante Erhöhung
der alkalischen Phosphatase sowie eine mäßige Erhöhung der Transaminasen und der
Gamma-GT. Ein von der totalen parenteralen Ernährung unabhängiger, Crohn-spezifi-
scher Effekt für die von uns beobachteten Veränderungen kann somit nicht sicher
ausgeschlossen werden. Da sich mit Ausnahme von Ornithinerhöhungen pathologische
Werte nur bei einem Teil der Patienten fanden, muß an ein Zusammentreffen von
vorgeschädigter Leber mit der Stoffwechselbelastung durch totale parenterale Ernährung gedacht werden.

Wie unsere Verlaufsbeobachtungen nach Umstellung auf volle orale Ernährung
zeigten, sind die Enzymveränderungen in der Regel voll reversibel, so daß ihr Auftreten keinen zwingenden Grund für einen Abbruch der Therapie darstellt.

Literatur

1. Bergström K, Blomstrand S, Jacobson S (1972) Long-term complete intravenous nutrition in man. Nutr Metab 14:118
2. Burmeister W, Müller JM, Pichlmaier H (1978) Totale parenterale Ernährung als Primärtherapie bei M. Crohn. Leber Magen Darm 4:207
3. Dudrick StJ, MacFadyen BV, van Buren CT, Ruberg RL, Maynard AT (1972) Parenteral hyperalimentation. Ann Surg 176:259
4. Eckardt K (1978) Leberveränderungen bei M. Crohn und Colitis ulcerosa. Dtsch Med Wochenschr 103:1983
5. Gerok W (1971) Proteinsynthese und Aminosäurestoffwechsel bei Erkrankungen der Leber, Med Klin 66:1720
6. Jeejeebhoy KN, Anderson GH, Nahhooda AF, Greenberg GR, Sanderson I, Marliss EB (1976) Metabolic studies in total parenteral nutrition with lipid in man. J Clin Invest 57:125
7. Rager R, Finegold MI (1975) Cholostasis in immature newborn infants. J Pediatr 86:264
8. Rodgers BM, Hollenbeck JI, Donnelly WH, Talbert JL (1976) Intrahepatic Cholostasis in parenteral alimentation. Ann Surg 131:149
9. Schreiner K, Sattelberger H (1951) Dtsch Med Wochenschr 76:868
10. Shenkin A, Wretlind A (1978) Parenteral nutrition. World Rev Nutr Diet 28:1
11. Touloukian RJ, Downing SE (1973) Cholostasis associated with long-term parenteral hyperalimentation. Arch Surg 106:58
12. Wretlind A (1975) Future trends in parenteral nutrition. Bibl Nutr Dieta 21:177
13. Green PJ (1977) Folate deficiency and intravenous nutrition. Lancet I:814
14. Grant JP et al (1977) Serum hepatic encyme and bilirubin elevations during parenteral nutrition. Surg Gynecol Obstet 144:573
15. Durdrick JS, Long JM (1976) Applications and hazards of intravenous hyperalimentation. Ann Rev med 28:517
16. Johnston JD, Albritton WL, Sunshine P (1972) Hyperammonemia accompanying parenteral nutrition in new born infants. J Pediat 81:154
17. Rager R, Finegold MJ (1975) Cholostasis in immature newborne infants: Is parenteral alimentation responsible? J Pediatr 86:264
18. Ghadini H, Abaci F, Kumar S, Rath M (1971) Biochemical aspects of intravenous alimentation Pediatrics 48:955
19. Parsa MH, Habif DV, Ferrer JM, Lipton R, Yoshimura NN (1972) Intravenous hyperalimentation. Bull NY Aced Med 48:920
20. Donahoe JF, Powers RJ (1970) Biochemical abnormalitis with Xylitol. N Eng J Med 282:690
21. Thomas DW, Edwards JB, Edwards RG (1970) N Eng J Med 283:437
22. Coats DA The place of ethanol in parenteral nutrition. in: Wilkenson AW (ed) Parenteral nutrition. Churchill Livingstone, Edinburgh London

Umsatzkapazitäten und Nebenwirkungen
von Zuckern und Polyolen bei parenteraler Applikation

H. FÖRSTER

Durch Untersuchungen an freiwilligen Versuchspersonen konnte nachgewiesen werden, daß die Verwendung von Fettemulsionen als alleinige Energieträger in der parenteralen Ernährung auf jeden Fall nur begrenzt möglich ist [15]. Damit bleiben die Kohlenhydrate die wichtigsten Energieträger in der Infusionstherapie. Kohlenhydrate können über mittlere Zeiträume (d.h. Tage bis Wochen) auch ohne die Ergänzung durch Fett verabreicht werden. Bei kurzdauernder Infusion (d.h. z.B., perioperativ) werden sogar ausschließlich Kohlenhydratlösungen verwendet. Neben Glukose stehen seit langem die sog. Glukoseaustauschstoffe Fruktose, Sorbit und Xylit zur Verfügung. Der Suche nach anderen Energieträgern (z.B. Maltose oder Äthylalkohol) war bislang kein Erfolg beschieden [9].

Umsatzkapazitäten

Die Glukoseaustauschstoffe Fruktose, Sorbit und Xylit unterscheiden sich von Glukose vor allen Dingen im Ort ihres Umsatzes. Während Glukose selbst bei hoher Dosierung nur zu einem geringen Umfang von der Leber aufgenommen werden kann (zwischen 10% und maximal 30% der gesamten infundierten Menge), werden die Glukoseaustauschstoffe zum überwiegenden Teil (d.h. zu 80-95%) über die Leber in den Stoffwechsel des Gesamtorganismus eingeschleust. Die Kapazität der Leber zum initialen Umsatz bestimmt somit weitgehend die Verwertung der Glukoseaustauschstoffe. Es konnte verschiedentlich nachgewiesen werden, daß auch Sorbit und Xylit selbst dann noch umgesetzt werden können, wenn ihre Zufuhr deutlich oberhalb des Grundumsatzes (d.h. über 0,25 g/kg KG/h) liegt. Bei Fruktose ist die Umsatzkapazität annähernd unbegrenzt. Die Zufuhr kann das Mehrfache des Grundumsatzes betragen. Der Anteil des Energieumsatzes der Leber beträgt jedoch nur etwa 25% des Grundumsatzes. Es ist andererseits naheliegend, daß die Wärmeproduktion der Leber nicht beliebig erhöht werden kann. Daher ist es völlig unwahrscheinlich, daß die Glukoseaustauschstoffe — in entsprechend hoher Dosierung verabreicht — in nennenswertem Ausmaß in der Leber oxidativ abgebaut werden (d.h. zu Kohlendioxid und Wasser). Es ist selbstverständlich, daß die Leber einen größeren Teil der primär aufgenommenen Glukoseaustauschstoffe und deren phosphorylierte Zwischenverbindungen zunächst mit möglichst geringer Energiefreisetzung (d.h. weitgehend isoenergetisch) in andere Produkte umwandeln muß, welche dann von anderen Organen

Zentrum der Biologischen Chemie der Universität Frankfurt

oxidativ verwertet oder auch gespeichert werden können. Als hepatische Stoffwechselprodukte der Glukoseaustauschstoffe kommen vor allen Dingen Glukose und Triglyceride in Frage [9, 16]. In beiden Fällen erfolgt ein Umbau ohne größere Beteili-
gung von oxidativen Vorgängen. Ein Anstieg der Triglyceridkonzentration im Serum
wird dementsprechend bei langdauernder hochdosierter Infusion von Glukoseaustauschstoffen aber auch von Glukose bei freiwilligen Versuchspersonen festgestellt
(Abb. 1). Diese Befunde wurden inzwischen an Patienten der Intensivpflegestation
bestätigt [23]. Eine Veränderung der Glukosekonzentration kann hingegen während
Infusion von Glukoseaustauschstoffen bei gesunden Versuchspersonen in der Regel
nicht nachgewiesen werden. Lediglich bei Vorliegen von Diabetes mellitus kann
ein stärkerer Anstieg der Blutglukosekonzentration beobachtet werden [16, 19, 20].
Auch bei streßbedingter Glukoseverwertungsstörung kann ein gewisser Anstieg
der Glukosekonzentration während der Verabreichung von Glukoseaustauschstoffen
erfolgen, der jedoch in keinem Verhältnis zur gleichdosierten Glukoseinfusion steht
[9, 16]. Die bereits initial gesteigerte Insulinsekretion kann im Streßzustand durch
Fruktose, weniger durch Sorbit stimuliert werden [14].

Der wesentliche Vorteil der Glukoseaustauschstoffe gegenüber Glukose besteht
somit darin, daß sie bei Vorliegen eines sog. Streßzustandes vielfach noch ohne die
gleichzeitige Applikation von Insulin verabreicht werden können, wenn dies für
Glukose nicht mehr möglich ist [12, 14, 23]. Die Glukoseaustauschstoffe sind
damit als unproblematische Energieträger in der allgemeinen parenteralen Ernährung zu betrachten. Die Polyole (Sorbit und Xylit) können sogar Aminosäurelösungen zugesetzt werden, da sie im Gegensatz zu den Zuckern (Fruktose und Glukose) nicht mit den Aminogruppen reagieren.

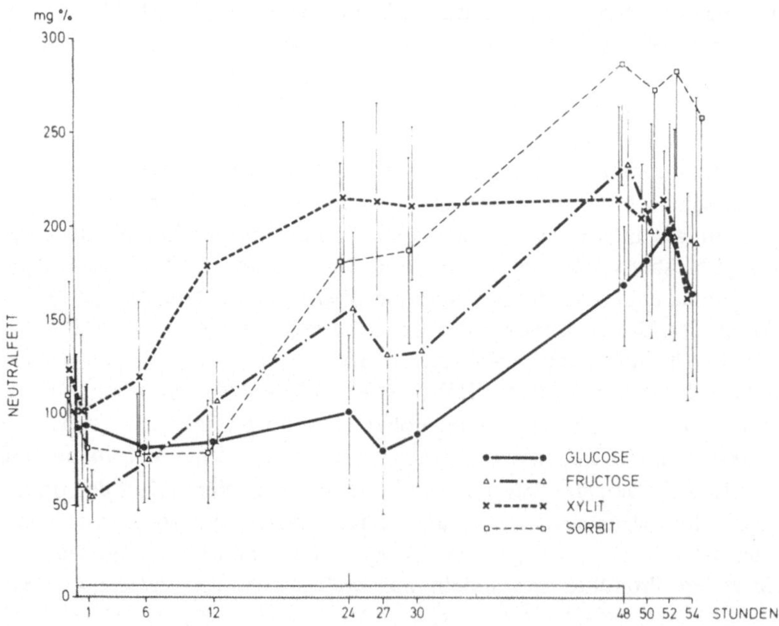

Abb. 1. Konzentration ($\bar{x} \pm s$) der Serumtriglyzeride während und nach 48stündiger Infusion von
Glukose, Fruktose, Xylit oder Sorbit (0,25 g/kg KG/h) bei jeweils sechs Probanden

Nebenwirkungen

Die Glukoseaustauschstoffe wurden in der Vergangenheit mit zahlreichen Nebenwirkungen in Zusammenhang gebracht. Dabei wurden allerdings häufig sehr enge Maßstäbe angelegt und geringfügige Abweichungen vor der Norm bereits zu „Nebenwirkungen" deklariert [8, 9]. Auch fehlte in den meisten Fällen der unabdingbare Vergleich zu Glukose [13]. Am wichtigsten erscheint jedoch, daß bislang in annähernd allen Fällen eine ausreichende Dokumentation von sog. Nebenwirkungen fehlt [8, 9]. Es war ferner bislang nicht möglich, auch nur eine der behaupteten Nebenwirkungen tierexperimentell in stark überhöhten Dosierungen nachzuweisen. Neben Leberschäden wurden Laktatazidosen, Hyperurikämie und Oxalaturie mit der Verabreichung von Glukoseaustauschstoffen in Zusammenhang gebracht.

Bei einem einzelnen, verhältnismäßig gut dokumentierten Fall wurden bei einer kachektischen Patientin überhöhte Mengen (ca. 0,5-1,1 g/kg KG/h) von Kohlenhydraten (Glukose, Fruktose, Sorbit) infundiert, wonach es zu Veränderungen der Serumenzymaktivitäten und zum Anstieg der Bilirubinkonzentration kam [18]. Nach einer allgemeinen Reduzierung der Kohlenhydratzufuhr auf eine „vernünftige" Dosierung normalisierten sich die pathologischen Werte rasch wieder [8]. Die parenterale „Kohlenhydratmast" (sie hätte den Ausdruck „Hyperalimentation" verdient) führte in diesem einzelnen Fall bei einer primär mangelernährten Patientin zum „Leberschaden". Hier ist keinesfalls ein kausaler Zusammenhang mit den unter anderem auch verabreichten Zuckeraustauschstoffen zu sehen.

Einfluß auf die Bilirubinkonzentration im Serum

Es ist seit langem bekannt, daß hochdosierte Infusionen von Glukose und Fruktose sowie von Sorbit und Xylit zu einer erhöhten Bilirubinkonzentration im Serum bei freiwilligen Versuchspersonen (Abb. 2) führen [11]. Dieser Effekt konnte in verschiedenen Versuchsanordnungen bei stoffwechselgesunden Probanden reproduziert

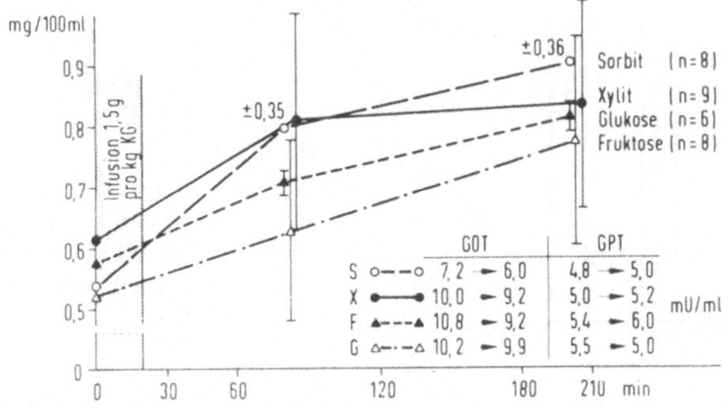

Abb. 2. Einfluß von hochdosierten raschen Infusionen von Glukose und von Glukoseaustauschstoffen auf die Bilirubinkonzentration im Serum bei freiwilligen Versuchspersonen

werden [9]. Die im Verhältnis zur Dosierung stärkste Wirkung auf die Serumbilirubin-
konzentration wird dabei durch hochdosierte Stoßinfusionen ausgelöst. Dauerinfusionen, wie sie heute in der parenteralen Ernährung üblich sind, haben hingegen verhältnismäßig geringere Effekte [9, 12, 23]. Bei polytraumatisierten Patienten konnte
selbst durch mehrwöchige Infusion von Fruktose in einer Dosierung von 0,5 g/kg
KG × h kein Anstieg der Bilirubinkonzentration (auch nicht vorübergehend) hervorgerufen werden [23]. Die Aktivität der Leberspezifischen Enzyme im Serum wurde
bei keinem kontrollierten Versuch durch die Verabreichung von Glukose oder von
Glukoseaustauschstoffen negativ beeinflußt [9, 12, 23].

Einfluß auf die Laktatkonzentration im Blut

Ein wichtiger Parameter des Kohlenhydratumsatzes ist die Laktatkonzentration im
Blut. Diese Größe wird verhältnismäßig wenig durch hormonelle Einflüsse reguliert.
Infolgedessen besteht ein verhältnismäßig breiter „physiologischer" Bereich von etwa
1 mmol/l (= 9 mg/100 ml) in der Ruhe, bis zu mehr als 20 mmol/l (= 180 mg/100ml)
bei stärkerer sportlicher Betätigung. Auch durch die rasche Infusion von Zuckern und
von Polyolen kann ein demgegenüber verhältnismäßig geringer Anstieg der Laktatkonzentration im Serum hervorgerufen werden (Abb. 3). Fruktose ist dabei etwas
stärker wirksam als Glukose oder Sorbit, während Xylit kaum eine Wirkung hat. Hierbei ist sicherlich auch die Umsatzkapazität der jeweiligen Substanzen von Bedeutung.
Da diese für Fruktose annähernd unbegrenzt ist, führt Fruktose in einer Dosierung
von 2,0 g/kg KG × h natürlich zu einem verhältnismäßig stärkeren Anstieg der Lak-

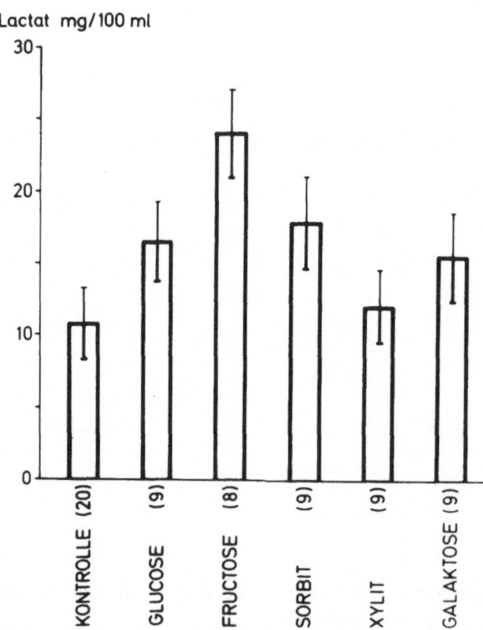

Abb. 3. Lactatkonzentration ($\bar{x} \pm s$) im Blut von freiwilligen Versuchspersonen 30 min nach rascher intravenöser Infusion (1,5 g/kg Körpergewicht in 20 min) von verschiedenen Zuckern und Zuckeralkoholen

tatkonzentration wie z.B. Sorbit oder Xylit mit einer wesentlich geringeren Umsatzkapazität. Dennoch sind kaum je Laktatanstiege von mehr als maximal 2-5 mmol/l durch Fruktose beschrieben worden, Glukose verursacht in vergleichbarer Dosierung etwa den halben Anstieg (Abb. 3). Gegenüber den extremen Veränderungen bei sportlicher Betätigung nehmen sich diese Werte allerdings sehr bescheiden aus. Zudem erfolgt nach Beendigung der Fruktoseinfusionen eine rasche Normalisierung der Laktatkonzentration, nach Glukose bleiben hingegen um 1 mmol/l auf 2 mmol/l deutlich erhöhte Werte von Laktat für 4 und mehr Stunden erhalten [13]. Bislang wurde in keinem Fall das Auslösen einer Laktatazidose durch Glukoseaustauschstoffe beschrieben, ja es wurde bislang nicht einmal eine eindeutige Verschlimmerung einer bereits vorbestehenden Azidose durch Glukoseaustauschstoffe festgestellt. In den meisten Fällen liegen die Ursachen für das Enstehen einer Laktatazidose in einer „peripheren" Hypoxie (z.B. Durchblutungsstörungen, Kreislaufschwäche), weniger in einem„zentralen" Leberversagen. Da in den peripheren Geweben vorwiegend Glukose, kaum jedoch Glukoseaustauschstoffe metabolisiert werden können [9, 16], ist zu erwarten, daß hochdosierte Glukoseinfusionen sich bei vorhandener Tendenz zur Laktatazidose wesentlich ungünstiger auswirken als die Infusionen der Glukoseaustauschstoffe. Tatsächlich wurde die Verschlimmerung einer angeborenen Laktatazidose durch Glukoseinfusionen kürzlich beschrieben [23]. Dennoch sollte eindeutig festgestellt werden, daß die Tendenz zur Azidose insbesondere zur Laktatazidose bei peripherer Hypoxie als absolute Kontraindikation für die Verwendung von Kohlenhydraten (Glukose oder Glukoseaustauschstoffe) zu Infusionszwecken anzusehen ist.

Die Erhöhung der Laktatkonzentration im Blut ist darüber hinaus nicht grundsätzlich mit einer Azidose identisch. Eine stärker ausgeprägte Alkalose (z.B. bei Hyperventilation oder nach Überdosis Bicarbonat) wird durch endogene Milchsäureproduktion teilkompensiert. So kann z.B. im Tierversuch durch Bicarbonatinfusion eine „Laktatalkalose" erzeugt werden. Ein gleichsinniges Verhalten wurde auch bei einem Patienten festgestellt, dem versehentlich zu große Mengen Bicarbonat infundiert worden waren. Bei Leberversagen besteht seltener eine Tendenz zur Azidose; der hierbei zu beobachtende Zustand würde vielfach eher dem einer „Laktatalkalose" entsprechen [24].

Einfluß auf die Harnsäureproduktion

Die von uns erstmals beschriebene Wirkung der Fruktose sowie der Polyole Sorbit und Xylit auf die Harnsäureproduktion [9, 11] wird vorwiegend bei hochdosierten raschen Stoßinfusionen festgestellt (Abb. 4). Bei Dauerinfusion ist hingegen kaum noch ein durch Glukoseaustauschstoffe hervorgerufener Anstieg der Harnsäurekonzentration nachzuweisen. Lediglich Xylit führt bei freiwilligen Versuchspersonen während einer 48stündigen Infusion (Dosierung: 0,25 g/kg KG/h) zu einem geringen, jedoch ständigen Anstieg der Harnsäurekonzentration (Abb. 5). Bislang wurden in keinem einzigen Fall extreme Hyperurikämien oder gar das Auslösen von Gichtanfällen nach Infusion von Glukoseaustauschstoffen beschrieben. Bei beatmeten Pa-

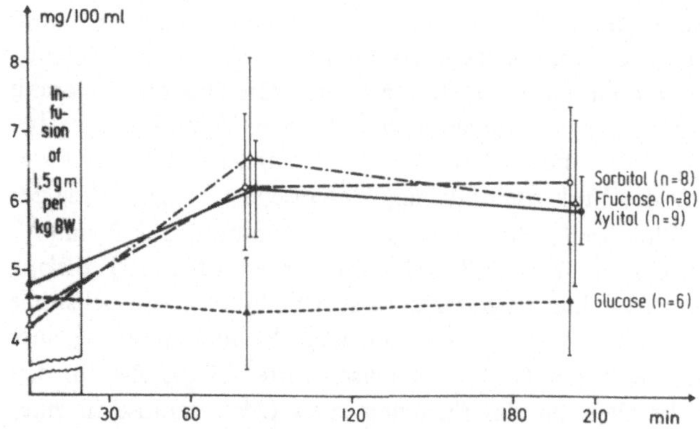

Abb. 4. Einfluß von hochdosierten raschen Infusionen von Glukose und Glukoseaustauschstoffen auf die Harnsäurekonzentration im Serum bei freiwilligen Versuchspersonen

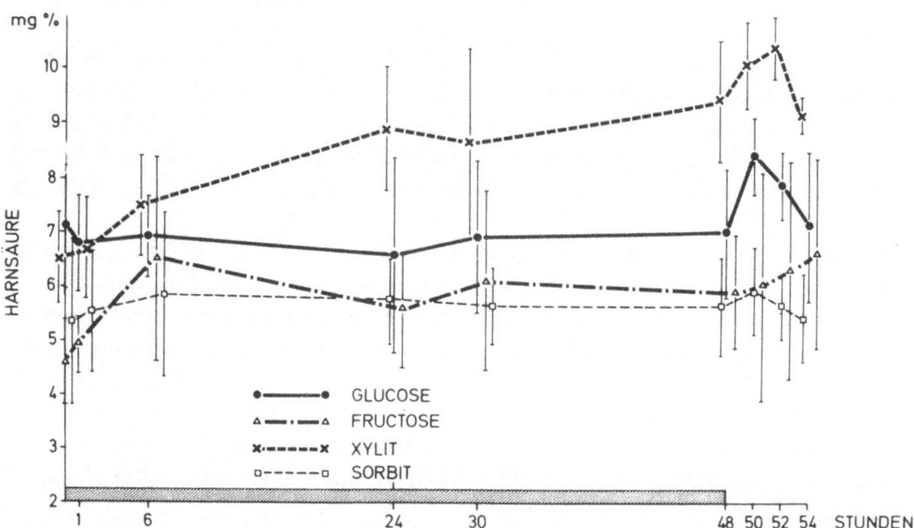

Abb. 5. Harnsäurekonzentration ($\bar{x} \pm s$) im Serum während und nach langdauernder Infusion von Glukose, Fruktose, Sorbit oder Xylit (0,25 g/kg KG × h) bei freiwilligen Versuchspersonen. *Schraffiert* Infusionsdauer

tienten der Intensivpflegestation wurde während Fruktoseinfusion sogar eine gegenüber einem Vergleichskollektiv von gesunden Probanden stärker verminderte Harnsäurekonzentration im Serum festgestellt [12, 23]. Da die renale Harnsäureausscheidung bei diesen Patienten deutlich erhöht ist, spricht dies eher für eine tubuläre Alkalose, welche die Harnsäureausscheidung begünstigt. Auch dieser Befund ist nicht mit der Auslösung einer Azidose durch Glukoseaustauschstoffe in Einklang zu bringen. So bleibt die durch Glukoseaustauschstoffe ausgelöste vermehrte Harnsäureproduktion auch weiterhin eine biochemisch interessante Verknüpfung zwischen anscheinend voneinander unabhängigen Stoffwechselwegen, ist jedoch vorerst ohne jede pathologische Bedeutung. Dies ist übrigens die einzige Wirkung, welche durch Glukose nicht hervorgerufen werden kann.

Einfluß auf die ATP- und Gesamtadeninnukleotidkonzentration in der Leber

Durch hochdosierte rasche Infusion (d.h. durch „Stoßinfusion") von Fruktose, nicht jedoch von Sorbit oder von Xylit, kann eine vorübergehende Abnahme der Konzentration von ATP und von Gesamtadeninnukleotiden in der Leber hervorgerufen werden [5, 21, 22]. Berücksichtigt man die ungeheure Kapazität dieses Organs zur Fruktosephosphorylierung, so ist eine vorübergehende Störung von entsprechenden Fließgleichgewichten bei höchstdosierter Fruktoseinfusion eigentlich zu erwarten. Die Störung der homöostatischen Verhältnisse wird durch einen parallelen Abfall der Konzentration von anorganischem Phosphat im Serum noch unterstrichen [26]. Offenbar wird vorübergehend vor allen Dingen in der Leber Phosphat in Metaboliten des Fruktoseabbaus (z.B. Fruktose-1-phosphat, Dihydroxyacetonphosphat usw.) fixiert. Der Ausgleich der Phosphatfixierung kann durch die Mobilisierung von Phosphat aus den „Speichern" lediglich langfristig erfolgen. Die Abnahme der Konzentration von Serumphosphat wird auch bei Infusion von Sorbit, Xylit und Glukose festgestellt, obwohl diese Substanzen keinen Einfluß auf die Adeninnukleotidkonzentration der Leber haben.

Nach mehrstündiger hochdosierter Fruktoseinfusion ist das Fließgewicht für Adeninnukleotide auf einer offenbar anderen Ebene neu eingestellt, die ATP-Konzentration wieder weitgehend normalisiert [2, 7, 10, 17]. Der Vergleich mit Glukose (sie verursacht keine Veränderung der ATP-Konzentration) ist in diesem Fall nicht stichhaltig, da Glukose von der Leber lediglich in verhältnismäßig geringem Ausmaß phosphoryliert werden kann. Der sehr vorübergehenden fruktosebedingten Abnahme der ATP-Konzentration in der Leber konnte dementsprechend bislang ebenfalls noch kein pathophysiologischer Stellenwert (im Sinne etwa eines „Leberschadens") zugeordnet werden [5, 6]. In der Niere ruft Glukose eine vergleichbare Verringerung der ATP-Konzentration hervor [2]. Hier ist Fruktose ohne größeren Einfluß (sie kann dort nicht umgesetzt werden). Auch dies läßt die pathophysiologische Bedeutung einer passageren ATP-Verminderung für ein Organ offen, soll Glukose nicht als „nephrotoxische" Substanz eingestuft werden.

Die Veränderungen der Konzentration der Adeninnukleotide in der Leber wurden mit dem Anstieg der Harnsäuresynthese in engen Zusammenhang gebracht. Im Tierexperiment konnte die Wirkung von Fruktose jedoch in zwei verschiedene Komponenten aufgetrennt werden, eine frühe (sie korreliert mit der Adeninnukleotidveränderung) und eine späte, welche auf eine echte Neusynthese von Purinen zurückgeführt werden kann [10, 17]. Bei Infusion von Xylit kann im Tierexperiment entsprechend dem Ausbleiben der Konzentrationsänderung der Adeninnukleotide nur die „späte" Komponente beobachtet werden, die auf der Anregung einer Neusynthese beruhen müßte. Möglicherweise ist hierfür eine erhöhte stationäre Konzentration von Ribose-5-phosphat und von Phosphoribosyl-5-phosphat verantwortlich. Entsprechende Untersuchungen wurden bislang durch analytische Probleme beeinträchtigt.

Dosierung

Bei einer Wertung der Bedeutung der verschiedenen Kohlenhydrate für die parenterale Ernährung sind „echte" Nebenwirkungen nicht zu berücksichtigen. Die Dosierung der einzelnen Zucker und Polyole wird damit vorwiegend durch die Umsatzkapazität der jeweiligen Substanzen durch deren renale Verluste bestimmt. Eine eindeutige Umsatzgrenze für Fruktose wurde bislang bei Dauerinfusionen am Menschen noch nicht gefunden, sie ist selbst bei 2,0 g/kg KG × h noch nicht erreicht (Abb. 6). Die Begrenzung auf 0,5 g/kg KG/h (oder 12 g/kg KG/Tag) stellt daher bereits eine Vorsichtsmaßnahme dar. Die renalen Fruktoseverluste sind bei dieser Dosierung fast vollständig zu vernachlässigen. Bei den Polyolen wird die Umsatzkapazität bei stoffwechselgesunden Versuchspersonen bei 0,3-0,5 g/kg KG × h erreicht (Abb. 7), bei Streßpatienten ist sie sogar noch erhöht. Die renalen Verluste betragen etwa 5-15% der intravenös verabreichten Menge. Bei Beschränkung der Dosierung auf 0,15-0,25 g/kg KG × h ist noch ein ausreichender Sicherheitsspiel-

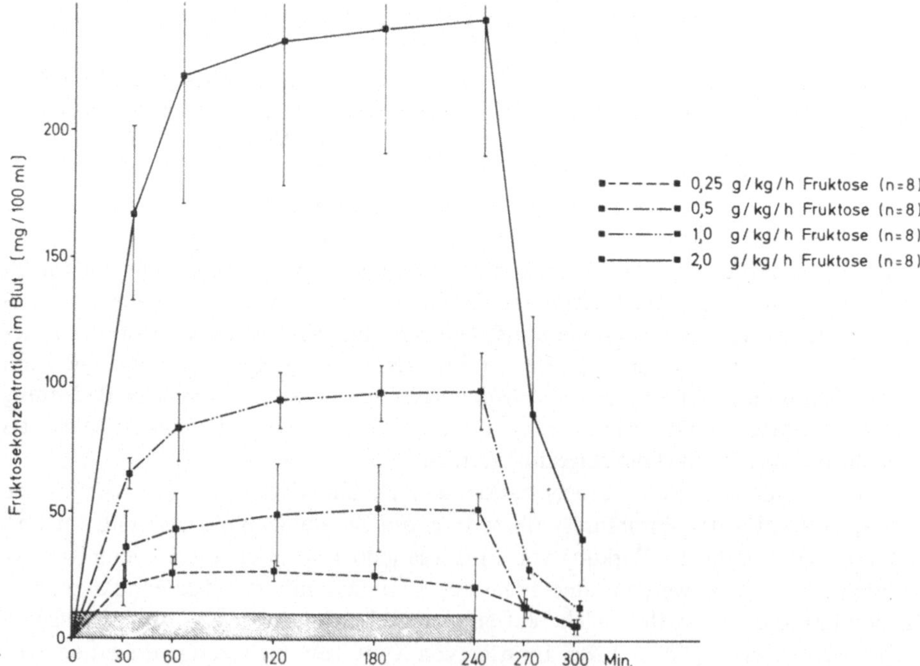

Abb. 6. Fruktose Konzentration ($\bar{x} \pm s$) im Blut während *(schraffeirt)* und nach vierstündigen Infusionen von Fruktose in verschiedenen Dosierungen bei jeweils acht freiwilligen Versuchspersonen

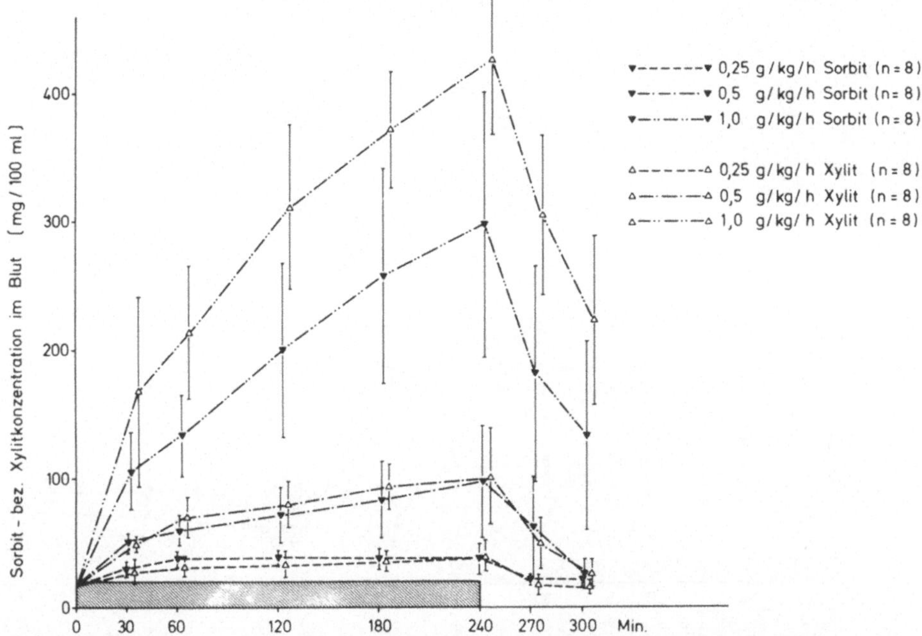

Abb. 7. Konzentration ($\bar{x} \pm s$) von Sorbit und Xylit im Blut während *(schraffiert)* und nach vierstündigen Infusionen von Sorbit und Xylit in verschiedenen Dosierungen bei jeweils acht freiwilligen Versuchspersonen

raum vorhanden. Die Glukoseverwertung steht mit der Stoffwechselsituation in engem Zusammenhang. Bei stoffwechselgesunden Versuchspersonen wird bei Dosierungen von 2,0 g/kg KG/h (ebenso wie für Fruktose) zumindest noch vorübergehend ein Fließgleichgewicht erreicht (Abb. 8). Die renalen Verluste können bei dieser extremen Situation infolge des Überschreitens der Nierenschwelle durchaus in den Bereich derjenigen bei Polyolen gelangen. Bei der parenteralen Ernährung wird es wohl nur in seltenen Fällen erforderlich sein, eine Dosis von 0,5 g/kg KG/h an Kohlenhydraten zu überschreiten. Vielfach kann Insulin in größerer Menge erforderlich werden, um die bei Streßpatienten bekannte Glukoseverwertungsstörung zu durchbrechen [9].

Seit mehreren Jahren werden in der Bundesrepublik Mischlösungen verwendet (zumeist Kombinationen von Fruktose, Glukose und Xylit). Hierbei wird von der Vorstellung ausgegangen, daß dadurch mehrere unterschiedliche Stoffwechselwege gleichzeitig genutzt werden können [1, 3, 4]. Außerdem ist der Sicherheitsspielraum für die einzelnen Substanzen damit vergrößert. Der Glukoseanteil ist allerdings häufig groß genug, um bei entsprechend ausgeprägter Streßsituation den Einsatz von Insulin zu erzwingen.

Es ist sicherlich möglich, in vielen Fällen mit Glukoseaustauschstoffen (ohne Insulin) eine verhältnismäßig komplikationsfreie und damit unproblematische parenterale Ernährung durchzuführen. Dies gilt auch für die perioperative und intraoperative Verwendung dieser Substanzen. Die Therapie mit Glukose plus Insulin ist die Alternati-

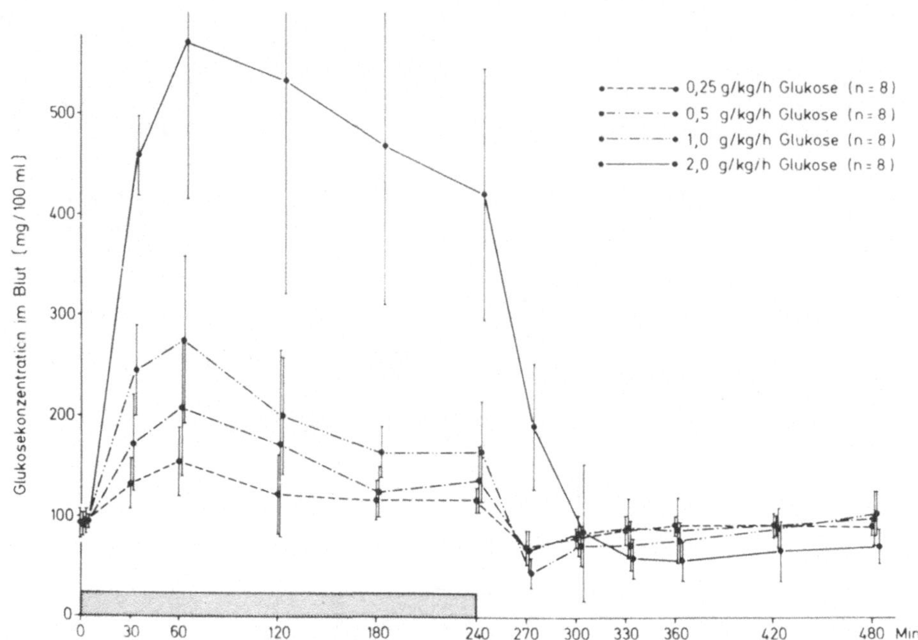

Abb. 8. Glukosekonzentration ($\bar{x} \pm s$) im Blut während *(schraffiert)* und nach vierstündigen Infusionen von Glukose in verschiedenen Dosierungen bei jeweils acht freiwilligen Versuchspersonen

ve, die bei rasch verfügbaren Labordaten (z.B. mittels moderner Glukoseschnellbestimmungsverfahren) sicherlich auch zum gleichen Ziel führt, jedoch nach unseren Erfahrungen einen höheren Aufwand an Betreuung und Flexibilität erfordert. Beide Verfahren sind — an schwerkranken Patienten durchgeführt — nicht vollkommen frei von Nebenwirkungen, die jedoch häufig durch menschliches Versagen ausgelöst werden. Am problemlosesten erwies sich bei den von uns betreuten Patienten, auch nach Ansicht des Pflegepersonals, die alleinige Verwendung von Fruktose. Nach den bislang vorliegenden Befunden sollte nämlich die Verwendung von Glukoseaustauschstoffen ohne Insulin sowie Glukose plus Insulin weiterhin sorgfältig beobachtet werden, um mögliche Zwischenfälle und Nebenwirkungen dokumentatorisch zu erfassen und anschließend vorurteilsfrei diskutieren zu können.

Literatur

1. Bässler KH, Bickel H (1972) The use of carbohydrates alone and in combination in parenteral nutrition. In: Wilkinson (ed) Parenteral nutrition. Churchill, London, p 99
2. Bässler KH, Hassinger W, Ackermann RW (1977) Zur Spezifität des ATP-Abfalles in der Leber nach intravenöser Injektion von energieliefernden Substraten. Infusionsther Klin Ernaehr 4:42
3. Berg G, Bickel H, Matzkies F (1973) Bilanz- und Stoffwechselverhalten von Fruktose, Xylit und Glukose sowie deren Mischungen bei Gesunden während sechstündiger parenteraler Ernährung. Dtsch Med Wochenschr 98:102

4. Berg G, Bickel H, Matzkies F (1974) Dosierungsgrenzen bei der parenteralen Infusion von Glukose, Sorbit, Fruktose und Xylit und deren Mischungen. Dtsch Med Wochenschr 99:633
5. Bode JC (1973) Stoffwechselstörungen durch intravenöse Gabe von Fructose oder Sorbit. Internist (Berlin) 14:335
6. Bode JC (1973) Fructose und Sorbit, potentielle Hepatotoxine? 8. Labortagung, Bad Mergentheim, 4.-7. Oktober 1973.
7. Brinkrolf H, Bässler KH (1972) The adenine nucleotide content of rat liver during infusions of carbohydrates and polyols. Z Ernaehrungswiss 11:167
8. Förster H (1973) Sind bei der Verwendung von Zuckeraustauschstoffen echte Nebenwirkungen zu erwarten? Dtsch Med Wochenschr 98:839
9. Förster H (1978) Energieträger in der parenteralen Ernährung. Internist (Berlin) 19:2
10. Förster H, Hartmann H (1977) Zum Zusammenhang zwischen Kohlenhydratstoffwechsel und Purinstoffwechsel. Infusionsther Klin Ernaehr 4:158
11. Förster H, Meyer E, Ziege M (1970) Erhöhung von Serumharnsäure und Serumbilirubin nach hochdosierten Infusionen von Xylit, Sorbit und Fructose. Klin Wochenschr 48:878
12. Förster H, Dudziak R, Steuer A, Boecker S (1976) Einfluß von Aminosäureinfusionen auf fructosebedingte blutchemische Veränderungen bei Patienten der Intensivstation. Infusionsther Klin Ernaehr 3:228
13. Förster H, Boecker S, Zagel D (1978) Vergleich von Stoffwechselwirkungen bei Infusion von Glucose und von Glucoseaustauschstoffen in unterschiedlicher Dosierung. Z Ernaehrungswiss 17:224
14. Förster H, Steuer A, Albrecht H, Quadbeck R, Dudziak R (1978) Insulinkonzentration bei polytraumatisierten Patienten während Infusion von Glucose, Fructose und Sorbit. Infusionsther Klin Ernaehr 5:185
15. Förster H, Quadbeck R, Anschütz A (1979) Untersuchungen zur Frage der Dosierung und zur Bedeutung von Fett in der parenteralen Ernährung. Infusionsther Klin Ernaehr 6:362
16. Froesch R (1972) Übersicht über den Haushalt der Betriebsstoffe. In: Hartmann G, Berger H (Hrsg) Parenterale Ernährung. Huber, Bern, S 73
17. Hartmann H, Hoos I, Förster H (1976) Influence of sugar substitutes and of ethanol on purine metabolism. Nutr Metab 20:161
18. Hütteroth TH, Wagner R, Knolle J (1977) Schwere toxische Leberschäden nach Überdosierung von parenteral verabreichten Kohlenhydraten. Med Klin 72:703
19. Keller U, Froesch ER (1971) Metabolism and oxydation of U-^{14}C-glucose, xylitol, fructose and sorbitol in the fasted and in the streptozotocindiabetic rat. Diabetologia 7:349
20. Keller U, Froesch ER (1972) Vergleichende Untersuchungen über den Stoffwechsel von Xylit, Sorbit und Fructose beim Menschen. Schweiz Med Wochenschr 102:1017
21. Perheentupa J, Raivio K (1967) Fructose induced hyperuricemia. Lancet II:528
22. Raivio KO, Kekomäki MP, Mäenpää PH (1969) Depletion of liver adenine nucleotides by D-fructose. Biochem Pharmacol 18:2615
23. Steuer A (1978) Parenterale Ernährung mit Fructose und Sorbit bei Intensivpatienten. In: Mayerhofer-Krammel O (ed) Kohlenhydrate in der Infusionstherapie. Springer, Wien New York S 85
24. Tranquada RE (1970) Lactic Acidosis. Calif Med 101:450
25. Van Biervliet JP, Senders RC, Lamers JM, Wasman SK (1976) Hazards of parenteral glucose in neonatal lactic acidemia. Lancet I:594
26. Wolf HP, Queisser W, Beck K (1969) Der initiale Phosphatabfall im Serum von Gesunden und Leberkranken nach intravenöser Verabreichung von Hexosen und Zuckeralkoholen. Klin Wochenschr 47:1084

Der postoperative Stoffwechsel – Unterschiede bei prä- und postoperativem Beginn der totalen parenteralen Ernährung –

M. GEORGIEFF, R. KATTERMANN, H. LUTZ

Allgemein werden stoffwechselgesunde chirurgische Patienten nach einer 12–15stündigen Flüssigkeits- und Nahrungskarenz operiert und nach Durchlaufen des Aufwachraumes auf der Wach- oder Intensivstation parenteral ernährt. Dies bedeutet also insgesamt eine Nahrungskarenz von im Mittel 20 h.

Um diese präoperative Nahrungskarenz auszuschalten, haben wir stoffwechselgesunde chirurgische Patienten, die sich einer Magenresektion unterziehen mußten, vom präoperativen Tag beginnend total parenteral ernährt (Kollektiv 1). Bei einem vergleichbaren 2. Kollektiv wurde wie üblich die Ernährungstherapie auf der Wachstation begonnen. Ein 3. Kollektiv erhielt zu keinem Zeitpunkt Nährlösungen.

Patienten und Methodik

Es wurden 53 stoffwechselgesunde chirurgische Patienten, die sich einer Magenoperation unterziehen mußten, in drei Kollektive unterteilt:

1. Kollektiv 1 (K1), bestehend aus 10 Patienten, wurde am präoperativen Tag beginnend bis zum 5. postoperativen Tag total parenteral ernährt.

2. Kollektiv 2 (K2), bestehend aus 9 Patienten, wurde unmittelbar postoperativ bis zum 4. postoperativen Tag total parenteral ernährt.

3. Kollektiv (K3), bestehend aus 34 Patienten, erhielt keine parenterale Ernährung; es wurden präoperativ, am Operationstag und unmittelbar postoperativ nüchtern Blutproben entnommen.

Als Infusionslösungen bei K1 und K2 verwendeten wir eine 24%ige Kohlenhydratkombinationslösung bestehend aus Glukose, Fruktose und Xylit und eine 8%ige L-kristalline Aminosäurenlösung mit einem Gesamtstickstoffgehalt von 12,24 g/l und einem Xylitanteil von 125 g/l. Einschließlich des Xylitanteils der Aminosäurenlösung wurden täglich 605 g an Glukose, Fruktose und Xylit im Verhältnis 1:1:1 und 80 g Aminosäuren infundiert. Bezogen auf ein mittleres Körpergewicht von 70 kg entspricht dies einer Zufuhrrate von 0,12 g/kg KG/h an Einzelkohlenhydrat bzw. Polyol und einer täglichen Kalorienmenge von 2500 kcal.

Für alle Parameter wurden Mittelwert und Standardabweichung berechnet. Bei Kollektiv 1 und 2 wurden statistisch signifikante Veränderungen in Bezug auf den Ausgangswert und den am Operationstag gemessenen Mittelwert im Wilcoxon-

Insitut für Anästhesiologie und Reanimation und Institut für Klinische Chemie an der Fakultät für Klinische Medizin Mannheim der Universität Heidelberg

Test ermittelt. Es wurde die Irrtumswahrscheinlichkeit 1. Art auf $p' = 0,05$ gesetzt.

Zum Vergleich des Infusionskollektivs mit dem Vergleichskollektiv 3 wurde der verteilungsfreie Wilcoxon-Test nach Mann, Whitney und Wilcoxon herangezogen.

Versuchsablauf

Beide Lösungen wurden bei K1 und K2 gleichzeitig und kontinuierlich während 24 h mit Hilfe zweier Infusionspumpen über einen von der Vena basilica ausgehenden bis zur Vena cava superior hochgeschobenen Venenkatheter infundiert.

Die Entnahme der Blutproben erfolgte bei K1 jeweils morgens um 7.30 Uhr, bei K2 abends um 18.00 Uhr. Die Urinparameter wurden im 24-h-Urin bestimmt. Bei K3 wurde nach einer 12stündigen Nahrungskarenz präoperativ um 7.30 Uhr der erste Wert entnommen; am Operationstag erfolgte morgens die zweite und unmittelbar postoperativ die dritte Blutentnahme.

Ergebnisse und Diskussion

Der Verlauf der prä- und postoperativ im Serum und Urin gemessenen Parameter ist in den Tabellen 1–3 wiedergegeben.

Zwischen den unmittelbar postoperativ gemessenen Glukosespiegeln bei Kollektiv 1 (K1) und Kollektiv 2 (K2) sind keine signifikanten Unterschiede zu erkennen. Kollektiv 3 (K3) weist signifikant niedrigere Werte auf. Bis zu diesem Zeitpunkt haben die Patienten im Mittel 24 h gehungert und halten diese Glukosespiegel sicherlich allein durch Glukoneogenese aufrecht (Tabelle 4). Bei den Glukoseverlusten im 24-h-Urin am 1. postoperativen Tag muß man bedenken, daß K1 intraoperativ infundiert wurde und wegen der Hemmung der Insulinsekretion in diesem Zeitraum [19] selbst die Zufuhr von Nicht-Glukose-Kohlenhydraten zu hohen Glukoseverlusten beitragen. Erstaunlicherweise gehen die Glukoseverluste bei K2 wesentlich schneller zurück und erreichen schon am 3. postoperativen Tag einen vernachlässigbaren Wert. Diese eindeutig bessere Glukoseverwertung erfolgt trotz einer um mehr als doppelt so hohen freien Fettsäurekonzentration bei K2 (s. Abb. 3). Der insulinantagonistische Effekt der freien Fettsäuren [3] darf unter den Stoffwechselbedingungen in der postoperativen Phase demnach nicht überschätzt werden. Vielmehr scheinen potentere Antagonisten während dieses Zeitraumes eine größere Bedeutung zu haben.

Die Verwertung von Fruktose bei K1 und K2 ist in etwa gleich.

Die Verwertung von Xylit ist in beiden Kollektiven ebenfalls vergleichbar; eine adaptative Aktivitätssteigerung der Polyoldehydrogenase [1] bei K1 ist nicht zu erkennen. Ein übermäßiger Verlust von Xylit bei einer Dosierung von 0,12 g/kg KG/h und damit verbundenen erhöhten Elektrolytverlusten ist nicht zu erwarten [10].

Tabelle 1. Konzentration von Glukose, Fruktose, Xylit, Lactat, FFS und Cholesterin im Serum. Angegeben sind Mittelwert und Standardabweichung (K 1 = Kollektiv 1, K 2 = Kollektiv 2)

	Präoperativ	Op.-Tag	1.	2.	3.	4.	5. Tag
K 1 Glukose (mg%)	83,1± 4,5	93 ± 5,5	169,8± 15,5[a,b]	156,4± 17,3[a,b]	161,7± 19,4[a,b]	148 ± 15,9[a,b]	148,9± 9,7[a,b]
K 2 Glukose (mg%)	100,1± 19,3	216,1± 80,6[a]	137 ± 36,3[a]	132,7± 41,0[a]	129,3± 46,3[a]	135,3± 40,8[a,b]	
K 1 Fruktose (mg%)		5 ± 2,5	21,3± 4,8[a,b]	16,5± 7,4	20,3± 7,6	17,3± 8,6	4 ± 3
K 2 Fruktose (mg%)		12,8± 5,2	9,6± 2,8	11,0± 8,7	11,9± 2,9	6,5± 3,4[b]	
K 1 Xylit (mg%)		13,4± 1,1	7,2± 0,7[b]	6,1± 0,6[b]	7,4± 0,6[b]	7,3± 1[b]	7,7± 0,7[b]
K 2 Xylit (mg%)		24,54±11,7	24,3± 15,7	17,4± 8,5	19,5± 7,1	13,0± 2,9	
K 1 Lactat (mg/100 ml)	15,4± 1,4	22,9± 2[a]	26,3± 1,1[a]	20,8± 1,3[a]	25,2± 1,9[a]	22,7± 3[a]	26,8± 2,9[a]
K 2 Lactat (mg/100 ml)	10,6± 2,6	38,9± 14,7[a]	15,2± 5,4[a,b]	13,4± 3[a,b]	13,6± 4,5[a,b]	11,8± 3,3[b]	
K 1 FFS (μVol/l)	809 ±146	250 ± 59[a]	239 ± 38[a]	223 ± 25[a]	188 ± 24[a]	193 ± 22[a]	243 ±43[a]
K 2 FFS (μVol/l)	1730 ±620	1360 ±530	890 ±570[a,b]	590 ±280[a,b]	510 ±230[a,b]	560 ±390[a,b]	
K 1 Cholesterin (mg/100 ml)	192,3± 11	168,9± 12,3[a]	128,5± 11,3[a,b]	140,4± 10,0[a]	139,2± 11,2[a]	145,7± 7,5[a]	140 ±10,0[a]
K 2 Cholesterin (mg/100 ml)	166,1± 25,7	158,9± 38,8	121,9± 24,7[b]	127,9± 24,1[b]	132,8± 19,9[b]	136,9± 27	

[a] die Zahlen sind vom präoperativ gemessenen Wert signifikant (p $\leq$ 0,05) verändert [b] die Zahlen sind zusätzlich von dem am Operationstag gemessenen Wert signifikant (p $\leq$ 0,05) verschieden

Tabelle 2. Konzentration von Gesamteiweiß, Albumin, 1-, 2-, β-, γ-Globulin, Hämoglubin und Triglyceride im Serum. Angegeben sind Mittelwert und Standardabweichung (K 1 = Kollektiv 1, K 2 = Kollektiv 2)

	Präoperativ	Op.-Tag	1.	2.	3.	4.	5. Tag
K 1 Gesamteiweiß (g/100 ml)	6,8±0,1	6,5± 0,1[a]	6,3± 0,2[a,b]	6,2± 0,1[a,b]	6,0± 0,1[a,b]	5,9± 0,1[a,b]	6,0± 0,1[a,b]
K 2 Gesamteiweiß (g/100 ml)	6,4±0,2	6,2± 0,6	6,3± 0,5	6,1± 0,4	6,2± 0,4	6,1± 0,6	
K 1 Albumin (Rel.-%)	58,5±1,6	58,9± 1,6	62,1± 1,6	57,2± 1,7	54,7± 1,7[a,b]	54,5± 1,4[a,b]	52,4± 2[a,b]
K 2 Albumin (Rel.-%)	72,9±4,9	74,3± 6,7	71,5± 5,6	68,7± 6,9[b]	65,9± 8,0[a,b]	56,1± 8,2[a,b]	
K 1 α 1-Globuline (Rel.-%)	3,6±0,2	3,5± 0,2	4,6± 0,4[a,b]	5,9± 0,4[a,b]	6,5± 0,4[a,b]	5,9± 0,3[a,b]	6,0± 0,4[a,b]
K 1 α 2-Globuline (Rel.-%)	8,6±0,4	8,8± 0,5	7,9± 0,5	10,2± 0,6[a,b]	11,9± 0,5[a,b]	12,6± 0,5[a,b]	13,1± 0,7[a,b]
K 1 β-Globuline (Rel.-%)	12,5±0,3	12,4± 0,4	11,1± 0,6[a]	11,6± 0,5	12,4± 0,5	12,6± 0,7	13,3± 0,6
K 1 γ-Globuline (Rel.-%)	16,7±1,3	16,3± 1,1	14,7± 0,6	15 ± 0,9	14,5± 0,9[a,b]	14,4± 0,7[a]	15,2± 0,9
K 1 Hämoglobin (g/100 ml)	13,7±0,53	13,7± 0,58	12,8± 0,67	12,1± 0,45[a,b]	11,2± 0,35[a,b]	10,8± 0,36[a,b]	10,3± 0,23[a,b]
K 2 Hämoglobin (g/100 ml)	14,4±1,69	13,9± 1,79	13,2± 1,81	12,8± 2,32	11,5± 2,1[a,b]	11,2± 1,41[a,b]	
K 1 Triglyceride (g/100 ml)	118,7±7	121 ±14,7	109 ±15,8	181 ±25[a,b]	202 ±26,9[a,b]	201 ±23,3[a,b]	245 ±47,9[a,b]

[a] die Zahlen sind vom präoperativ gemessenen Wert signifikant (p ≤ 0,05) verändert [b] die Zahlen sind zusätzlich zu dem am Operationstag gemessenen Wert signifikant (p ≤ 0,05) verschieden

Tabelle 3. Konzentration von Glukose, Fruktose, Xylit und Gesamt-N im 24-h-Urin. Angegeben sind Mittelwert und Standardabweichung (K 1 = Kollektiv 1, K 2 = Kollektiv 2)

	Präoperativ	Op.-Tag	1.	2.	3.	4.	5. Tag
K 1 Glukose (g)		$0,74\pm0,61^{a,b}$	$30,63\pm10,27^{a,b}$	$20,10\pm8,73^{a,b}$	$22,86\pm11,53^{a,b}$	$15,49\pm2,22^{a,b}$	$8,48\pm7,61$
K 2 Glukose (g)			$28,82\pm25,97$	$7,08\pm8,15$	$3,71\pm 5,89$	$3,76\pm6,19$	
K 1 Fruktose (g)		$0,96\pm0,09^{a,b}$	$3,29\pm 1,09^{a,b}$	$2,74\pm0,86^{a,b}$	$2,52\pm 0,88^{a,b}$	$1,71\pm0,58^{a,b}$	$1,69\pm1,12^{a,b}$
K 2 Fruktose (g)			$2,46\pm 2,09$	$2,46\pm2,04$	$1,5 \pm 1,36$	$1,21\pm0,69$	
K 1 Xylit (g)		$2,56\pm1,06^{a}$	$11,69\pm 2,22^{a,b}$	$11,21\pm1,37^{a,b}$	$10,51\pm 1,62^{a,b}$	$8,15\pm1,54^{a,b}$	$8,44\pm0,85^{a,b}$
K 2 Xylit (g)			$7,84\pm 6,37$	$13,5 \pm4,69$	$10,5 \pm 4,85$	$5,79\pm2,69$	
K 1 Gesamt-N (g)	$5,8\pm0,9$	$8,7 \pm1,3^{a}$	$13,4 \pm 1,1^{a,b}$	$11,7 \pm0,9^{a,b}$	$14 \pm 1,9^{a,b}$	$12,8 \pm2^{a}$	
K 2 Gesamt-N (g)			$10,8 \pm 3,9$	$14,3 \pm3,5$	$12,5 \pm 3,6$	$13,5 \pm4,6$	

a die Zahlen sind vom präoperativ gemessenen Wert signifikant (p ≤ 0,05) verändert b die Zahlen sind zusätzlich von dem am Operationstag gemessenen Wert signifikant (p ≤ 0,05) verschieden

Tabelle 4. Am Operationstag und postoperativ gemessene Glukosewerte im Serum; Vergleich der Mittelwerte

	Op.-Tag (postop.)	Signifikanz
K 1 Glukose (mg%)	213,9±21,7	K 1 : K 2 –
K 2 Glukose (mg%)	216,1±80,6	K 1 : K 3 +
K 3 Glukose (mg%)	159,9± 6,49	K 2 : K 3 +

Tabelle 5. Konzentrationen von Glukose, Lactat und freien Fettsäuren im Blut: Vergleich der Differenz präop. – Op.-Tag zwischen Kollektiv 1 und Kollektiv 3

	Präop.	Op.-Tag morgens	Differenz	Signifikanz
K 1 Glukose (mg%)	83,1	93,0	−9,90± 5,87	
K 3 Glukose (mg%)	90,5	92,6	−2,08± 4,67	–
K 1 Lactat (mg/100 ml)	15,4	22,9	−7,53± 2,72	
K 3 Lactat (mg/100 ml)	16,1	16,3	−0,25± 1,99	+
K 1 FFS (μVal/l)	809,0	250,0	559,0 ±155,7	
K 3 FFS (μVal/l)	623,0	840,0	−217,0 ± 77,4	+

Die bei Zufuhr von Kohlenhydraten im Rahmen der parenteralen Ernährung beobachteten Laktatanstiege sind als Zeichen eines gesteigerten Kohlenhydratumsatzes in der Glykolyse zu werten. Die Unterschiede zwischen Glukose, Fruktose und Xylit sind dabei rein quantitativer Art und direkt dosisabhängig. Xylit besitzt den geringsten, Fruktose den stärksten Einfluß auf den Laktatspiegel, während Glukose eine Mittelstellung zwischen beiden einnimmt [8]. Bei gleichzeitiger Applikation von Xylit und Fruktose ist anzunehmen, daß durch die Dehydrierung des Xylits weniger Laktat und mehr Glycerin-1-Phosphat aus Fruktose gebildet wird [1]. Der Laktatanstieg von im Mittel 7,5 mg% am Operationstag bei K1 ist zwar gering, jedoch im Vergleich zu K3 statistisch signifikant (Tabelle 5) und spiegelt den erhöhten Kohlenhydratumsatz wieder. Die postoperativen Laktatwerte bei K1 weisen keine signifikanten Veränderungen mehr auf. Vom klinischen Gesichtspunkt sind die Werte bedenkenlos, und zu keinem Zeitpunkt erfolgt eine Veränderung des Säure-Basen-Haushaltes außerhalb des Normbereiches. K2 weist am Operationstag mit einem Mittelwert von 38,9 mg% und einer Standardabweichung von 14,7 mg% deutlich höhere Werte auf. Der Beginn der parenteralen Ernährung nach 24stündigem Hungern und operativem Trauma in einer Dosierung von 0,36 g Kohlenhydrat pro kg KG/h scheint zu hoch zu sein (s. auch Glukoseverluste), obwohl wiederum der Säure-Basen-Haushalt unauffällig blieb. An den darauffolgenden Tagen erfolgt ein rascher Abfall des Laktatspiegels, und die Werte des K2 liegen alle niedriger als bei K1. Aus dem Verhalten des Glukose- und Laktatspiegels sowie der Glukoseverluste läßt sich grundsätzlich folgendes schließen: In der frühen postoperativen Phase sollte nur der Basisbedarf an Kohlenhydraten von 150−250 g/24 h gedeckt werden. An Hand einer

Glukosebilanz im Sammelurin läßt sich sehr leicht die Besserung der Glukosetoleranz an den folgenden Tagen erkennen und der Zeitpunkt zur adäquaten hochkalorischen Ernährung – wenn notwendig – leicht herausfinden (Abb. 1u.2).

Neben den Phospholipiden ist das Cholesterin auf Grund seiner stabilisierenden Wirkung ein wichtiger Bestandteil von Biomembranen. Unter parenteraler Ernährung [9] und nach Operationen [6, 12] wurde verschiedentlich ein Cholesterinabfall be-

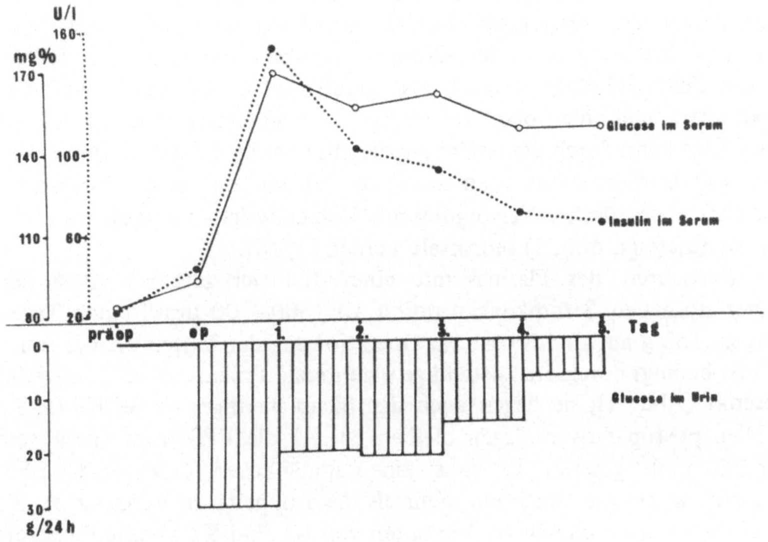

Abb. 1. Verhalten von Glukose und Insulin im Serum bei Kollektiv 1. Gleichzeitig ist die Ausscheidung von Glukose im 24-h-Urin aufgezeichnet (s. Text)

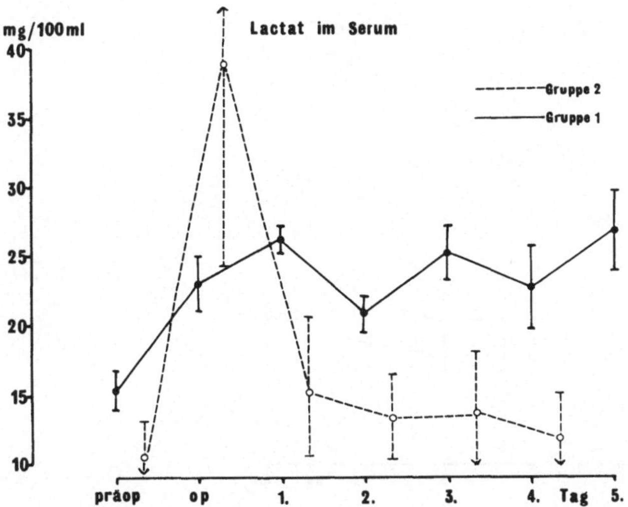

Abb. 2. Verhalten des Laktatspiegels bei Kollektiv 1 und 2 (s. Text)

obachtet. Der Cholesterinabfall bei K1 am Operationstag dürfte in erster Linie auf dem Ausbleiben des Nahrungscholesterins beruhen (Abb. 3). Die im Rahmen einer parenteralen Ernährung mit Kohlenhydraten und Aminosäuren beobachtete Sekretion von Pankreas- und Gallensäften [9] könnte zusätzlich die Leber- und Intestinalsynthese hemmen [5]. Der Abfall am 1. postoperativen Tag wird als ein Einstrom von Cholesterin und Phospholipiden aus dem Blut in das Wundgebiet gedeutet [12]. Er beträgt bei beiden Gruppen etwa 40 mg%. Offensichtlich benötigt dieser Abfall mehr als 10 h, da bei K2 etwa 2 h nach dem operativen Eingriff nur eine Differenz von 8 mg% zum Leerwert vorliegt. Wir fanden erneut extrem niedrige Werte von 75 mg% bei einigen Patienten in beiden Gruppen. Da das Cholesterin essentiell für die Synthese von Zellmembranen ist und postoperativ auf Grund des Blutverlustes und des Operationstraumas eine hohe Syntheserate vorliegt, sollte dieser Abfall vermieden werden. Dies kann durch die Gabe von eilezithinhaltigen Fettemulsionen verhindert werden [9]. Darüberhinaus kann durch die Zufuhr von Fettemulsionen die bei ausschließlicher energetischer Versorgung mit Kohlenhydraten stimulierte endogene Triglyceridsynthese (s. Abb. 5) gedrosselt werden [4, 16].

Die freien Fettsäuren des Plasmas mit einer Halbwertszeit von 2–4 min weisen bei einer normalen Serumkonzentration von 300–700 μval/l einen Tagesumsatz von bis zu 160 g auf. Bei K1 ist am Operationstag der Mittelwert der freien Fettsäuren (FFS) bedingt durch die 24stündige parenterale Ernährung auf 250 μval/l signifikant gesenkt (Abb. 4); sie liegen auch signifikant niedriger als bei K3 (s. Tabelle 5). An allen postoperativen Tagen bleiben bei K1 die FFS trotz operativem Trauma unter 250 μval/l gesenkt. K2 weist einen allmählichen Rückgang der FFS-Konzentration auf, wobei die Werte um mehr als das Doppelte im Vergleich zu K1 erhöht bleiben. Dieses unterschiedliche Verhalten von K1 und K2 könnte durch die kontinuierliche prä-, intra- und postoperative Ernährung bei K1, wobei der Organismus in keiner Phase auf die Mobilisierung eigener Reserven (Lipolyse, Glykogenolyse,

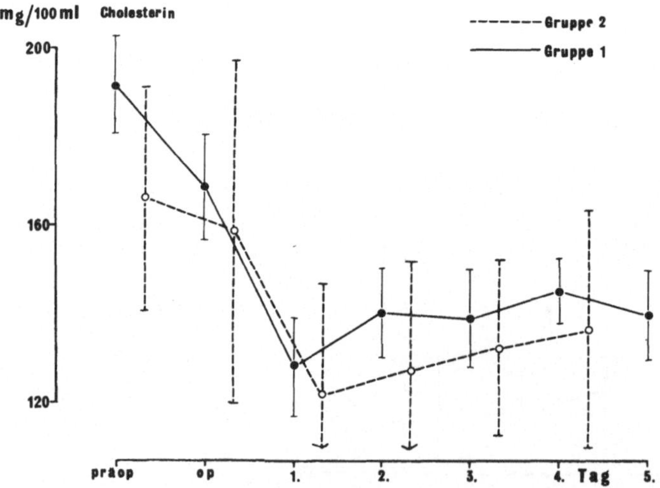

Abb. 3. Einfluß des operativen Traumas auf den Serumcholesterinspiegel bei Kollektiv 1 und 2 (s. Text)

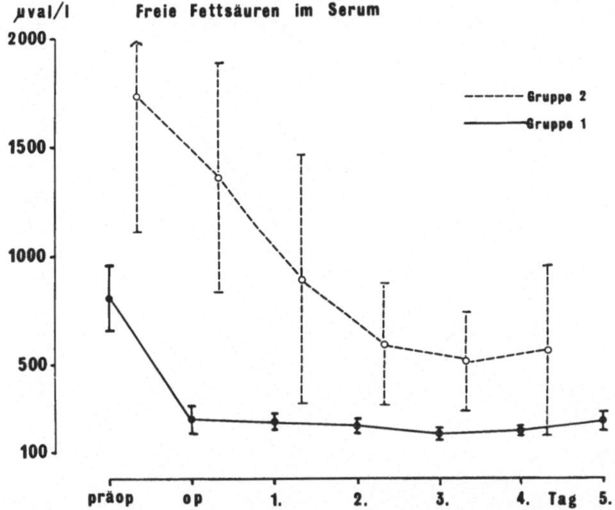

Abb. 4. Konzentration der freien Fettsäuren im Serum bei Kollektiv 1 und 2 (s. Text)

Glukoneogenese) angewiesen war, bedingt sein. Außerdem führen Xylit und Fruktose in der Leber über eine Erhöhung der α-Glycerophosphatkonzentration eine Steigerung der Reveresterungsrate der FFS zu Triglyceriden [2]. Xylit bewirkt zusätzlich im Fettgewebe eine Verminderung der FFS-Abgabe [18], der quantitativ sicherlich eine größere Bedeutung zukommt. Für K1 kommt die Erhöhung des Insulinspiegels in der postoperativen Phase hinzu, was lipolysehemmend wirkt. Dieser Befund dürfte vor allem für Risikopatienten mit Herzerkrankungen interessant sein [17].

Ein Triglyceridanstieg, wie er ab dem 2. postoperativen Tag bei K1 zu beobachten ist (Abb. 5), kann prinzipiell auf zwei Mechanismen zurückgeführt werden: entweder ist die Triglyceridsynthese erhöht oder die Klärfunktion vermindert. Bei unseren Patienten spielen sicherlich beide Faktoren eine Rolle. Sie befinden sich im sog. Postaggressionssyndrom, charakterisiert durch eine Insulinresistenz [19] und eine herabgesetzte Lipoproteinlipaseaktivität [15]. Andererseits werden unsere Patienten fettfrei, ausschließlich mit Kohlenhydraten, bzw. Polyol, energetisch versorgt, was eine Stimulation der endogenen Lipidsynthese zur Folge hat [16]. Xylit und vor allem Fruktose dürften wegen ihrer primären Verstoffwechselung in der Leber [8], der guten postoperativen Verwertung und der vermehrten Bereitstellung von α-Glycerophosphat und Acetyl-CoA hauptsächlich für die Synthesesteigerung verantwortlich sein. Bei einer hochkalorischen Ernährung würde ein Ausbleiben des Triglyceridanstieges auf einen gestörten Transport von neu synthetisierten Triglyceriden aus der Leber mit Ausbildung einer Fettleber hinweisen [7]. Der Triglyceridanstieg deutet auf eine ungestörte hepatische Lipoproteinsynthese bei ausreichender Aminosäurensubstitution hin. Sollte im Rahmen einer längerfristigen totalen parenteralen Ernährung der Triglyceridspiegel weiter ansteigen, so kann dieser entweder durch Reduzierung des Kohlenhydratanteiles oder durch Zufuhr von Fettemulsionen [17] gedrosselt werden.

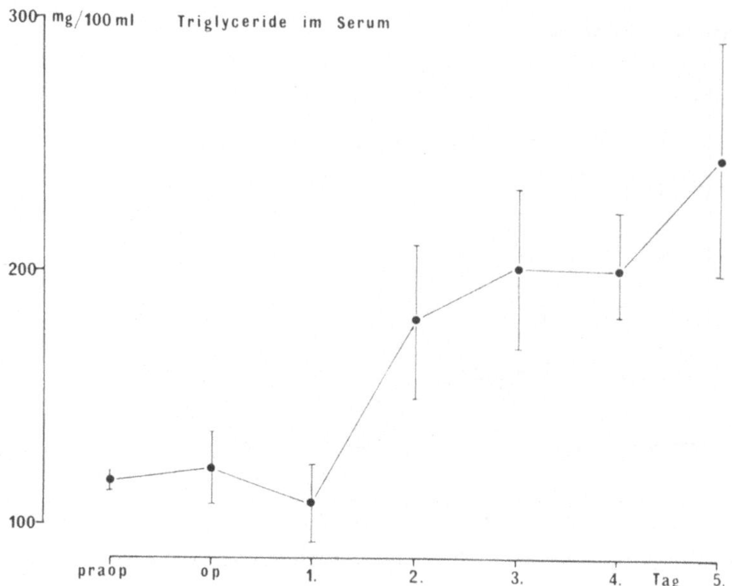

Abb. 5. Triglyceridkonzentration unter der Infusionstherapie in der prä- und postoperativen Phase bei Kollektiv 1

Bei beiden Kollektiven verzeichnen wir einen Abfall des Gesamteiweißes, des Albumins und des Hämoglobins. Der Albuminabfall läßt sich durch die Abwanderung in das Wundgebiet [11] und möglicherweise auch durch die Zufuhr kolloidaler Plasmaersatzmittel [14], die ihrerseits die Albuminsynthese hemmen können, erklären. Der Hämoglobinabfall könnte mit dem Abfall des Cholesterinspiegels (s. Cholesterindiskussion) in Zusammenhang gebracht werden, ähnlich dem Krankheitsbild der Akantozytose [20].

Bei Kollektiv 1 haben wir auch eine Bestimmung der Globulinfraktion durchgeführt. Unter Normalbedingungen beträgt der Albumin-Globulin-Quotient ca. 1,5. Bei einem Abfall der Albuminkonzentration steigen aus bisher ungeklärten Gründen die Konzentrationen der α-Globuline und des Fibrinogens kompensatorisch an, so daß der Plasmaproteinspiegel unverändert bleibt, der Serumproteinspiegel jedoch abfällt. Ab dem 2. postoperativen Tag kommt es auch in unserer Studie zu dem kompensatorischen Anstieg der α-Globulinfraktion, der in Bezug auf die beiden präoperativen Werte statistisch signifikant ist und dem Bild der akuten Entzündung entspricht. Dieser Anstieg muß auf einer vermehrten Synthese beruhen. Der Albumin-Globulin-Quotient fällt von 1,4 auf 1,1 am 5. postoperativen Tag ab. Im Gegensatz zu Hartig [11], der postoperativ einen Anstieg aller Globulinfraktionen beschreibt, bleiben jedoch die β-Globuline nahezu unverändert. Die γ-Globuline fallen geringfügig ab.

Bei der Bestimmung des Gesamtstickstoffs im 24-h-Urin werden in erster Linie Harnstoff, Harnsäure und Ammoniak, daneben aber auch Kreatinin und Aminosäuren erfaßt. Die größte Bedeutung kommt jedoch dem Harnstoffstickstoff zu, der 80–90% des ausgeschiedenen Stickstoffs ausmacht. Prinzipiell kann eine Abschwächung einer negativen Stickstoffbilanz entweder das Ergebnis eines redu-

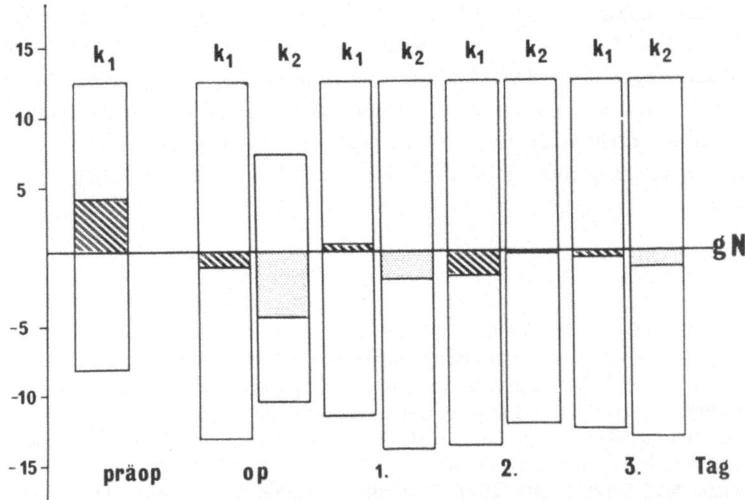

Abb. 6. Stickstoffausscheidung und Stickstoffbilanz im 24-h-Urin bei Kollektiv 1 und 2

zierten Eiweißabbaus oder einer gesteigerten Proteinsynthese sein. Größere Stickstoffverluste bei operativen Eingriffen vergleichbarer Größe, wie sie in der Literatur beschrieben sind [11, 13] lassen sich bei beiden Infusionskollektiven vermeiden (Abb. 6). Vergleicht man jedoch das Verhalten der Gesamteiweiß-, der
Albumin- und der Hämoglobinkonzentration einerseits mit dem Verhalten der
Globulin- und der Triglyceridkonzentration andererseits, so ist deutlich zu erkennen, daß eine positive Stickstoffbilanz per se keine eindeutige Aussage über den
Eiweißstoffwechsel erlaubt.

Zusammenfassung

Anhand zweier Patientenkollektive — Patienten mit einer Magenoperation —, bei
denen prä-(Kollektiv 1) bzw. postoperativ (Kollektiv 2) mit der totalen parenteralen
Ernährung begonnen wurde, sollte der postoperative Stoffwechsel unter verschiedenen Bedingungen untersucht werden. Ein drittes vergleichbares Kollektiv erhielt bis
etwa 3 h nach der Operation weder Kohlenhydrate noch Aminosäuren. Die hohen
Blutglukosespiegel und die hohen Glukoseverluste im 24-h-Urin am Operationstag bei
den Kollektiven 1 und 2 weisen darauf hin, daß in der frühen postoperativen Phase
nur der Basisbedarf an Glukose (150–250 g/24 h) gedeckt werden sollte. Die ver-
gleichsweise niedrigen Blutzuckerwerte bei K3 und die hohen Laktatwerte bei K2
unterstreichen die obige Aussage. Bei K1 konnte im Vergleich zu K2 durch die kontinuierliche prä, intra- und postoperative Ernährung der freie Fettsäurespiegel nied-
rig, d.h. auf 250 μval/l gehalten werden. Während des posttraumatisch katabolen
Stoffwechsels scheinen die FFS jedoch nicht, wie unter Normalbedingungen, die insulinantagonistische Bedeutung zu haben. Der Cholesterinabfall nach dem operativen

Eingriff erreichte sein Maximum nach etwa 12–15 h und betrug bei K1 und K2 etwa 40 mg%. Bei K1 und K2 fiel die Albumin- und Gesamteiweißkonzentration während der Beobachtungszeit ab. Die elektrophoretische Auftrennung bei K1 ergab einen Anstieg von $\alpha 1$- und $\alpha 2$-Globulinen auf teilweise das Doppelte des Ausgangswertes, die β-Globuline veränderten sich nur geringfügig und die γ-Globuline fielen bis zum 4. postoperativen Tag nur leicht ab. Bei K1 und K2 wurden günstige Stickstoffbilanzen erreicht.

Literatur

1. Baessler KH, Stein G, Belzer W (1966) Xylitstoffwechsel und Xylitresorption – Stoffwechseladaption als Ursache für Resorptionsbeschleunigung. Biochem Z 346:171–185
2. Baessler KH, Stein G (1967) Biochemische Grundlagen für Wirkungsunterschiede zwischen Sorbit und Fruktose. Hoppe Seylers Z Physiol Chem 348:533–539
3. Balasse EO, Neef MA (1974) Operation of the „Glucose-fatty-acid-cycle" during experimental elevation of plasma free acid levels in man. Eur J Clin Invest 4:247–252
4. Broviac JW, Riella MC, Scribner BH (1976) The role of intralipid in prolonged parenteral nutrition. I. As a caloric substitute for glucose. Am J Clin Nutr 29:255–257
5. Dietschy JM, Gamel WG (1971) Cholesterol synthesis in the intestine of man: Regional differences and control mechanisms. J Clin Invest 50:872
6. Dvorac V, Novotny A (1976) Veränderungen der Blutserumkonzentration von Cholesterin, veresterten und unveresterten Fettsäuren nach gynäkologischen Operationen. Zentralbl Gynaekol. 98:1183–1190
7. Förster H (1976) Kann eine Hypotriglyceridämie während der Infusionstherapie pathophysiologische Aussagekraft haben? Infusionsther Klin Ernaehr 3:288–291
8. Förster H, Halsbeck M, Mehnert H (1974) Zur Bedeutung der Kohenhydrate in der parenteralen Ernährung. Infusionsther Klin Ernaehr 1:3
9. Fröhlich C, Locher M, von Oldershausen HF (1973) Die Beeinflussung des exokrinen Pankreas durch die intravenöse Infusion einer Nährlösung. Klin Wochenschr 51:1207
10. Georgieff M, Georgieff EM, Osswald P, Schaub P, Lutz H (1978) Kohlenhydrat- und Elektrolytbilanz während einer 7tägigen Infusionsperiode bei 10 Patienten in der operativen Medizin. Prakt Anaesth 13:292–302
11. Hartig W, Hübner M, Czarnetzki HD, Gebhardt O, Wetzel K (1970) Die postoperative Eiweißstoffwechsel. 3. Mitteilung. Z Exp Chir 3:170–176
12. Kattermann R (1968) Zur Frage der physiologischen Funktion von Cholesterin und Phospholipiden im Blut. Hoppe-Seyler's Z Physiol. Chem 349:7
13. Konrad RM, Berndt V, Ammedick U, Nowotny B (1971) Der Einfluß der parenteralen Ernährung auf den postoperativen Verlauf (nach Magenresektion). Med Ernaehr 12:128–130
14. Lutz H (1975) Plasmaersatzmittel 2. Aufl. Stuttgart
15. Oehler G, Wolf H, Schmahl FW, Roka L (1974) Veränderungen der Lipoproteinlipase nach experimenteller Femurfraktur. Res Exp Med (Berl) 163:31–38
16. Oette K (1974) Experimentelle Untersuchungen zum Lipid- und Kohlenhydratstoffwechsel an menschlichen Leberpunktaten. Klin Wochenschr 52:956–965
17. Opie LH, Tansey M, Kennelly BM (1977) Proposed metabolic vicious circle in patients with large myocardial infarcts and high plasma-free-fatty concentrations. Lancet I:890–73
18. Petrich CH, Reinauer H, Hollman S (1972) Vergleichende Aktivitätsmessungen der Enzyme des Glukuronsäure-Xylulose-Zyklus in der Leber, dem epididymalen Fettgewebe der Ratte, in einem Morris-Hepatom und einer Fibrozyten Kultur. J Clin Chem Clin Biochem 10: 355–358
19. Sremmel W (1973/74) Zur Pathogenese der Kohlenhydratstoffwechselstörung nach operativen Eingriffen. Infusionsther Klin Ernaehr 4:294–304
20. Ways P, Simon ER (1966) The role of serum in acanthocyte autohemolysis and membrane lipid composition. J Clin Invest 43:1322

Funktion und Stellenwert von Neutralfett in der Ernährungstherapie

A. GRÜNERT

Bei der wissenschaftlich praktischen wie auch der theoretischen Erforschung des Phänomens Leben, welches sich in einer ungeheuren Vielfalt von Organismen und Systemen äußert, gewinnt man einen ersten Überblick durch die Trennung zweier verschiedener Aspekte, nämlich den der Struktur und des stofflichen Aufbaus dieser lebenden Systeme und den Aspekt der Funktion, mit deren Hilfe sich die lebenden Organismen als solche von den Strukturen der unbelebten Welt abheben und unterscheiden.

Diese Untersuchungen dienen letzten Endes nicht einem Selbstzweck zur Befriedigung wissenschaftlicher Neugierde. Sie sind die grundsätzliche Voraussetzung zur Erkennung, Abwendung und Behebung pathologischer Zustände. Die physiologischen Verhältnisse, die eine für die Funktionen des jeweiligen Organismus charakteristische Ausprägung haben, müssen genauestens in ihren gegenseitigen Abhängigkeiten und Veränderbarkeiten erkannt und quantifiziert werden. So gesehen formen diese wissenschaftlichen Bestrebungen, zu einer kompletten Einsicht in den Struktur- und Funktionsplan der Organismen zu gelangen, die eigentliche Basis der medizinischen Bewältigung pathologischer Veränderungen.

Wenn wir in diesem Zusammenhang die Funktion und den Stellenwert von Neutralfett untersuchen und diskutieren, so bieten sich auch für diese spezielle Substanzklasse die beiden eingangs erwähnten differenten Aspekte an.

Es ist festzuhalten, daß in der Gewichtung der verschiedenen Substanzklassen die Proteine bei allen lebenden Systemen höchsten Rang einnehmen. Man kann sagen, daß alle lebenden Systeme sich dadurch auszeichnen, daß sie letzten Endes Proteinsysteme darstellen. Die genetische Information, die beachtenswerterweise über Millionen Jahre hinweg weitergetragen wurde, bedeutet primär Anweisung für die Synthese von Proteinen, die neben den Struktureigenschaften als Steuerorgane und Katalysatoren alle übrigen auch noch so komplizierten und ausgeklügelten Synthesen und Molekülkonstruktionen bewirken.

Zur Stabilisierung, Spezialisierung und für die Ermöglichung kompliziertester Funktionen und quantitativ variierender Leistungscharakteristiken ist eine Spezialisierung der Struktur der Proteinsynthese durch Kombination mit anderen Molekülklassen erforderlich.

Diese Zusammenhänge werden erwähnt, um schon an dieser Stelle deutlich zu machen, daß auch den Neutralfetten als gesamter Substanzklasse, sowohl ein struktureller als auch ein funktioneller Aspekt zukommt.

Zentrum für Anästhesiologie der Universität Ulm

Bei der Unterscheidung von Struktur und Funktion kann man sagen, daß auf der einen Seite für die reinen Strukturbestandteile und Funktionsträger, nämlich die Proteine, Vorräte im Körper nicht vorhanden sind. Für die Substanzklassen, die in erster Linie für die Energiebereitstellung zum Funktionieren des Organismus dienen, gibt es mehr oder weniger große Reserven. Diese Unterscheidung hat prinzipielle Bedeutung für ernährungstherapeutische Maßnahmen. Die Konsequenzen sind einerseits darin zu sehen, daß die Proteinversorgung über Aminosäuren immer ein optimales Ausmaß haben muß, während aufgrund der Vorratshaltung die energieliefernden Substrate in mehr oder weniger weiten Grenzen schwankend zur Verfügung gestellt werden müssen und in ihrem Stellenwert ganz entscheidend vom Zustand der Organismen, d.h. dem Status der Depots, bestimmt werden.

Bei der Darstellung des Problems der Neutralfettversorgung konzentrierten sich unsere Untersuchungen in erster Linie auf die pharmakokinetischen Eigenschaften von exogen appliziertem Neutralfett, um auf diesem Wege einerseits klare Informationen über die Notwendigkeit und das Ausmaß von Neutralfettapplikationen zu gewinnen und andererseits Erfahrungen darüber zu sammeln, ob der Ernährungsstatus als ein Ausdruck der Vorratshaltung dieser Substanzklasse und pathologische Veränderungen des Stoffwechsels unter den besonderen Bedingungen der Intensivmedizin Relevanz und Bedeutung für die Indikationsstellung und Applizierbarkeit der Neutralfette haben.

Aus einem größeren Forschungsprojekt, welches sich mit der Charakterisierung und Optimierung infusionstherapeutischer Energieversorgung im intensivmedizinischen Bereich beschäftigt, möchten wir zwei Teilaspekte vorstellen, die für das Problem der Neutralfettapplikation Bedeutung haben: Es handelt sich

1. um die pharmakokinetische Charakterisierung exogen applizierter Neutralfettemulsionen und
2. die dabei im intensivmedizinischen Bereich zu beobachtenden metabolischen Reaktionen.

Die pharmakokinetischen Untersuchungen wurden an polytraumatisierten, kontrolliert beatmeten intensivmedizinischen Patienten der Sektion für Intensivmedizin am Department für Anästhesiologie der Universität Ulm durchgeführt.

Diesen Patienten wurden randomisiert in Gruppe I, II und III mit je zehn Patienten jeweils 1, 2 oder 3 g Neutralfett/kg KG/Tag über eine Infusionspumpe kontrolliert appliziert. Dabei interessierten zunächst der Verlauf der Plasmakonzentrationen an Triglyceriden und gleichzeitig die synchron dazu erfaßten Meßdaten des Stoffwechsels wie Glukose, freie Fettsäuren, freies Glycerin sowie die jeweilige Erfassung der Homöostase mit Osmolalität, Elektrolytstatus, Säuren-Basen-Status usw. Hauptaugenmerk in der Beurteilung der metabolischen Reaktionen galt dem Verhalten der Blutglukose, wo wir als Arbeitshypothese für den intensivmedizinischen Bereich die hormonelle Derangierung und Gleichgewichtsveränderung der Glukose-Fettsäuren-Wechselbeziehung zugrundelegten, wie sie den Vorstellungen des Glukose-Fettsäuren-Zyklus für die alternative Normalenergiegewinnung zugrundeliegt.

Es ist vorauszuschicken, daß diese vorläufigen Untersuchungen zwar an klinisch vergleichbaren Patienten durchgeführt wurden, aber schon im ersten Ansatz zeigten sie, daß sich die metabolischen Veränderungen und auch das pharmakokinetische

Verhalten exogen eingebrachter Substrate nicht ohne exakte Meßtechnik klinisch abschätzen lassen.

Bei den über das Kollektiv gemittelten Verlaufskurven für Triglyceride in den verschiedenen Dosierungsstufen sieht man erwartungsgemäß ein Ansteigen der Steady-State-Konzentration. Überraschend waren einerseits die relativ kleinen Konzentrationsveränderungen im Kollektivmittel, andererseits aber die ganz gewaltigen interindividuellen Schwankungen.

Beim näheren Analysieren dieses Verhaltens und einer eingehenden Untersuchung der individuellen Reaktion zeigte sich im ersten Ansatz, daß das pharmakokinetische Verhalten von exogenem Neutralfett ganz entscheidend nicht nur durch die pathologische Veränderung des Stoffwechsels, sondern durch die Qualität des Ernährungsstatus bestimmt wird.

Wir haben zunächst beim Erkennen dieses Tatbestandes unsere Patienten aufgrund des Körpergewichts grob in drei Gruppen unterteilt nach Normal-, Unter- und Übergewichtigen, wobei — ausgehend vom Brocca-Gewicht — sich die Klassen um jeweils ± 10 kg unterschieden. Wenn man nach den Regeln der pharmakokinetischen Untersuchung im Steady-State — und wir sind überzeugt, daß nur diese Technik zu vernünftigen Aussagen führt — verfährt, und so den Kehrwert der Dosierung als Funktion des Kehrwertes der Plasmakonzentrationsdifferenz von Steady-State- und Ausgangswert aufträgt, erhält man zwei distinkte Kurvenverläufe, die sich schon für die beiden Gruppen Normalgewicht und Übergewicht deutlich unterscheiden und sich vor allem in der formalen Umsatzkapazität, die der Michaeliskonstante entspricht, ausdrücken.

Die Abb. 1–3 zeigen den Verlauf der Triglyceridkonzentration, wobei neben der Darstellung des Mittelwertes aus den Gesamtkollektiven bei der unterschiedlichen

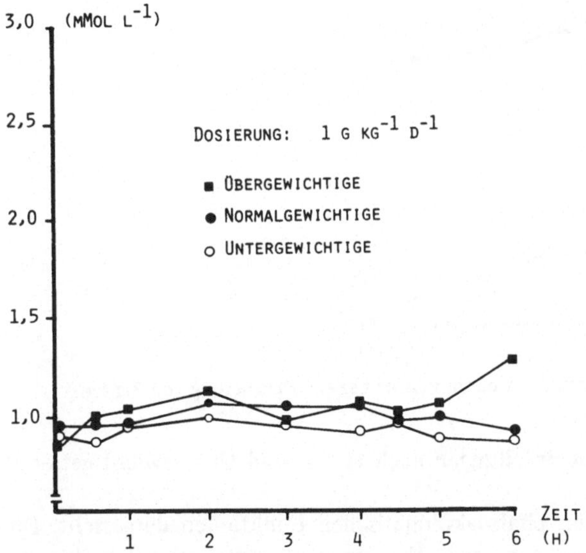

Abb. 1. Konzentrationsverlauf der Triglyceride im Plasma bei einer Dosierung von 1 g/kg/d

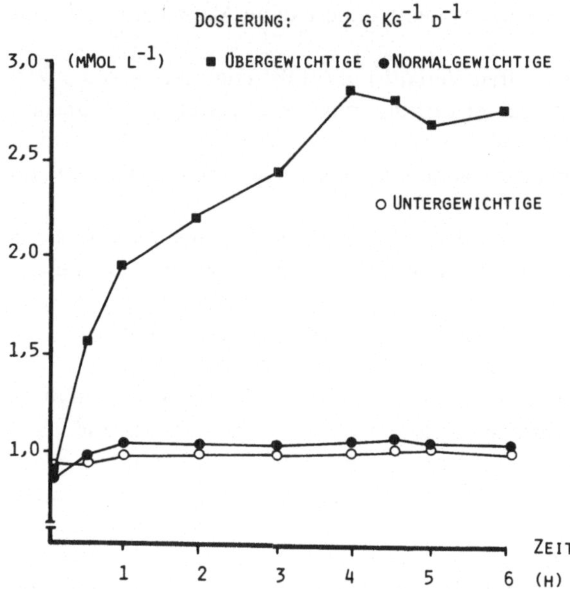

Abb. 2. Konzentrationsverlauf der Triglyceride im Plasma bei einer Dosierung von 2 g/kg/d

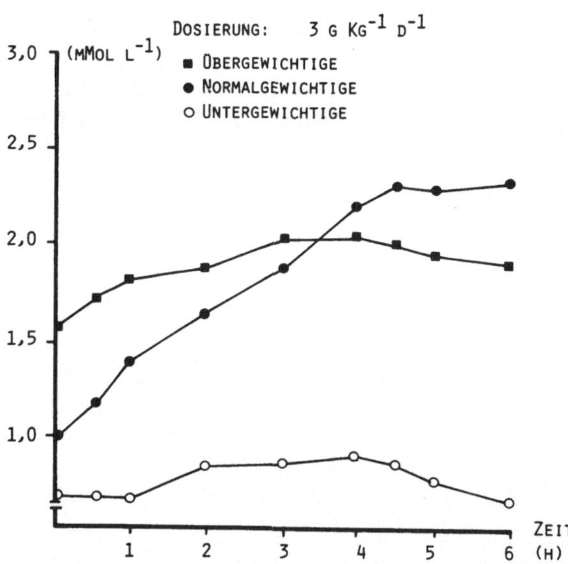

Abb. 3. Konzentrationsverlauf der Triglyceride im Plasma bei einer Dosierung von 3 g/kg/d

Dosierung auch die beiden Grobeinteilungen nach Unter- und Übergewicht getrennt dargestellt sind.

In Abb. 4 sind die formalen pharmakokinetischen Funktionen dargestellt. Die dritte Kurve betrifft Patienten mit extremem Untergewicht. Dabei zeigt sich, daß von einem bestimmten Grenzwert an das Neutralfett sich pharmakokinetisch voll-

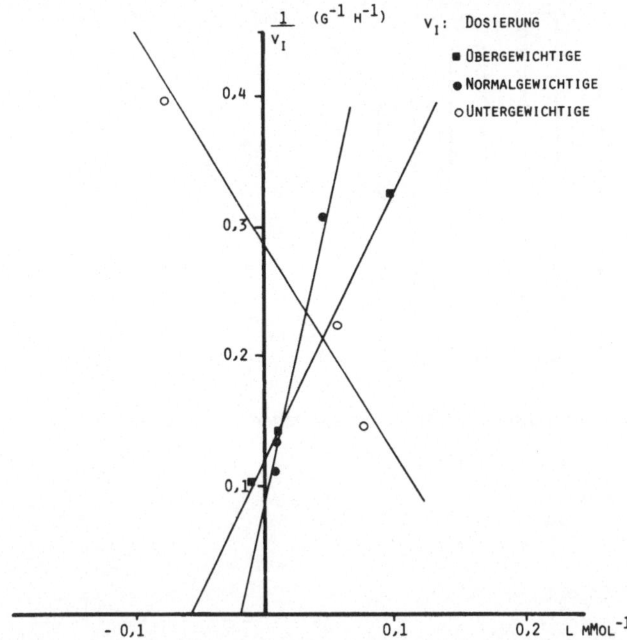

Abb. 4. Pharmakokinetik von Neutralfett bei unterschiedlicher Ausbildung der Fettdepots

kommen anders verhält, was ein Hinweis dafür ist, daß es in diesen Zuständen keineswegs nur als Energielieferant gesehen werden darf, sondern ganz entscheidende Funktionen als Strukturbestandteil für den Aufbau membranöser Systeme und Komplexverbindungen in den Lipoproteinen einnimmt. Die Diskussion dieses außerordentlich interessanten Aspektes würde allerdings den Rahmen dieses Referates sprengen.

Im folgenden wollen wir den zweiten Aspekt, der hier dargestellt werden soll, kurz besprechen. Er betrifft die metabolische Reaktion des intensivmedizinischen Patienten auf die exogene Zufuhr von Neutralfett. Wir haben dafür einen Test entwickelt, mit Hilfe dessen wir die Applizierbarkeit von Neutralfett messen können, was aber keineswegs bedeutet, daß bei Vorliegen normaler Stoffwechselverhältnisse und ausbleibender dysbalanter Reaktion des Metabolismus die Notwendigkeit einer Neutralfettzufuhr abgeleitet werden kann.

Man sieht, daß sich die exogene Neutralfettzufuhr im Sinne einer Fettsäurenbelastung auf die Homöostase des Glukosemetabolismus auswirken kann. Dabei ist das überraschendste Ergebnis, daß diese Reaktion bei Patienten aller drei Dosierungsklassen gefunden werden kann und auch Patienten aller Gewichtsklassen betrifft. Was überrascht — und das scheint mir wichtig zu unterstreichen — ist die Tatsache, daß sich die metabolische Reaktion nicht aus den klinischen Zustandsbildern ableiten läßt.

Die eine Gruppe von Patienten zeigt bei exogener Fettapplikation eine völlig gleichbleibende Glukosekonzentration, was ein Hinweis darauf ist, daß keine hor-

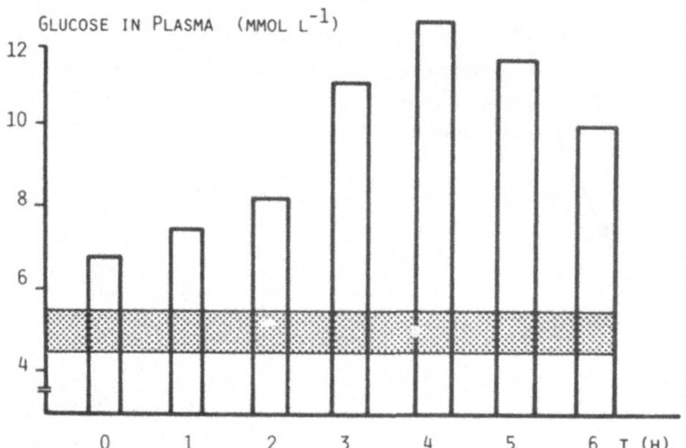

Abb. 5. Reaktion der Glukosekonzentration im Plasma bei exogener Fettbelastung bei dysbalanter Regulation

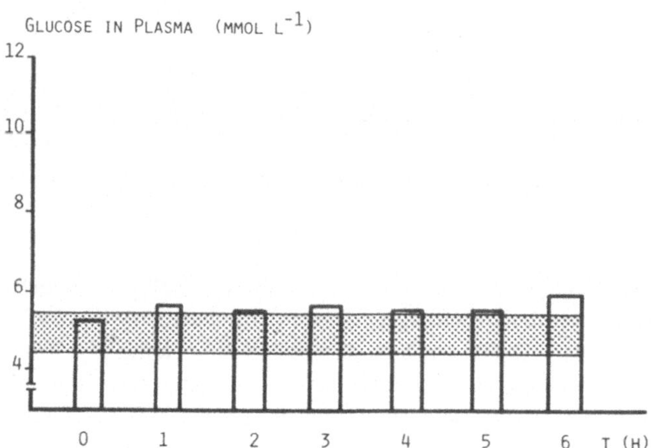

Abb. 6. Reaktion der Glukosekonzentration im Plasma bei intakter, balanter Regulation

monelle Dysbalance vorliegt und somit das Wechselverhältnis von Fettsäuren und Glukose als alternative Energieversorgung geregelt bleibt (Abb. 6).

Die andere Gruppe von Patienten reagiert unter exogener Neutralfettbelastung mit zum Teil maximalen Glukoseanstiegen (Abb. 5).

Zusammenfassend möchten wir festhalten, daß einerseits das Neutralfett einen zunehmend abgesicherten Stellenwert im Konzept der infusionstherapeutischen Behandlung von Patienten hat, daß andererseits entscheidend für die Qualifizierung der exogenen Fettzufuhr der Ernährungsstatus von ausschlaggebender Bedeutung ist, und drittens, daß die Reaktionen des Organismus auf exogene Fettzufuhr allein durch die klinische Beschreibung eines Zustandsbildes nicht möglich ist.

Vergleich von Stoffwechselwirkungen bei zwei verschiedenen Fettemulsionen während parenteraler Zufuhr

H. FÖRSTER, A. ANSCHÜTZ, R. QUADBECK

Die fehlende Löslichkeit in Wasser behinderte lange Zeit den umfassenderen Einsatz von Fett als Energieträger in der parenteralen Ernährung. Im Gegensatz zu den gut wasserlöslichen Kohlenhydraten oder auch zu Aminosäuren bestehen stärkere Schwierigkeiten bei der Herstellung von stabilen Fettemulsionen, wobei auch die Auswahl des verwendeten Fetts nicht ohne Einfluß ist. Frühere Präparate wurden daher von den Patienten verhältnismäßig schlecht vertragen, es erfolgte vielfach eine stärkere Speicherung von parenteral verabreichtem Fett im RES mit dessen teilweiser Blockierung [13]. Bei den moderneren Präparaten werden ausschließlich Sojatriglyceride verwendet, da sich andere Fette (z.B. Baumwollsaatöl) nicht bewährt haben. Dennoch sind auch die heute gebräuchlichen Fettemulsionen nicht völlig frei von Nebenwirkungen, die für alle handelsüblichen Präparate beschrieben werden [3, 6, 12]. Allerdings sind die unter dem Begriff des „Overloading-Syndroms" zusammengefaßten Nebenwirkungen der parenteralen Fettapplikation in den letzten Jahren deutlich seltener geworden, was vielleicht auch auf eine vorsichtigere Handhabung zurückzuführen ist [2, 11, 14].

Bei einer Durchsicht der vorliegenden Literatur werden grundlegende Untersuchungen zur Dosierung und zur Verträglichkeit zunächst bei freiwilligen Versuchspersonen und auch bei Patienten vermißt. Nur so ist es verständlich, daß lediglich sehr vage Angaben über die Umsatzkapazität von Fettemulsionen und deren Beurteilung vorliegen [7, 8, 9]. Von Hallberg (1978) wurde als wesentliche klinischchemische Kontrolle der Verwertung der Fettemulsion A (Zusammensetzung: Oleum sojae fract., Lecithinum fract. e vitello ovi, Glycerin) die folgende Empfehlung gegeben [9]: „Vom praktischen Standpunkt aus ist es nützlich, das Plasma 24 h nach der letzten Infusion visuell zu betrachten. Wenn das Plasma klar ist, ist die Eliminationskapazität nicht überladen." Diese Angaben erscheinen für die Kontrolle der Patienten unzureichend. Auch die allgemeinen Dosierungsempfehlungen [9, 14] von 4 g/kg KG/24 h (es sollen nach Meinung der Autoren auch höhere Dosierungen möglich sein) sind kaum durch stichhaltiges Zahlenmaterial belegt. Die Mitteilung von Fettembolien nach hochdosierten Fettemulsion-A Infusionen als mögliche Todesursache bei Kindern kann als Überdosierungseffekt von Fettemulsion-A betrachtet werden [1]. Insofern schien es gerechtfertigt, sowohl die Eliminationskapazität der Fettemulsionen bei kontinuierlicher Zufuhr zu prüfen, als auch nach einfachen Parametern zur Beurteilung der parenteralen Fettverwertung zu suchen. Diese Unter-

---

Zentrum der Biologischen Chemie der Universität Frankfurt

suchungen wurden zunächst an stoffwechselgesunden freiwilligen Versuchspersonen
vorgenommen. Inzwischen liegen uns darüberhinaus erste Daten für polytraumatisierte Patienten vor.

Die kontinuierliche zwölfstündige Infusion von Lipofundin S (Zusammensetzung:
Oleum sojae fract., Sojaphosphatid fract., Xylit) in einer Dosierung von 0,1 g/kg
KG/h wird annähernd ohne eine Veränderung der Serumtriglyceridkonzentration
vertragen (Abb. 1). Die gleichzeitige Verabreichung von Glukose oder von Fruktose
(für Xylit und Sorbit gilt gleiches) in einer Dosierung von 0,25 g/kg KG/h hat hierauf keinen wesentlichen Einfluß [5]. Die Infusion von Fettemulsion A in der Dosierung 0,1 g/kg KG × führt jedoch zu einem deutlichen Anstieg der Triglyceridkonzentration im Serum auf etwa die doppelten Ausgangswerte, der vor allen Dingen am Ende der Infusionsperiode festzustellen ist. Besonders bemerkenswert ist, daß
offenbar stärkere individuelle Unterschiede in der Eliminationskapazität für Fettemulsion A bestehen, wie bereits die verhältnismäßig große Streuung der Einzel-
werte zeigt. Dies wird bei einer Darstellung des Verhaltens der Triglyceridkonzentration für die einzelnen Versuchspersonen noch wesentlich deutlicher (Abb. 2). Bei
zwei der acht Probanden wurden dementsprechend auch lipämische Trübungen des
Serums festgestellt. Eine Steigerung der Dosierung des parenteral verabreichten Fetts
auf 0,25 g/kg KG/h führt lediglich bei Lipofundin S noch zu einem Fließgleichgewicht bei deutlich erhöhten Triglyceridkonzentrationen und mäßiger Lipämie. Die

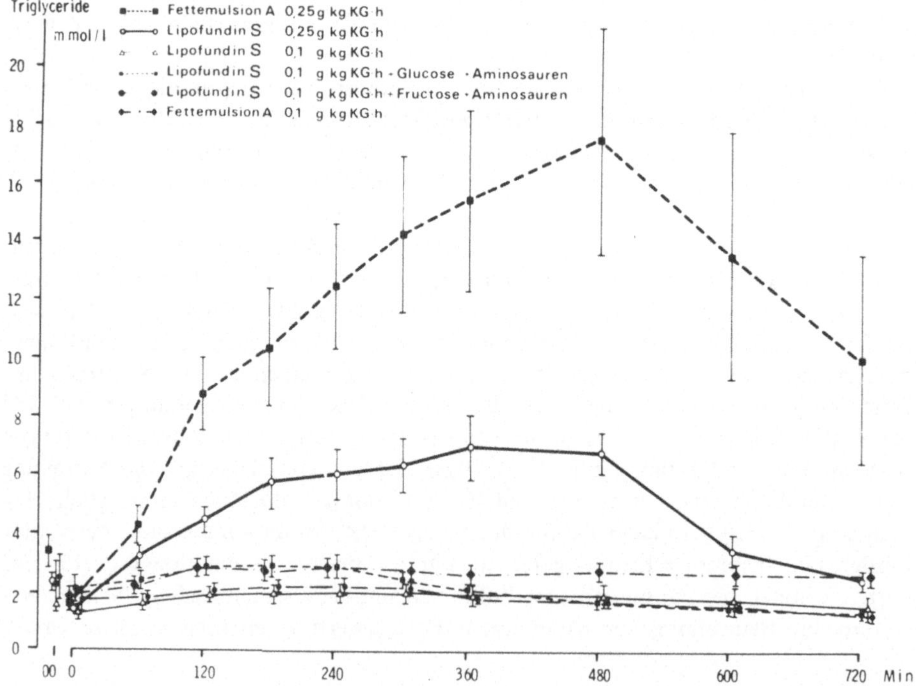

Abb. 1. Triglyceridkonzentration im Serum von jeweils acht Versuchspersonen während Infusion
von Fettemulsionen bzw. Fettemulsionen und Zuckern (0,25 g/kg KG/h) und Aminosäuren
(0,05 g/kg KG/h)

Fettemulsion-A Infusionen verursachten in dieser Dosierung einen steilen Anstieg der Triglyceridkonzentration auf Werte von 15–20 mmol/l innerhalb von 8 h. Hier ist offenbar die Eliminationskapazität bei weitem überschritten. Visuell war das Serum der Versuchspersonen sehr stark lipämisch. Beim Stehen kam es zum Abrahmen einer dicken Fettschicht. Subjektiv hatten die Versuchspersonen nach 8stündiger Infusion dennoch keine Beschwerden. Auch in diesem Fall deutet die große Streuung der Mittelwerte auf stärkere, individuelle Schwankungen der Eliminationskapazität für die Fettemulsion-A hin (Abb. 1).

Bei den Fettemulsionen ist wahrscheinlich der physikalische Zustand der künstlichen exogenen Fettpartikel von wesentlicher Bedeutung für die Eliminationsgeschwindigkeit. Die Zellen können zwar nicht zwischen endogener und exogener Glukose unterscheiden, bei Fett ist die Situation jedoch vollständig anders. Die in Wasser vollständig unlöslichen Triglyceride werden im Serum in Form der komplexen Lipoproteine transportiert. Der Fettsäureoxidation innerhalb der Zellen muß eine hydrolytische Spaltung der Serumtriglyceride vorausgehen [4, 10]. Dabei entstehen neben Glycerin die beschränkt wasserlöslichen Salze der Fettsäuren. Der Proteinanteil der Lipoproteine hat über die Vehikelfunktion hinausgehend auch noch zusätzliche Bedeutung bei der Steuerung der Triglyceridhydrolyse. Das Apoprotein C 2 z.B. aktiviert die Lipoproteinlipase, während das Apoprotein A 1 die Lipoproteinlipase hemmt [10]. Es wird ferner angenommen, daß der Proteinanteil der Lipoproteine ganz allgemein den Angriff der Lipoproteinlipasen erleichtert.

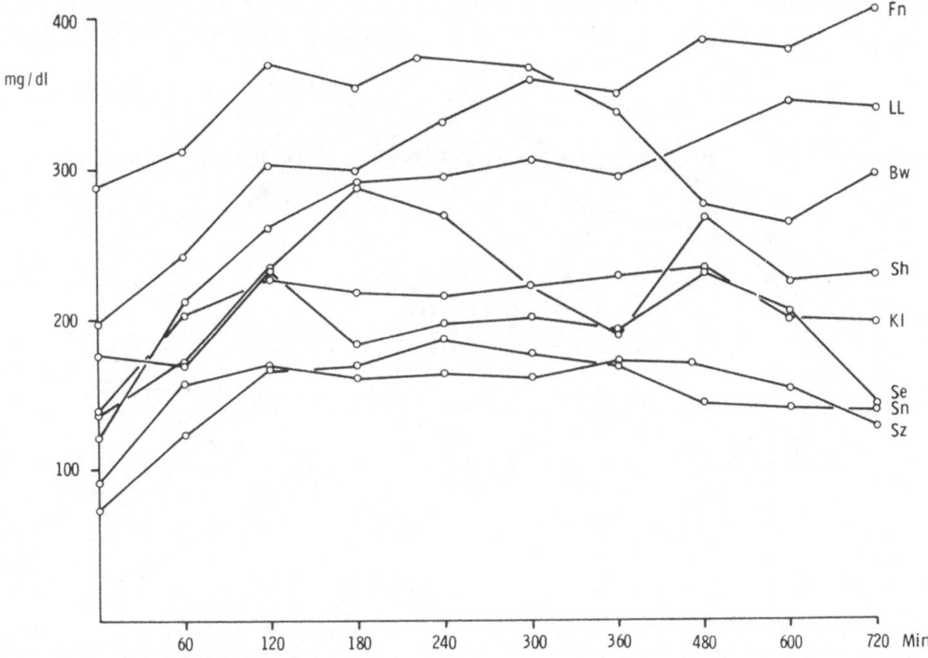

Abb. 2. Triglyceridkonzentration im Serum von einzelnen Versuchspersonen während intravenöser Applikation von Fettemulsion A (Dosierung: 0,1 g/kg KG/h)

Die vollständig proteinfreien künstlichen Fettpartikel von infundierten Fettemulsionen müssen demnach abweichend von der „physiologischen" Fettverwertung in den Stoffwechsel des Gesamtorganismus eingeschleust werden. Möglicherweise erfolgt intermediär eine Inkorporation der exogenen Fettpartikel in die endogenen Lipoproteine, damit die Lipasen überhaupt wirksam werden können. Es ist daher überraschend, festzustellen, daß bei einer etwa grundumsatzdeckenden Infusion von Lipofundin S (0,1 g/kg KG/h) überhaupt kein Anstieg der Serumtriglyceridkonzentration festzustellen ist (Abb. 1). Es scheint eine sehr rasche Integration dieser Fettpartikel in die körpereigenen Bestände abzulaufen. Fettemulsion A wird demgegenüber deutlich schlechter verwertet. Dabei muß vorerst die Frage offenbleiben, ob es sich lediglich um quantitative Unterschiede oder auch um qualitative Unterschiede in der Fettverwertung zwischen beiden Präparaten handelt. Es ist schon seit langem bekannt, daß Fettemulsionen zum Teil im RES gespeichert werden [13]. Es ist unwahrscheinlich, daß das rascher eliminierte Fett in das RES wandert als das langsamer eliminierte Fett. Aus den stärkeren Unterschieden in der Eliminationskapazität zwischen den beiden recht ähnlich aufgebauten Fettemulsionen ist auf jeden Fall zu folgern, daß für jede neu auf den Markt kommende Fettemulsion eine Dosierungsrichtlinie im Vergleich mit den bereits vorhandenen Präparaten experimentell festgestellt werden muß. Keinesfalls können die mit einen Präparat erzielten Ergebnisse kritiklos auf alle anderen Präparate übertragen werden, auch wenn diese chemisch ähnlich zusammengesetzt sind.

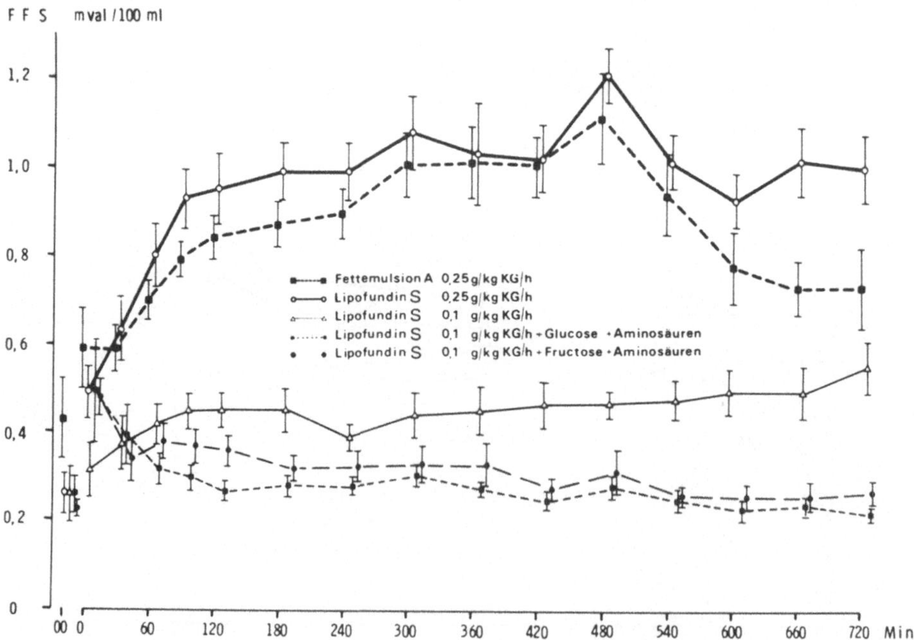

Abb. 3. Fettsäurekonzentration im Serum von jeweils acht Versuchspersonen während Infusion von Fettemulsionen bzw. von Fettemulsionen und Zuckern (0,25 g/kg KG/h) und Aminosäuren (0,05 g/kg KG/h)

Die wichtigste Stoffwechselwirkung der Triglyceridinfusionen ist der Anstieg der Fettsäurekonzentration im Serum. Hierbei sind kaum Unterschiede zwischen den einzelnen Fettemulsionen festzustellen (Abb. 3). Die Infusion von Fett ohne Kohlenhydrate verursacht eine Erhöhung der Fettsäurekonzentration. Dabei bestehen deutliche Unterschiede zwischen den beiden Dosierungen, jedoch sind nur geringe Unterschiede bei der Art des verwendeten Fetts festzustellen. Durch Glukose, aber auch durch Fruktose (gleiches würde für die Polyole gelten), wird der Anstieg der Fettsäurekonzentration offenbar unterdrückt.

Ein typischer Effekt einer hohen Fettsäurekonzentration im Serum ist eine gesteigerte hepatische Ketogenese (Abb. 4). Bei den stoffwechselgesunden Versuchspersonen ist diese Wirkung auch unter Fettzufuhr nach kurzem Fasten relativ gering. Auch kann sie durch Kohlenhydratzufuhr weitgehend unterdrückt werden [12]. Glukose und Glukoseaustauschstoffe waren hierbei gleich stark wirksam. In den beiden Fettemulsionen ist aus osmotischen Gründen auch noch Glycerin enthalten, dessen Wirkung aber offenbar nicht ausreicht, um die Ketogenese vollständig zu unterdrücken.

Zu den indirekten Effekten der Infusion von Fettemulsionen zählt die Beeinflussung des Kohlenhydratstoffwechsels [12]. Bei ausreichender Verfügbarkeit von Fett als Energieträger (es zählen vorwiegend die Freien Fettsäuren) wird die Glukoseverwertung im Sinne des Glukose-Fettsäure-Zyklus von Raudle eingeschränkt [3, 4].

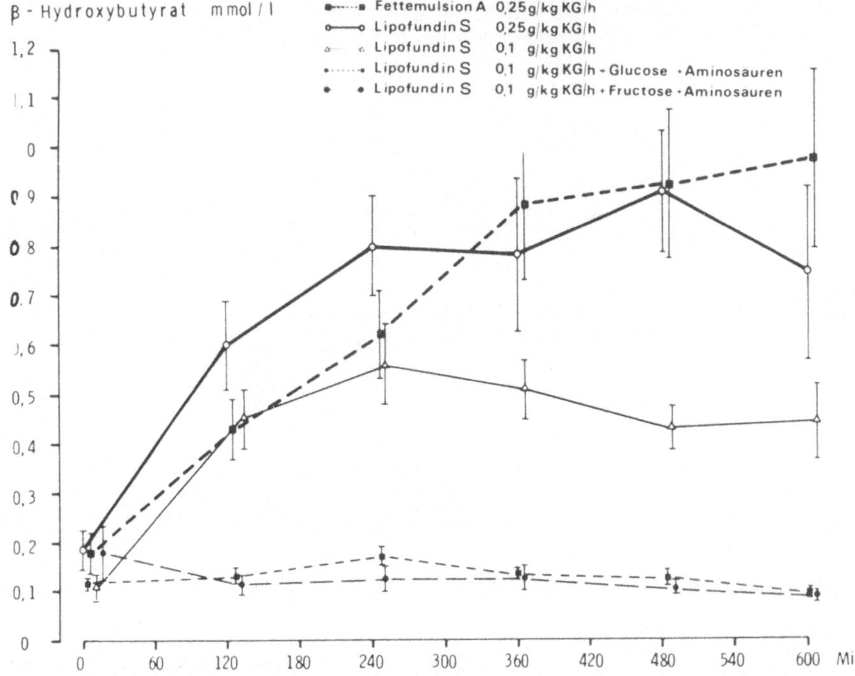

Abb. 4. β-Hydroxybutyratkonzentration im Serum von jeweils acht Versuchspersonen während Infusion von Fettemulsionen bzw. Fettemulsionen und Zuckern (0,25 g/kg KG/h) und Aminosäuren (0,05 g/kg KG/h)

Zu Beginn der Fettinfusionen sind auf jeden Fall nur geringe Effekte festzustellen (Abb. 5). Nach acht- bis zehnstündiger Fruktoseinfusion findet jedoch ein gewisser Anstieg der Glukosekonzentration statt. Diese wahrscheinlich nur geringe Einschränkung der Glukosetoleranz durch Fettinfusionen ist auch bei den Seruminsulinkonzentrationen festzustellen (Abb. 6). Sowohl bei gleichzeitiger Glukoseinfusion wie auch bei gleichzeitiger Fruktoseinfusion erfolgt ein Anstieg der Seruminsulinkonzentration nach einer Dauer der Infusion von 8—10 h. Allerdings konnten ähnliche Effekte auch nach sehr hochdosierten langdauernden Glukoseinfusionen beobachtet werden (Förster, unveröffentlicht).

Das Lezithin der Fettemulsionen wird als wichtige Vorstufe für anorganisches Phosphat betrachtet [2, 3, 11, 14]. Bei den von uns durchgeführten Untersuchungen an freiwilligen Versuchspersonen wurden allerdings nur geringe Phospateffekte festgestellt (Ab. 7). Lediglich bei der sehr hochdosierten Lipofundininfusion ist ein vorübergehender Anstieg der Phosphatkonzentration im Serum nachzuweisen. Der bekanntermaßen durch Glukose oder durch Fruktose bedingte Abfall der Serumphosphatkonzentration [3] kann durch gleichzeitige Fettinfusion (verwendet wurde Lipofundin S) offenbar nicht verhindert werden. Dies führte und zu der Spekulation, daß die Verwertung des exogenen Lezithins limitierend für die Eliminationskapazität von parenteralem Fett sein könnte [5]. Diese Annahme müßte jedoch noch durch weitere Untersuchungen abgesichert werden.

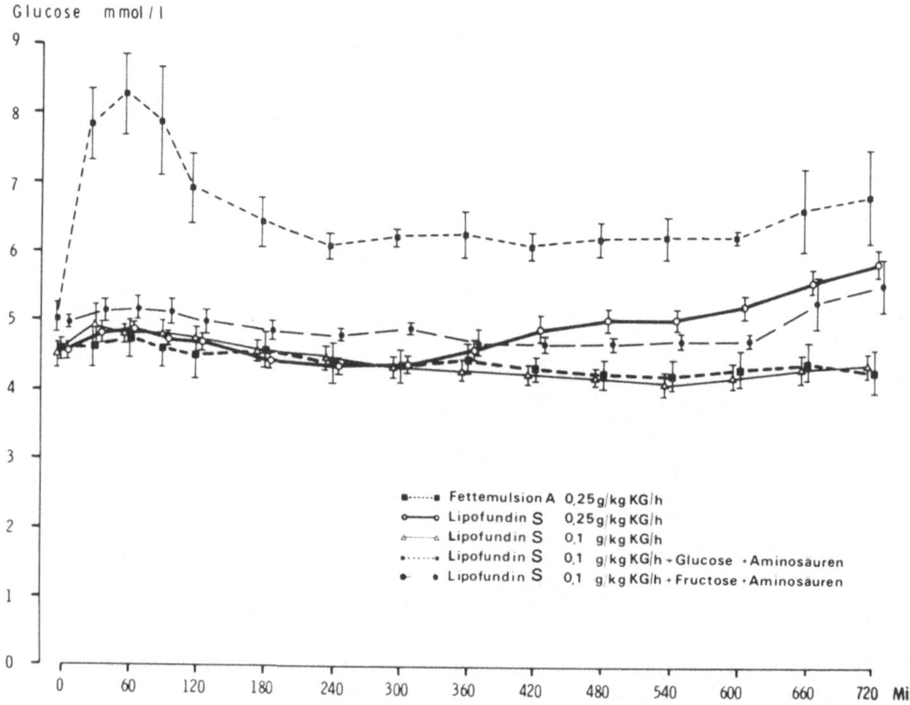

Abb. 5. Glukosekonzentration im Serum von jeweils acht Versuchspersonen während Infusion von Fettemulsionen bzw. von Fettemulsionen und Zuckern (0,25 g/kg KG/h) und Aminosäuren (0,05 g/kg KG/h)

Da bereits frühzeitig ein Leberschaden als Kontraindikation für die parenterale Verabreichung von Fettemulsionen galt [13], haben wir die Bilirubinkonzentration und die Aktivität der leberspezifischen Enzyme während der Fettinfusionen verfolgt. Auch an den beiden darauffolgenden Tagen wurden diese Werte kontrolliert. Weder durch die Infusion von Fettemulsion A noch durch Lipofundin S wurde eine meßbare Wirkung auf die Leber ausgeübt [5].

Die Elimination von parenteral verabreichten Fettemulsionen aus dem Blut ist natürlich nicht gleichbedeutend mit der Metabolisierung der Triglyceride. Die Beurteilung des Fettumsatzes ist auch bei Verwendung von markierten Verbindungen nicht einfach. Ein anhand von radioaktiv markierten Triglyceriden bestimmter direkter Umsatz von etwa 30% des parenteral zugeführten Fetts kann zu Fehldeutungen führen. Die außerordentlich großen Fettdepots – hier besteht ein deutlicher Unterschied zu Kohlenhydraten – stehen im Austausch mit den Serumtriglyceriden. Infolgedessen findet eine „Verdünnung" der Radioaktivität statt, der tatsächliche Fettumsatz kann unter Einschluß des körpereigenen Fettes wesentlich höhere Beträge erreichen. Das parenteral zugeführte Fett wird bei dieser Betrachtungsweise nicht tatsächlich gespeichert, da stellvertretend körpereigenes Fett verwertet wird. Die Energiebereitstellung durch parenterales Fett ist damit den Messungen nur sehr schwer zugängig. Andererseits kann davon ausgegangen werden, daß die gute Elimination von Fett aus dem Kreislauf auch mit einer entsprechend guten Verwertung

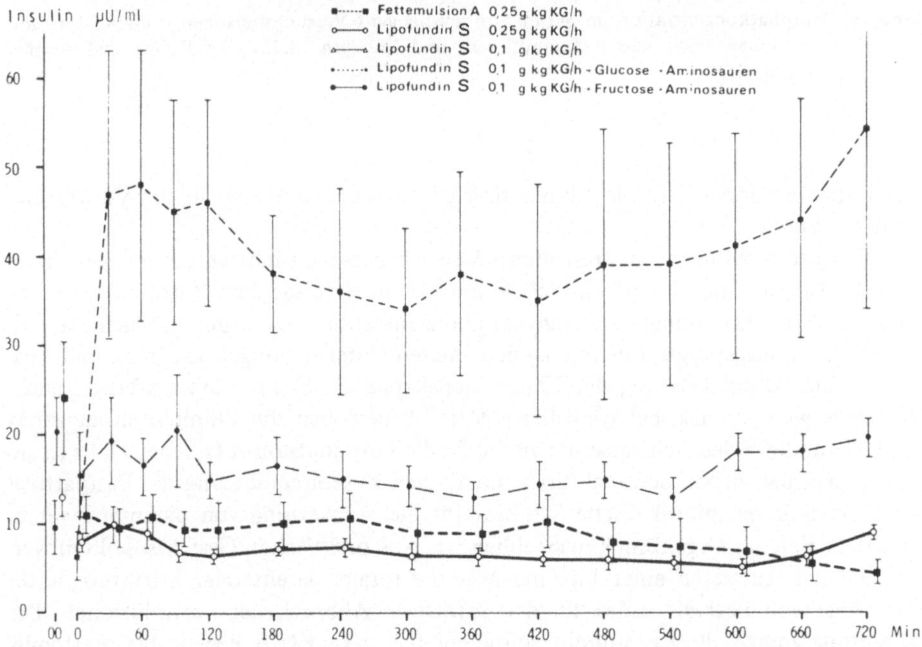

Abb. 6. Insulinkonzentration im Serum von jeweils acht Versuchspersonen während Infusion von Fettemulsionen bzw. von Fettemulsionen und Zuckern (0,25 g/kg KG/h) und Aminosäuren (0,05 g/kg KG/h)

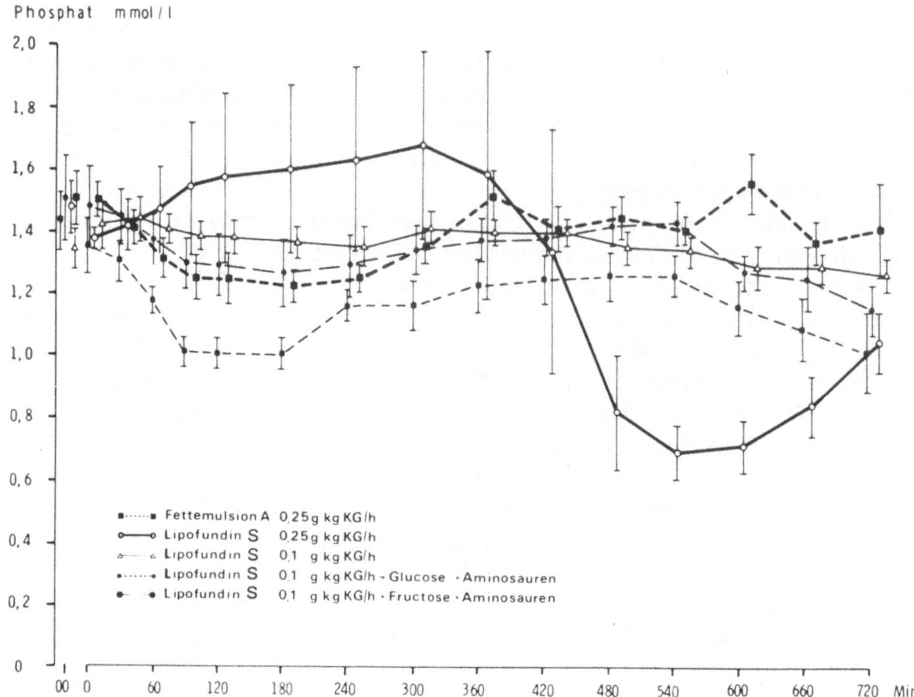

Abb. 7. Phosphatkonzentration im Serum von jeweils acht Versuchspersonen während Infusion von Fettemulsionen bzw. von Fettemulsionen und Zuckern (0,25 g/kg KG/h) und Aminosäuren (0,05 g/kg KG/h)

des Fetts verbunden ist. Die Elimination ist als Voraussetzung für die Verwertung zu betrachten.

Die Untersuchungen bei freiwilligen Versuchspersonen führten zu der Annahme, daß die Elimination von parenteral verabreichtem Fett aus dem Blutkreislauf sogar ohne größere Erhöhung der Triglyceridkonzentration im Serum möglich ist [5]. Eine stärker ausgeprägte Lipämie ist nach diesen Untersuchungen auf jeden Fall Ausdruck einer Überschreitung der Eliminationskapazität. Es konnte zweifelsfrei nachgewiesen werden, daß bei freiwilligen Versuchspersonen die Eliminationskapazität für Lipofundin S deutlich besser ist als die für die Fettemulsion-A (s. Abb. 1). Es ist anzunehmen, daß neben der analytisch-chemischen Zusammensetzung der Fettpartikel auch noch deren physikalische Struktur für die Verwertung von parenteral verabreichtem Fett im Organismus maßgeblich ist. Aus praktischen Gesichtspunkten werten wir das Auftreten einer Lipämie während totaler parenteraler Ernährung unter Einschluß von Fett als Anlaß für den sofortigen Abbruch der Fettinfusionen. Die Dosierungsgrenze für Lipofundin sollte bei 0,1 g/kg KG/h liegen. Für Fettemulsion-A muß man deutlich niedrigere Obergrenzen zwischen 0,05 und 0,08 g/kg KG/h fordern, um unliebsame Überschreitungen der Eliminationskapazität zu vermeiden [5]. Diese Daten können nicht auf andere Fettemulsionen übertragen werden, auch wenn sie sich nicht stärker von den bereits geprüften Fettemulsionen unterscheiden. Es muß deshalb gefordert werden, die Dosierungsgrenzen für jede Fettemulsion gesondert festzulegen.

Literatur

1. Barson AJ, Chiswick ML, Doing CM (1978) Fat embolism in infancy after intravenous fat infusions. Arch Dis Child 53:218
2. Eckart J Fat and carbohydrates in parenteral nutrition. Melsunger Med Mitteilungen [Suppl] 51/1:23
3. Förster H (1978) Energieträger in der parenteralen Ernährung: Kohlenhydrate, Fett und Alkohol. Internist 19:2
4. Förster H (1978) Grundlagen von Ernährung und Dietätik. Govi, Frankfurt
5. Förster H, Quadbeck R, Anschütz A (im Druck) Untersuchungen zur Frage der Dosierung und zur Bedeutung von Fett bei parenteraler Ernährung. Infusionsther Klin Ernaehr
6. Freund U, Krausz Y, Levij IS, Eliakim M (1975) Iatrogenic lipidosis following prolonged intravenous hyperalimentation. Am J Clin Nutr 28:1156
7. Hallberg D (1965) Studies on the elimination of exogenous lipids from the blood stream Acta Physiol Scand 64:306
8. Hallberg D (1965) Studies on the elimination of exogenous lipids from the blood stream Acta Physiol Scand 64:407
9. Hallberg D (1978) Fettemulsionen für die parenterale Ernährung. In: Wretlind A, Frey R, Eyrich K, Makowski H (Hrsg) Fettemulsionen in der parenteralen Ernährung. Springer Berlin Heidelberg New York S 55
10. Lewis B (1976) The Hyperlipidaemias. Blackwell, Oxford
11. Solassol C, Joyeux H, Serron B, Pujol H, Romien C (1973) Nouvelles techniques de nutrion parenterale à longterme pour suppleance intenstinale. Chirurgie 105:15
12. Stein G, Bässler KH (1976) Kohlenhydrattoleranz unter Infusion von Fettemulsionen und Ketonkörpern. Z Ges Exper Med 147:197
13. Thompson SW (1974) The pathology of parenteral nutrition with lipids. Thomas, Springfield
14. Wretlind A (1977) Ernährungsphysiologische Aspekte bei vollständiger intravenöser Ernährung. In: Wretlind A, Frey R, Eyrich K, Makowki H (Hrsg) Fettemulsionen in der parenteralen Ernährung. Springer, Berlin Heidelberg New York, S 1–25

Parenterale Ernährung bei entzündlichen Darmerkrankungen

Totale parenterale Ernährung bei der Behandlung chronisch entzündlicher Darmerkrankungen

D.G. JAGELMAN

Der Morbus Crohn und die Colitis ulcerosa sind entzündliche Erkrankungen des Darms unbekannter Ätiologie. Aufgrund verschiedenster Ursachen (Tabelle 1) entwickelt sich bei beiden häufig sekundär eine Mangelernährung unterschiedlichen Schweregrades. Während eines akuten Schubs der Erkrankungen steht aufgrund der Symptomatik ein schwerer Kalorien- und Eiweißmangel im Vordergrund. Im subakuten oder chronischen Stadium der Erkrankungen ist insbesondere beim Morbus Crohn die Mangelernährung meist durch Komplikationen der Erkrankung bedingt. Diese sind ein Resultat der transmuralen Natur des Entzündungsprozesses, der zur Abszeßbildung sowie zur Entwicklung von inneren und äußeren Fisteln neigt.

Die Entwicklung der totalen parenteralen Ernährung machte es möglich, das Ernährungsdefizit der Patienten mit chronisch entzündlichen Darmerkrankungen präoperativ zu korrigieren. Diese Therapieform wird als adjuvante, totale parenterale Ernährung bezeichnet. Eine Weiterentwicklung dieses Anwendungsgebietes hat die totale parenterale Ernährung als sogenannte Primärtherapie erfahren. Hierbei wird der Versuch unternommen, durch eine Ruhigstellung des Magen-Darm-Traktes und eine Verbesserung des Ernährungszustandes die Erkrankung soweit in das Stadium der Remission zu bringen, daß der chirurgische Eingriff vermieden werden

Tabelle 1. Ursachen der Malnutrition bei entzündlichen Darmerkrankungen

---

I.	Verminderte orale Nahrungsaufnahme (Anorexie, abdominelle Schmerzen)
II.	Erhöhter Energiebedarf (akute Entzündung, Fieber, Infektion; Corticoidtherapie)
III.	Malabsorption
	A. Verminderung digestiver Funktionen
	1. erniedrigte Konzentration an Gallesalzen
	2. bakterielle Überwucherung der Darmflora
	B. Mukosa-Zell-Krankheit
	C. Verlust resorptionsfähiger Darmoberfläche
	D. Lymphangiektasie
	E. Medikamentös induzierte Malabsorption
	1. Corticosteroide (z.B. Kalziumstoffwechsel)
	2. Azulfidine (z.B. Folsäurestoffwechsel)
IV.	Gesteigerte gastrointestinale Verluste (Durchfälle, Fisteln)
	A. Eiweißverlierende Enteropathie
	B. Blutungen
	C. Elektrolytverlust

Department of Colon and Rectal Surgery, Cleveland Clinic Foundation, Cleveland, USA

kann. Die Entwicklung der parenteralen Langzeiternährung hat sich als lebensret-
tend für Patienten mit anatomischem oder funtionellem „Short-Bowel-Syndrom"
aufgrund einer entzündlichen Darmerkrankung erwiesen. Diese Patienten werden
nicht nur durch die totale parenterale Ernährung vor dem Verhungern bewahrt,
sondern können nach Durchlaufen eines Trainingsprogrammes mit apparativer
Unterstützung zu Hause ein relativ normales Leben führen und in den meisten Fällen sogar ihrem Beruf nachgehen.

Die Anwendungen und Ergebnisse unserer Klinik mit diesen 3 Arten der parenteralen Ernährung seien im folgenden dargestellt.

Adjuvante totale parenterale Ernährung

Die präoperative oder adjuvante totale parenterale Ernährung wird bei klarer Indikation für einen chirurgischen Eingriff und nachgewiesener Mangelernährung eingesetzt. Die Mangelernährung ist definiert als ein Verlust von 15% des Körpergewichts
während der letzten 6 Monate, einem Serumalbumin unter 3 g% und/oder einem
negativen Hauttest mit 3 ubiquitären Antigenen. Wird dieser Status bei der Aufnahme erhoben, setzt routinemäßig eine präoperative totale parenterale Ernährung
über 3 Wochen vor dem chirurgischen Eingriff ein. Die Nährstofflösung wird über
einen Subclaviakatheter zugeführt. Die Punktion der Vena subclavia erfolgt infra-
claviculär unter strikter aseptischer Technik. Vor Infusion der hyperosmotischen
Lösungen wird die Lokalisation der Katheterspitze in der oberen Hohlvene röntgenologisch abgesichert. Um septische Komplikationen zu vermeiden wird der Subclaviakatheter ausschließlich für die Zufuhr der Lösungen zur totalen parenteralen
Ernährung verwandt. Durch speziell geschulte Schwestern, die ausschließlich für
Patienten unter totaler parenteraler Ernährung zuständig sind, wird das Infusionssystem täglich gewechselt, die Katheteraustrittsstelle jeden zweiten Tag gereinigt
und frisch verbunden.

Die Infusionslösung ist eine Mischung aus einer 8,5%igen Aminosäurenlösung
mit 50%iger Glukose. Sie wird in ansteigener Dosierung bis zu einem Volumen von
maximal 3000 ml/Tag verabreicht. Dieses Volumen beinhaltet eine effektive Kalorienzufuhr von 3000 Kalorien/Tag. Entsprechende Mengen von Elektrolyten,
Spurenelementen und Vitaminen werden direkt in das Infusat gegeben. Die Zu-
sammensetzungen der Lösungen wird täglich entsprechend dem Bedarf des Patienten
vom behandelnden Arzt verordnet und unter strikter aseptischer Technik in der
Kliniksapotheke hergestellt. Fett wird zwar nicht routinemäßig als Kalorienersatz
eingesetzt, dennoch erhält jeder Patient 2mal die Woche 500 ml einer Fettemulsion um einen Mangel an essentiellen Fettsäuren zu vermeiden. Exakte Messungen
der Flüssigkeitsbilanz, des Körpergewichtes und mehrerer metabolischer Parameter
werden regelmäßig durchgeführt.

Von Januar 1975 bis Januar 1976 wurden 81 Patienten mit entzündlichen Darmerkrankungen mit adjuvanter totaler parenteraler Ernährung behandelt. In 67 Fällen
handelte es sich hierbei um einen Morbus Crohn, in 14 um eine Colitis ulcerosa
(Tabelle 2). Als wesentlichstes Ergebnis der Verbindung der adjuvanten totalen pa-

Tabelle 2. Krankengut bei adjuvanter TPE

	n
M. Crohn	
Mit Ileocolitis und Stenosierung	21
Mit Ileocolitis und Fistelung bzw. Abszeß	22
Mit Colitis	20
Mit toxischem Megacolon	4
Colitis ulcerosa	10
Mit toxischem Megacolon	2
Mit Abszeß	2
Patienten insgesamt	81

Tabelle 3. Beeinflussung des Behandlungsverlaufs durch adjuvante TPE

	n
Chirurgischer Eingriff wie geplant	53
Chirurgischer Eingriff modifiziert	9
Postoperative Komplikationen	6
Chirurgischer Eingriff vermieden	12
Letalität	1
Patienten insgesamt	81

renteralen Ernährung mit dem chirurgischen Eingriff muß angesehen werden, daß trotz des primär schlechten Ernährungszustandes der Patienten nur 1 Patient postoperativ verstarb (Tabelle 3). Dieser Patient hatte eine cerebrale Embolie aufgrund einer wahrscheinlich durch den Morbus Crohn verursachten Myocardititis. Bei 53 Patienten konnte der chirurgische Eingriff wie vorgesehen durchgeführt werden. Bei 9 Patienten war ursprünglich ein operativer Eingriff in 2 Sitzungen geplant. Durch die präoperative totale parenterale Ernährung konnte jedoch der operative Eingriff soweit modifiziert werden, daß nur eine Operation notwendig war. Der Zustand von 12 Patienten besserte sich so weitgehend, daß die zunächst geplante Operation vermieden werden konnte. Postoperative Komplikationen traten lediglich bei 6 von 81 Patienten auf. Komplikationen der totalen parenteralen Ernährung oder beim Legen der zentralen Venenkatheter wurden nicht beobachtet.

Diese Resultate demonstrieren klar, daß die totale parenterale Ernährung sicher und vorteilhaft als präoperative Therapie bei Patienten mit komplizierten entzündlichen Darmerkrankungen angewendet werden kann. Es ist schwierig, exakt die Vorteile für den einzelnen Patienten nachzuweisen. Die oben beschriebene Gruppe von Patienten war wegen ihres hohen Risikos zur Operationsvorbereitung mit präoperativer parenteraler Ernährung ausgewählt worden. Postoperative Komplikationen waren nach dieser Vorbereitung selten und von geringerem Ausmaß als vorher vermutet.

Hierzu kam für einige Patienten der Vorteil, daß die Operation auf 1 Sitzung beschränkt werden konnte, wo ursprünglich 2 Sitzungen geplant waren. Bei wenigen Patienten trat innerhalb von 3 Wochen totaler parenteraler Ernährung bereits eine so deutliche Besserung ihrer Erkrankung ein, daß der chirurgische Eingriff vermieden werden konnte, obwohl er bei der Aufnahme als absolut notwendig erachtet worden war.

Totale parenterale Ernährung als Primärtherapie bei entzündlichen Darmerkrankungen

Das Konzept der totalen parenteralen Ernährung als Primärtherapie bei entzündlichen Darmerkrankungen wurde aus den Erfahrungen mit der adjuvanten Therapie erarbeitet. Durch völlige Ruhigstellung des Magen-Darm-Traktes und gleichzeitige Verbesserung des Ernährungszustandes sollte der entzündliche Prozeß im Laufe der Zeit zur Ruhe kommen und soweit ausheilen, daß ein Rezidiv nach Wiederaufnahme der oralen Ernährung ausbleibt. Durch hochkalorische parenterale Ernährung kann die negative Stickstoffbilanz der Patienten mit chronisch entzündlichen Darmerkrankungen ausgeglichen werden. Dies führt nicht nur zu einer Restitution des viszeralen oder muskulären Eiweißcompartments sondern auch zu einer Verbesserung des humoralen und zellulären Immunstatus, wie der Anstieg der Immunglobuline und der Übergang von negativer zu positiver Hautreaktion bei Exposition mit subkutan applizierten Antigenen zeigt. Die totale parenterale Ernährung vermindert zugleich das Volumen der intestinalen Sekretion, wodurch der chemische Reiz auf die entzündete Schleimhaut abnimmt. Das Zusammenwirken dieser Vorgänge kann zur Remission der Erkrankung führen, auch wenn bereits die konventionelle, medikamentöse und die diätetische Therapie versagt haben.

Zwischen Januar 1975 und Januar 1976 wurden 36 Patienten mit entzündlichen Darmerkrankungen einer Primärtherapie unterzogen. Bei 28 Patienten konnte eine Remission erreicht werden. In 8 Fällen bestand die entzündliche Darmerkrankung nach mehrwöchiger totaler parenteraler Ernährung fort, die Patienten wurden daraufhin operiert. Um zu sehen, über welchen Zeitraum Remissionen unter primärer totaler parenteraler Ernährung möglich sind, wurden alle Patienten in regelmäßigen Abständen nachuntersucht (Tabelle 4). Bei 2 Patienten mit Colitis ulcerosa trat 7 bzw. 16 Monate nach Beendigung der Primärtherapie ein Rezidiv auf und sie mußten

Tabelle 4. Remission bei TPE als Primärtherapie

Diagnose	n
Colitis ulcerosa	5
M. Crohn	20
Der Nachuntersuchung entgangen	3
	28

sich einem operativen Eingriff unterziehen. Die restlichen 3 Patienten sind 20, 21 bzw. 41 Monate nach Therapieende ohne klinische Symptomatik.

In der Gruppe mit Morbus Crohn sind nach einer Beobachtungzeit von durchschnittlich 27 Monaten nurmehr 4 Patienten in der Remission. 16 Patienten wurden durchschnittlich 9 Monate nach Beendigung der Primärtherapie wegen eines Rezidivs operiert.

Wie diese Studie zeigt, ist es zwar möglich, durch totale parenterale Ernährung Remissionen zu erreichen, wenn konventionelle Therapiemaßnahmen versagt haben. Das beschwerdefreie Intervall ist jedoch meist nur kurz. Bei den wenigen Erfahrungen, die bisher mit der Primärtherapie vorliegen, wurde noch nicht die Möglichkeit untersucht, das Rezidiv der entzündlichen Darmerkrankungen erneut mit totaler parenteraler Ernährung zu behandeln. Insbesondere für sehr jugendliche Patienten könnte dies ein Therapiekonzept für die Zukunft sein.

Totale parenterale Ernährung zu Hause

Durch zunehmende Erfahrungen auf dem Gebiet der totalen parenteralen Ernährung in der Klinik war es möglich, ein Programm für die sogenannte ambulante oder heimparenterale Ernährung zu entwickeln. Dieses Programm wurde bisher bei einer Gruppe von Patienten mit funktionellem oder anatomischem „Short-Bowel-Syndrom" angewandt, denen es ohne zusätzliche intravenöse Ernährung unmöglich wäre, am Leben zu bleiben. Die Indikation für die heimparenterale Ernährung geht aus Tabelle 5 hervor. Das Alter der Patienten reichte von 18–66 Jahren und lag im Durchschnitt bei 42 Jahren. Hat sich der Zustand eines Patienten nach Therapie der akuten Phase seiner Erkrankung weitgehend stabilisiert, kann er in ein Programm für die ambulante parenterale Ernährung zu Hause aufgenommen werden. Zunächst wird ein Broviac- oder Hickman-Katheter nach chirurgischer Freilegung einer Kollateralen der Vena subclavia in die obere Hohlvene implantiert. Das distale Ende des Katheters wird durch einen langen subkutanen Tunnel an der Thoraxvorderwand, etwa in Höhe der Brustwarze, ausgeleitet. Der Patient wird dann in ein intensives Trainingsprogramm aufgenommen. Der behandelnde Chirurg, die Schwester und ein Pharmakologe instruieren ihn in der Versorgung des zentralen Venenkatheters, der Bedienung

Tabelle 5. Indikationen für eine ambulante, parenterale Ernährung

Diagnose	n
M. Crohn	14
Bestrahlungsenteritis	4
Massive Dünndarmresektion	4
Sklerodermie	2
	24

der Infusionspumpe sowie in der Herstellung der Nährlösung zu Hause. Er lernt hier ebenfalls die Überwachung der Flüssigkeitsbilanz, des Körpergewichts sowie einen Zuckertest des Urins. Nach unseren Erfahrungen dauert diese Periode der Anleitung zwischen 7 und 27 Tage, im Durchschnitt etwa 19 Tage. Der Bedarf jedes Patienten variiert individuell bezüglich des Volumens, des Kalorien- und Elektrolytbedarfes.

Das durchschnittliche Volumen, das in unserer Gruppe von 24 Patienten benötigt wurde, war 2500 ml/Tag. Die Zufuhrzeit konnte bei allen auf 10–12 h während der Nacht beschränkt werden. Um eine gleichförmige Zufuhr zu erreichen wurde eine volumetrische Pumpe benützt. Am Tag, wenn die Infusion nicht läuft wird der Silastickatheter mit Heparin durchgespült und dann verschlossen.

Ein Problem jedes in den Blutfluß einer Vene eingebrachten Katheters ist das Vorkommen von Thrombosen und Infektionen. Hand in Hand geht damit die zwingende Notwendigkeit, den Katheter bei Auftreten dieser Komplikationen zu wechseln. Keiner unserer Patienten verstarb an einer Kathetersepsis oder einer Thrombose der Vena cava superior. Dennoch waren eine Sepsis oder der Verdacht auf eine Sepsis die häufigste Indikation für die Entfernung und Neuimplantation eines Katheters. Die durchschnittliche Verweildauer der Katheter in dieser Patientengruppe war 10,5 Monate. Wir hatten jedoch auch Katheter, die bis zu 2 Jahren problemlos belassen werden konnten. Ein Katheter liegt seit nunmehr 4 Jahren.

Ein Problem der parenteralen Ernährung zu Hause sind die Kosten. Es ist deshalb wichtig nachzuweisen, daß diese Art der Therapie sinnvoll und ökonomisch ist. In der von uns beobachteten Gruppe von 24 Patienten war es bei 18 möglich, trotz permanenter parenteraler Ernährung an ihren Arbeitsplatz oder ihre Schule zurückzukehren. Nur 6 Patienten blieben zu Hause und mußten als arbeitsunfähig angesehen werden. Die Ursache hierfür war in jedem Fall die Grunderkrankung und nicht etwa ein Problem der totalen parenteralen Ernährung. Dieses Ausmaß der Rehabilitation ist ermutigend, wenn man bedenkt, daß die Alternative für diese Patienten der Tod durch Verhungern wäre.

Zusammenfassung

Wie wir gezeigt haben, kann die totale parenterale Ernährung eine äußerst wertvolle Therapie bei der Behandlung chronisch entzündlicher Darmerkrankungen sein. Durch sie kann der Ernährungszustand bei extrem unterernährten Patienten soweit wiederhergestellt werden, daß ein operatives Vorgehen mit geringem Risiko durchgeführt werden kann. Die parenterale Ernährung kann als Primärtherapie allein oder in Verbindung mit medikamentöser Therapie den akuten Schub einer chronischen Darmentzündung beherrschen und in manchen Fällen sogar langfristige Remissionen erzielen. Bei Patienten mit „Short-Bowel-Syndrom" kann durch sie das Leben erhalten und zugleich eine sinnvolle Rehabilitation erreicht werden.

Hochkalorische parenterale Ernährung als Operationsvorbereitung bei Colitis ulcerosa und Ileocolitis granulomatosa

H.-D. SAUER, R. WINKLER, H.-J. ROOSE, K. MÜLLER-WIELAND

Die chirurgische Behandlung der Ileocolitis granulomatosa Crohn und der Colitis ulcerosa ist durch die noch ungeklärte Ätiopathogenese auf die Beseitigung konservativ nicht beherrschbarer Komplikationen und therapierefraktärer Verläufe beschränkt [4, 8]. Operationsindikationen wie -verfahren sind mit der Notwendigkeit streng individualisierenden Vorgehens allgemein akzeptiert (Tabelle 1 u. 2). Abgesehen von chirurgischen Notfällen des toxischen Megakolons und der Perforation sollten diese

Tabelle 1. Indikationen zur Operation bei Ileocolitis granulomatosa Crohn und Colitis ulcerosa

Versagen der konservativen Therapie
Lokale und allgemeine septische Komplikationen
Penetration und Perforation
Therapiefraktäre Fisteln
Organische Stenosen
Akuter und chronisch inkompletter Ileus
Akute und chronische Blutungen
Toxisches Megakolon
Krebsige Entartung

Tabelle 2. Operationsverfahren bei Ileocolitis granulomatosa Crohn und Colitis ulcerosa

Colitis ulcerosa
  Proktokolektomie (Verfahren der Wahl)
  Multiple Enterostomien nach Turnbill und Intervallproktokolektomie
  Kolektomie
  (Hemikolektomie)
  (Ileorektostomie)

Ileocolitis granulomatosa Crohn
  Ileoproktokolektomie
  (Kolektomie)
  Ileorektostomie
  Hemikolektomie
  Ileoaszendo- oder -transversostomie
  Segmentresektion, am linken Kolon evtl. mehrzeitig

Abteilung für Allgemeinchirurgie der Chirurgischen Klinik und der I. Medizinischen Klinik der Universitätskliniken Hamburg

Erkrankungen wegen des hohen operativen Risikos durch konservative Maßnahmen möglichst in die Remission überführt werden. So kann die Elektivoperation mit vertretbarem Mortalitäts- und Morbiditätsrisiko durchgeführt werden.

Das floride Stadium ist gekennzeichnet durch deutliche Reduktion von Allgemein- und Ernährungszustand der Patienten infolge entzündungsbedingter Katabolie wie auch chronischer Malassimilation bei Malabsorption [2]. Dies sind denkbar ungünstige Voraussetzungen für einen operativen Eingriff! Neben der herkömmlichen Therapie mit Corticosteroiden, Azulfidine und ggf. Azathioprim hat vor allem die Entwicklung parenteraler Hyperalimentationsverfahren und von Sondenelementardiäten die konservativen wie operativen Behandlungsmöglichkeiten bereichert [3, 5, 6, 7, 9, 10, 12]. Mit den angeführten Maßnahmen ist eine vorübergehende Ruhigstellung der erkrankten Darmabschnitte erreichbar, eine unabdingbare Voraussetzung für das Einsetzen reparativer Vorgänge. Die früher notwendige operative Anlage deviativer Enterostomien zur Stillegung des erkrankten Darmes wurde entbehrlich. Mit parenteraler hochkalorischer Ernährung wie mit der Zufuhr voll resorbierbarer Elementardiäten kann eine zuvor negative Stickstoffbilanz kurzfristig korrigiert werden. Dies zeigt sich am eindruckvollsten in einer regelhaften Gewichtszunahme der Kranken. Mit dem Abklingen des exsudativen Entzündungsprozesses am Darm treten auch die negativen systemtoxischen Nebeneffekte auf Knochenmark, retikuloendotheliales System und damit allgemeine Infektabwehr zurück, die den postoperativen Verlauf bei diesen Patienten entscheidend beeinflussen.

An der Chirurgischen Universitätsklinik Hamburg wurden von 1976 bis Anfang 1979 36 Patienten wegen eines Morbus Crohn elektiv operiert. Davon wurden durchweg schwerkranke Patienten mit enterokutanen, enteroenteralen oder enterovesikalen Fisteln präoperativ durchschnittlich 4—6 Wochen parenteral im Wechsel mit ballastfreien Sondendiäten ernährt. Weitere 19 Patienten mit leichteren Krankheitserscheinungen und zumeist nur stenosebedingter Darmpassagestörung wurden ohne diese spezielle Vorbereitung operiert (Tabelle 3 u. 4).

Bereits intraoperativ beobachteten wir bei den präoperativ vorbereiteten Patienten eindeutig Rückbildungen der erwarteten perienteralen und perifistulären Entzündungsreaktionen. Dieser Effekt wird von vielen Autoren als Folge der Ruhigstellung

Tabelle 3. Operative Behandlung der Ileocolitis granulomatosa Crohn bei schwerem Krankheitsverlauf mit präoperativer Hyperalimentation

Fallzahl	17
Durchschnittsalter	29 Jahre
Anamnesedauer	4 Jahre
Durchgeführte Operation	
— Ileo(proko)kolektomie	3
— Ileocoecalresektion	11
— Andere (Segmentresektion)	3
Postoperativer Verlauf	
— Komplikationslos	15
— Leichte Komplikationen (Fistelrezidiv)	1
— Schwere Komplikationen (Peritonitis)	1

Tabelle 4. Operative Behandlung der Ileocolitis granulomatosa bei leichterem Krankheitsverlauf ohne präoperative Hyperalimentation

Fallzahl	19
Durchschnittsalter	33 Jahre
Anamnesedauer	6 Jahre
Durchgeführte Operation	
– Ileo(prokto)kolektomie	4
– Ileocoecalresektion	9
– Andere (Segmentresektion)	6
Postoperativer Verlauf	
– Komplikationslos	14
– leichte Komplikationen (Bauchdeckenabszeß, Fistelrezidive)	4
– Schwere Komplikationen (Peritonitis)	1

des Darmes durch parenterale Ernährung interpretiert und bestätigt. Auch Ausheilung von Fisteln ist möglich [1, 5, 6, 12]. Die Auswertung der postoperativen Verläufe zeigt keine wesentlichen Diskrepanzen zwischen schwererkrankten vorbereiteten und leichterkrankten unvorbereiteten Patienten. Selbst bei ausgedehnten enterokutanen Fistelsystemen ist bei präoperativer parenteraler Hyperalimentation und/oder Sondenernährung eine Primärheilung keine Ausnahme mehr.

Dieses positive Ergebnis findet sich für die Colitis ulcerosa bestätigt. In dem oben angeführten Zeitraum wurden von 16 Patienten mit Colitis ulcerosa 7 präoperativ hyperalimentiert. Wenngleich Remissionen allgemein durch parenterale Ernährung und/oder Elementardiäten bei der Colitis ulcerosa schwerer zu erzielen und zu erhalten sind [9], so wirkt sich dieses Verfahren als Operationsvorbereitung zweifelsfrei vorteilhaft aus. Das große Operationstrauma einer Proktokolektomie und die Nach- und Nebenwirkungen vorangegangener immunsuppressiver Therapie sind nur bei ausgeglichener Stoffwechselsituation tolerabel. Während wir in der vorbereiteten Gruppe nur einen Patienten verloren, verstarben in dem unvorbereiteten Kollektiv fünf Patienten an septischen Komplikationen (Tabelle 5 u. 6).

Ohne den Ergebnissen randomisierter Studien vorgreifen zu wollen, haben wir – wie andere Autoren [5, 9, 12, 11] – den Eindruck, daß das Operationsrisiko schwer-

Tabelle 5. Operative Behandlung der Colitis ulcerosa mit präoperativer Hyperalimentation

Fallzahl	7
Durchschnittsalter	34 Jahre
Anamnesedauer	7 Jahre
Durchgeführte Operation	
– Proktokolektomie	5
– Kolektomie	2
– Enterostomie	0
Postoperativer Verlauf	
– Komplikationslos	4
– Leichte Komplikationen (Abszesse, Sekundärheilung)	2
– Schwere Komplikationen (Peritonitis, toxisches Herz-Kreislauf-Versagen)	1

Tabelle 6. Operative Behandlung der Colitis ulcerosa ohne präoperative Hyperalimentation

Fallzahl	9
Durchschnittsalter	46 Jahre
Anamnesedauer	11 Jahre
Durchgeführte Operation	
– Proktokolektomie	7
– Kolektomie	1
– Enterostomie	1
Postoperativer Verlauf	
– Komplikationslos	3
– Leichte Komplikationen (Bauchdeckenabszeß)	1
– Schwere Komplikationen (Peritonitis, toxisches Herz-Kreislauf-Versagen)	5

kranker Patienten mit entzündlichen Darmerkrankungen durch mehrwöchige parenterale Hyperalimentation oder ballastfreie Elementardiätenernährung reduzierbar ist. Der Entschluß zur chirurgischen Intervention gilt nicht mehr als Ultima ratio, sondern wird zeitlich neu orientiert und erleichtert. Der operative Akt außerhalb der akuten Entzündungsphase ist technisch einfacher und sicherer. Der postoperative Verlauf wird durch präoperative Korrektur wesentlicher Stoffwechselparameter positiv beeinflußt. Galten noch vor wenigen Jahren die klassischen Forderungen an eine operative Sanierung im Sinne des „cito, certe et jucunde" für die chirurgische Behandlung entzündlicher Darmerkrankungen als unvereinbar, so hat die optimierte Operationsvorbereitung einen Panoramawechsel herbeigeführt, der sie realisierbar werden läßt.

Literatur

1. Blackett RL, Hill GL (1978) Postoperative external small bowel fistulas: a study of a consecutive series of patients treated with intravenous hyperalimentation. Br J Surg 65:775–778
2. Dawson AM (1971) Nutritional disturbances in Crohn's disease. Proc R Soc Med 64:166–167
3. Dean RE, Campos MM, Barrett B (1976) Hyperalimentation in the management of chronic inflammatory intestinal disease. Dis Colon Rectum 19:601–604
4. Deucher F, Nöthiger F (1977) Die chirurgische Behandlung der Colitis ulcerosa. Chirurg 48:563–568
5. Fazio VW, Kodner J, Jagelman DG, Turnbull RB, Weakley FL (1976) Parenteral nutrition as primary or adjunctive treatment. Dis Colon Rectum 19:574–578
6. Fischer JE, Foster GS, Abel RM, Abbott WM, Ryan JA (1973) Hyperalimentation as primary therapy for inflammatory bowel disease. Am J Surg 125:165–173
7. Harford FJ, Fazio VW (1978) Total parenteral nutrition as primary therapy for inflammatory disease of the bowel. Dis Colon Rectum 21:555–557
8. Herrfarth Ch, Ewe K (1977) Die chirurgische Behandlung des Morbus Crohn. Chirurg 48:569–576
9. Reilly J, Ryan JA, Strole W, Fischer JE (1976) Hyperalimentation in inflammatory bowel disease. Am J Surg 131:192–200
10. Rocchio Ma, Cha CJM, Haas KF, Randall HT (1974) Use of chemically defined diets in the management of patients with acute inflammatory bowel disease. Am J Surg 127:469–475
11. Vogel CM, Kingsbury RJ, Baue AE (1972) Intravenous hyperalimentation: A review of two and one-half years' experience. Arch Surg 105:414–419
12. Vogel CM, Corwin Th R, Baue AE (1974) Intravenous hyperalimentation. Arch Surg 108:460–467

Totale parenterale Ernährung als Primärtherapie des Morbus Crohn

W. STOCK, J.M. MÜLLER, W. STEINBRICH, R. ROSE,
H. PICHLMAIER

Der Morbus Crohn ist eine chronisch entzündliche Darmerkrankung unbekannter Ätiologie und seine Therapie bleibt deshalb auf eine unspezifische Unterdrückung des Entzündungsprozesses beschränkt. Versagen konventionelle Therapiemaßnahmen, wie Diät, Ruhe, Corticosteroide, Azulfidine und Immunsuppressiva im akuten Schub oder treten Komplikationen wie Ileus, Blutung oder Fisteln auf, bedarf es chirurgischer Maßnahmen, um den Patienten über einen längeren Zeitraum hinweg von seinem Leiden zu befreien. Die Möglichkeiten der chirurgischen Therapie sind jedoch bei einem multilokulären Darmbefall beschränkt. Zudem muß 10 Jahre nach der Operation mit einer Rezidivrate bis zu 80% gerechnet werden (Tabelle 1). Die Wahrscheinlichkeit für einen neuen Eingriff beträgt dann 50% [6]. Liegt die Letalität beim ersten Eingriff noch zwischen 2-6%, so kann sie bei jedem Folgeeingriff bis zu 50% ansteigen [3]. Hieraus ergibt sich klar, daß Maßnahmen sinnvoll sind, die das chirurgische Vorgehen aufschieben oder verhindern können, da das Resultat wiederholter Eingriffe an den bei der Erstmanifestation meist jugendlichen Patienten ein sogenanntes Short-Bowel-Syndrom sein kann.

Der Wert der adjuvanten parenteralen Ernährung zur Operationsvorbereitung ist unbestritten [5]. Durch diese Maßnahmen sollen präoperativ krankheitsbedingte Mangelzustände (Tabelle 2), die nicht selten durch die vorausgegangene konventionelle Therapie (Cortison, einseitige Diätformen) aggriviert wurden, ausgeglichen werden, um den operativen Eingriff mit größtmöglicher Sicherheit durchführen zu können.

Als Zufallsbefund beobachtete Dudrick [2], daß bei einigen Patienten, die auf diese Weise zur Operation vorbereitet wurden, eine völlige Rückbildung der entzündlichen Darmveränderungen eintrat, so daß die zunächst geplante Resektion vermieden

Tabelle 1. Rezidivrate nach Darmresektion in Abhängigkeit der Beobachtungsdauer bei an Morbus Crohn erkrankten Patienten

Autor	Kumulative Rezidivrate in % nach		
	2	5	10 Jahren
Lennard-Jones	6	23	51
Zeitler	28	58	71
Greenstein	27	37	81
Köln	9,2	24	84

Chirurgische Universitätsklinik Köln, Radiologisches Institut der Universität Köln

Tabelle 2. Häufigkeit ernährungsbedingter Mangelzustände bei Morbus Crohn in %. + Angaben ohne nähere Beschreibung

Gewichtsverlust	65–75
Hypoalbuminämie	25–80
Intestinaler Eiweißverlust	75
Negative Stickstoffbilanz	69
Anämie	60–80
Eisenmangel	39
Kalziummangel	13
Magnesiummangel	14–33
Kaliummangel	6–20
Zinkmangel	+
B_{12}-Mangel	48
Folsäuremangel	54
Vitamin-A-Mangel	11
Vitamin-C-Mangel	+
Vitamin-D-Mangel	75
Vitamin-K-Mangel	+

Tabelle 3. Ergebnisse der TPE bei der Behandlung des M. Crohn (primäre Therapie nach Versagen konventioneller Maßnahmen)

Autor	Nr. im Literaturverzeichnis	Patienten	Remission in der Klinik	Remission > 3 Monate
Anderson (1973)	[9]	4	4	1
Cohen (1974)	[10]	3	2	2
Frank (1974)	[18]	2	1	keine Angaben
Marshall (1974)	[11]	2	2	2
Vogel (1974)	[14]	8	8	3
Fazio (1976)	[13]	23	15	
Greenberg (1976)	[8]	29	26	22
Reilly (1976)	[15]	23	14	14
Holm (1977)	[12]	3	3	2
Rault (1977)	[16]	2	2	2
Elson (1978)	[17]	16	16	7

werden konnte. Er nahm an, daß der therapeutische Effekt hierbei auf eine Ruhigstellung des Darms in Verbindung mit einer Restitution der Immunabwehr [4] beruhe. Inzwischen wird von mehreren Autoren (Tabelle 3) über Erfolge mit der totalen parenteralen Ernährung (TPE) als Primärtherapie beim Morbus Crohn berichtet. Der Wert dieser Therapiemaßnahme ist jedoch schwer zu beurteilen, da den meisten Patienten zusätzlich entzündungshemmende Medikamente verabreicht wurden. Es geht ferner aus der Literatur nicht eindeutig hervor, ob bereits vor Therapiebeginn festgelegt war, daß die totale parenterale Ernährung als Primärtherapie eingesetzt werden sollte und nicht erst wenn sich diese Therapieform als erfolgversprechend gezeigt hatte. Zudem wurde der Zeitraum, über den die totale parenterale Ernährung innerhalb der einzelnen Kollektive durchgeführt wurde, meist zu kurz gewählt und trug nicht den Erfahrungen der konventionellen Therapie Rechnung, die eine minimale Behandlungsdauer von 1-3 Monaten fordert. Es erschien deshalb sinnvoll, in einer Studie zu klären, welchen Stellenwert allein die totale parenterale Ernährung als Primärtherapie in der Behandlung des Morbus Crohn hat.

Krankengut und Methode

Aufgenommen in die Studie wurden ausschließlich Patienten mit langbestehendem, komplizierten Morbus Crohn, die nach mehrfachem Versagen konventioneller Therapiemaßnahmen zur Operation in die Chirurgische Universitätsklinik Köln eingewiesen wurden. In der Mehrzahl handelt es sich um Patienten mit rezidivierendem Morbus Crohn nach bereits vorausgegangener Darmresektion (Tabelle 4). Als venöser Zugang wurde ein spezieller Siliconkatheter nach Broviac [1] verwendet. Dieser wurde operativ über die Vena jugularis interna in die Vena cava implantiert und an seinem distalen Ende durch einen Hauttunnel an der vorderen Thoraxwand ausgeleitet. Das Volumen und die Zusammensetzung der Infusionslösungen war dem individuellen Bedarf sowie dem Verlauf der Erkrankung angepaßt (Tabelle 5). Während der akuten Phase wurde die intravenöse Ernährung über 24 h stationär verabreicht.

Hat sich der Zustand des Patienten konsolidiert, wurde die Infusionszeit schrittweise auf 12 h während der Nacht reduziert und die Patienten in ein Trainingsprogramm zur ambulanten parenteralen Ernährung aufgenommen.

Nach der Entlassung aus der Klinik führten sie die totale parenterale Ernährung selbständig zu Hause weiter. Der Verlauf der Erkrankung sowie das Stoffwechselverhalten des Patienten unter totaler parenteraler Ernährung wurden zunächst täglich, dann wöchentlich in einer Spezialambulanz kontrolliert (Tabelle 6). Die Gesamt-

Tabelle 4. Klinische Daten der an Morbus Crohn erkrankten Patienten, die eine TPE als Primärtherapie erhielten

Klinische Daten	
Patienten insgesamt	30
Frauen	22
Männer	8
Alter	29,6 ± 7,9
Dauer der Erkrankung vor TPE	
(Jahre)	4,1 ± 1,9
Lokalisation	
Ileum	9
Kolon	6
Multipel	15
Therapie vor TPE	
Konventionell	
(Diät, Steroide, Azulfidine)	30
Resektion	17
Laparatomie	4

Tabelle 5. Infusionsschema für die TPE bei Morbus Crohn

Infusionsprogramm		
M. Crohn	akute Phase	subakute Phase
Art der TPE	stationär	ambulant
Infusionszeit	24 h	12 h
Zusammensetzung der Infusionslösung		
	Menge/kg KG/Tag	Menge/kg KG/Tag
Wasser	50 ml	50 ml
Energie	180–240 kJ	125–145 kJ
Stickstoff	0,3 g	0,2 g
Glukose	8,5 g	3,4 g
Fett	1,4 g	1,4 g
Natrium	1,8 mmol	1,2 mmol
Kalium	1,3 mmol	0,9 mmol
Chlor	2,3 mmol	1,6 mmol
Magnesium	0,1 mmol	0,07 mmol
Phosphor	0,4 mmol	0,26 mmol
Zink	1,6 μmol	1,1 μmol
Zusätzlich: Kalzium, fett- und wasserlösliche Vitamine, Spurenelemente		

Tabelle 6. Überwachungsschema bei langfristiger TPE (Chir. Univ.-Klinik Köln-Lindenthal)

Parameter	Häufigkeit	Zeitraum der TPE
Klinik:		
Status (Aktivität, Temperatur, Körpergewicht, Ödeme usw.)	täglich	stationäre TPE
Subjektive Unverträglichkeit des Infusats. Katheter-Kontrolle, Volumen-Ein-/-Ausfuhr		
Extrarenale Verluste, Bilanz	wöchentlich	ambulante TPE
Labor:		
Hb, Hkt, Leuco, Natrium, Kalium, Kalzium, 3 × Glukose-Serum und Urin, Harnstoff, Kratinin	täglich	1.–3. Tag (stationäre TPE)
Hb, Hkt, Leuco, Natrium, Kalium, Chlor, Kalzium, BZ, Gesamt-Eiweiß, Transaminasen, alk. Phosphatase, Harnstoff, Kratinin	2×/Woche	2. Woche (stationäre TPE)
Hb, Hkt, Leuco, Natrium, Kalium, Chlor, Kalzium, BZ, Gesamt-Eiweiß, Transaminasen, alk. Phosphatase, Harnstoff, Kreatinin	1×/Woche	ab 3. Woche – Ende (ambulante TPE)

dauer der parenteralen Ernährung betrug in jedem Fall mindestens 3 Monate. Zur Erfolgsbeurteilung wurden klinische Daten (Aktivitätsindex), laborchemische Parameter (BSG) sowie Röntgenkontrastuntersuchungen oder Coloskopien zu Beginn und am Ende der totalen parenteralen Ernährung durchgeführt.

Ergebnisse

Schon wenige Tage nach Beginn der totalen parenteralen Ernährung war bei allen Patienten eine Rückbildung der klinischen Symptomatik zu beobachten. Die abdominalen Schmerzen oder Krämpfe ließen nach, die Stuhlfrequenz normalisierte sich, ein vorherbestehendes Gewichtsdefizit konnte ausgeglichen werden.

In 25 von 30 Fällen war es möglich, die zunächst geplante Resektion zu vermeiden. Diese Patienten konnten sich nach einer Übergangsphase von 2-4 Wochen nach der totalen parenteralen Ernährung vollständig oral ernähren und waren subjektiv beschwerdefrei. Im Durchschnitt war ihr Aktivitätsindex um 180 Punkte gefallen, das Gesamteiweiß von 6,3 auf 7,4 g% angestiegen und sie hatten 5,3 kg an Gewicht zugenommen.

Enterokutane Fisteln, die bei 3 Patienten bestanden hatten, verschlossen sich in 2 Fällen spontan und waren nach Abschluß der Therapie dann röntgenologisch nicht mehr nachweisbar.

Perianale Fisteln bildeten sich weitgehend zurück. Eine völlige Ausheilung wurde zwar nicht beobachtet, die operative Sanierung gestaltete sich jedoch wesentlich einfacher.

Wegen rezidivierendem Subileus in 2 Fällen, massiver Blutung aus dem Kolon, einem intraabdominellen Abszeß und einem persistierenden Fistelsystem zwischen Magen, Jejunum, Kolon und der Haut in je einem Fall mußte während der totalen parenteralen Ernährung eine Resektion durchgeführt werden.

Von den 25 Patienten, die die Therapie beendeten, sind zur Zeit 14 zwischen 2 und 35 Monaten beschwerdefrei (Tabelle 7). Es gibt keinen klinischen Anhalt für das Vorliegen eines aktiven Morbus Crohn. Ein operativer Eingriff wurde bei 10 Patienten notwendig, davon in 7 Fällen bereits während der ersten 12 Monate nach Abschluß der totalen parenteralen Ernährung. Eine Patientin, die wegen eines akuten Abdomens in einer auswärtigen Klinik notfallmäßig operiert werden mußte, verstarb an den Folgen des Eingriffes. Bei einer weiteren Patientin wurde ein nach 3 Monaten

Tabelle 7. Spätergebnisse von 25 an Morbus Crohn erkrankten Patienten, die mit TPE therapiert wurden

Zeitraum nach Ende der TPE (Monate)	Zahl der Patienten	Remission	Rezidiv	Therapeutische Konsequenz
1– 6	12	6	6	Resektion 5; erneute TPE in Remission seit 18 Monaten 1
6–12	5	3	2	
12–18	2	2	0	
18–24	1	0	1	Verstorben 1
24–30	3	2	1	Resektion 1
30–36	2	1	1	Resektion 1

aufgetretendes Rezidiv erneut mit totaler parenteraler Ernährung behandelt. Sie ist nun seit 18 Monaten in der Remission.

Von den 5 während der parenteralen Ernährung operierten Patienten weist einer erneut Zeichen eines Rezidivs auf und wird zum jetzigen Zeitpunkt medikamentös behandelt.

Komplikationen der totalen parenteralen Ernährung

Während der totalen parenteralen Ernährung entwickelten 3 Patienten septische Temperaturen, die auf eine Infektion des Katheters zurückgeführt werden konnten. Dies entspricht einer Sepsisrate von 0,9 Fällen auf 1000 Tage parenterale Ernährung (Tabelle 8). Nach Entfernung des Katheters bildete sich die septische Symptomatik jedesmal ohne zusätzliche Therapie zurück. Wir ernährten diese Patienten kurzfristig über eine periphere Vene und implantierten dann einen neuen zentralen Katheter. In zwei weiteren Fällen scherte bei Entfernung des Katheters das distale Stück ab und mußte nach Freilegung der Vena jugularis interna mit einer Faßzange entfernt werden.

Stoffwechselstörungen traten 2mal in Form einer intrahepatischen Cholostase auf. Ihre Ursachen sind letztlich unklar. Die leberspezifischen Enzyme normalisierten sich jedoch in beiden Fällen nach Übergang auf orale Ernährung.

Tabelle 8. Komplikationen während TPE bei an Morbus Crohn erkrankten Patienten

Kathetersepsis	3
Sepsisrate/1000 Tage TPE	0,9
Katheterembolie	2
Thrombophlebitis	1
Intrahepatische Cholostase	
schwer (Bilirubin: 4,1%)	1
leicht (Bilirubin: 2,0%)	1

Diskussion

Eine retrospektive Betrachtung der von uns behandelten Fälle zeigt, daß 6 von 7 Patienten die während der ersten 12 Monate nach totaler parenteraler Ernährung operiert werden mußten, bereits zu Beginn der Therapie hochgradige, organisierte Stenosen am Darm aufwiesen.

In einem Fall war, wie das Resektionspräparat zeigte, ein etwa 10 cm langes Darmsegment ohne Schleimhautüberzug. Die Mukosa war vollständig durch Granulationsgewebe ersetzt. Der Effekt der totalen parenteralen Ernährung beruhte in diesen Fällen nur auf einem Rückgang des entzündlichen Schleimhautödems im Stenosebereich. wodurch die Darmpassage kurzfristig verbessert werden konnte, bzw. wie im o.g. Fall im Schutz der Muskularis vor chemischen Reizen. Während der Umstellungsphase auf orale Ernährung mit Elementardiät blieben diese Patienten zunächst noch beschwerdefrei. Sobald sie jedoch wieder Normalkost zu sich genommen hatten, setzte die frühere Symptomatik wieder ein und das Rezidiv wurde klinisch apparent.

In den Fällen, wo jedoch die entzündliche Komponente des Morbus Crohn im Vordergrund steht, noch Teile der Schleimhaut erhalten sind und die Darmwand nicht bereits zu einem starren Rohr umgewandelt ist, sind langfristige Remissionen möglich. Die totale parenterale Ernährung als Primärtherapie muß hier als echte Erweiterung der konservativen Therapie und als Alternative zum chirurgischen Vorgehen angesehen werden. Ausgehend von unseren Erfahrungen wäre damit der sinnvollste Einsatz der parenteralen Ernährung im Frühstadium des Morbus Crohn gegeben. Gegen eine generelle Anwendung bei der Erstmanifestation sprechen jedoch die unbestrittenen Erfolge der konservativen Therapie, deren Belastung, Risiko und vor allem Kostenaufwand wesentlich geringer ist.

Empfohlenes therapeutisches Vorgehen

Unabhängig vom röntgenologischen oder koloskopischen Ausgangsbefund sollte beim komplizierten, gegenüber der konventionellen Therapie resistenten Morbus Crohn eine langfristige TPE in jedem Fall geplant und begonnen werden. Der Verlauf der Erkrankung wird zunächst täglich und dann in wöchentlichen Abständen kontrolliert und die TPE so lange fortgeführt, bis eine Rückbildung der klinischen Symptomatik und der laborchemisch erfaßbaren Parameter des Entzündungszustandes erreicht ist.

Waren vor Beginn der Therapie keine erheblichen Stenosierungen des Darms vorhanden wird die TPE so lange forgesetzt, bis die oben angegebenen Parameter an 3 aufeinanderfolgenden Wochen im Normbereich liegen. Daraufhin erfolgt über eine Elementardiät schrittweise die Umstellung auf Normalkost. Waren prätherapeutisch Stenosen vorhanden, wird das Therapieergebnis unter TPE röntgenologisch kontrolliert. Ist es zu keiner substantiellen Aufdehnung der Engstellen gekommen, wird der Patient unmittelbar der elektiven Resektion der Stenosebezirke zugeführt. Die parenterale Ernährung wird im Anschluß an die Operation zur Sicherung des Therapieergebnisses 2-3 Wochen weitergeführt.

Literatur

1. Broviac JM, Cole JJ, Scribner BB (1973) A silicone rubber atrial catheter for prolonged parenteral alimentation. Surg Gynecol Obstet 136:602
2. Dudrick SJ, MacFadyen BV, Daly JM (1976) Management of inflammatory bowel disease with parenteral hyperalimentation. In: Clesrfield HR (ed) Gastrointestinal emergencies. Grune & Stratton, New York
3. Goligher JC (1971) Surgical treatment and its results. In: Engel A (ed) Regional enteritis. Nordiska Bokhandelen Förlay, Stockholm
4. Law DU, Dudrick SJ, Abdou NJ (1974) The effects of protein calorie malnutrition on immune competence of the surgical patient. Surg Gynecol Obstet 139:258

5. Reilly J, Ryan IA, Strohe W, Fischer JE (1976) Hyperalimentation in inflammatory bowel disease. Ann Surg 131:192
6. Stock W, Müller JM, Nohr L (1976) Das Rezidiv nach chirurgischer Behandlung des Morbus Crohn. Dtsch Med Wochenschr 2:47
7. Wretlind A (1972) Complete intravenous nutrition. Nutr. Metab [Suppl] 14:1
8. Greenberg GR, Haber GB, Jeejeebhoy KN (1976) Total parenteral nutrition and bowel rest in the management of Crohn disease. Gut 17:828
9. Anderson DL, Boyce HW (1973) Use of parenteral nutrition in treatment of advanced regional enteritis. Am J Dig Dis 18:633
10. Cohen MJ, Boley SJ, Daum F (1974) The role and effects of parenteral nutrition on the liver and its use in chronic inflammatory bowel disease in childhood. In: Bode HH (ed) Advances in experimental medicine and biology. Plenum, New York, vol 46, p 214
11. Marshall F (1974) Hyperalimentation as a treatment of Crohn's disease. Am j Surg 128:652
12. Holm J (1977) Parenteral nutrition in surgical and medical gastroenterology. Acta Chir Scand 143:297
13. Fazio VW, Kodner J, Jagelman DG, Turnbull RB, Weakley FL (1976) Parenteral nutrition as primary or adjunctive treatment. Dis Col Rect 19:574
14. Vogel CM, Corwin TR, Baue AE (1974) Intravenous hyperalimentation in the treatment of inflammatory disease of the bowel. Arch Surg 108:460
15. Reilly J, Ryan JA, Strole W, Fischer JE (1976) Hyperalimentation in inflammatory bowel disease. Am J Surg 131:192
16. Rault RMJ, Scribner BH (1977) Treatment of Crohn's disease with home parenteral nutrition. Gastroenterology 72:1249
17. Elson CO (1978) Zitat in R. H. Discroll "Total parenteral nutrition in inflammatory bowel disease. Med Clin North Am 62:185
18. Frank FA, Grand RJ (1974) Parenteral nutrition for inflammatory bowel disease in childhood and adolescence. In: Romieu C, Solassol C. Jojeux H, Astric B (eds) International Congress on Parenteral Nutrition, University of Montpellier

Parenterale oder elementar-orale Ernährung bei kompliziertem Morbus Crohn?
Eine prospektive Untersuchung

H.J. WEDERSHOVEN, M. WIENBECK, H. EHMS, E.H. EGBERTS, B. MILLER, G. STROHMEYER

Einleitung

Schwere Verlaufsformen des Morbus Crohn können mit totaler parenteraler Ernährung (TPE) wirkungsvoll behandelt werden [2, 7, 8, 9, 12]. Ähnlich gute Therapieerfolge wurden auch bei Gabe von Elementardiäten (ED) beobachtet [3, 4, 13]. Vergleichende prospektive Untersuchungen über Vorteile der einen oder anderen Ernährungsform fehlen aber bisher. Grundsätzlich sprechen zunächst folgende Vorteile für die Elementardiät:
1. Die enterale Eiweißzufuhr ist der parenteralen überlegen [5].
2. Eine luminales Nahrungsangebot ist für die Aufrechterhaltung von Struktur und Funktion der Darmschleimhaut wichtig [10].
3. Die Komplikationsrate durch Nährlösung und Zufuhrweg ist bei ED geringer.
4. Die Kosten der ED sind wesentlich niedriger als bei TPE.

Diesen Vorteilen der ED steht bisher die Frage gegenüber, ob die Wirksamkeit der ED diejenige der TPE errreicht. Zur Klärung dieser Frage führen wir seit 1 1/2 Jahren eine randomisierte Untersuchung TPE vs ED durch.

Methodik

Indikation zur Aufnahme in die Studie sind gesicherte Morbus-Crohn-Erkrankungen mit besonders schwerem Verlauf (Tabelle 1). Die Patienten wurden randomisiert der Behandlungsgruppe TPE oder ED zugeordnet. Die medikamentöse Therapie mit Steroiden, Salazosulfapyridin und/oder Azathioprin wurde in unveränderter Dosierung fortgeführt.

Tabelle 1. Indikationen zur totalen parenteralen Ernährung und zur Elementardiät bei Morbus Crohn

Schwere akute Krankheitsschübe (AI > 250)
Subileuszustände
Enterokutane und enteroviszerale Fisteln
Schwere anorektale Läsionen, z.B. Abszedierung
Ausgeprägte Kachexie

Medizinische Klinik und Poliklinik der Universitat Düsseldorf, Medizinische Klinik und Poliklinik der Universität Tübingen

Tabelle 2. Zusammensetzung der totalen parenteralen Ernährung ohne Elektrolyte und Vitamine (Tageszufuhr)

Flüssigkeitsmenge	2500–3500 ml
Glukose	300– 400 g
Fett	100 g
Aminosäuren (in körperangepaßter Relation)	60– 120 g
Energiegehalt (ohne Protein)	2200–2600 cal

Beide Diätformen waren hinsichtlich Proteingehalt (1,5 g/kg KG/24 h) und Kalorienzufuhr (45 cal/kg KG/24 h) vergleichbar. Die Zusammensetzung der TPE ist in Tabelle 2 aufgeführt. Elektrolyte und Vitamine wurden daneben in ausreichender Dosierung verabreicht.

Als Elementardiät wurde aus Geschmacksgründen eine handelsübliche Peptiddiät (Survimed) gewählt, die einen hohen Anteil an kurzkettigen Peptiden aufweist [11]. Die Tagesmenge wurde in 6-10 Portionen über den Tag verteilt eingenommen. Wegen der besseren Verträglichkeit wurden Kalorienmenge und Konzentration langsam gesteigert. Bei Ablehnung der oralen Einnahme aus geschmacklichen Gründen wurde die Lösung über eine nasogastrische Sonde zugeführt.

AKTIVITÄTSINDEX

Nr. 1 bis Nr. 3 aus dem Wochenbericht des Patienten übertragen

Wenn darmresezierte Patienten eine hohe Stuhlfrequenz haben, so werden 3 Stühle/Tag nicht angerechnet und eine symptomatische Durchfallbehandlung mit Cholestyramin nicht gewertet.

1. Anzahl der weichen Stühle
   oder Durchfälle in der letzten Woche   × 2 = ...

2. Grad der Bauchschmerzen
   (Summe über eine Woche)   × 5 = ...

3. Allgemeinbefinden
   (Summe über eine Woche)   × 7 = ...

4. Andere mit Morbus Crohn assoziierte Symptome (Zutreffendes bitte ankreuzen):
   Gelenkschmerz, Arthritis   ☐   Iritis, Uveitis   ☐
   Eryth. nodos.   ☐   Pyod. gang.   ☐
   Stomatit. aphth.   ☐   Analfissur, -fisteln, -abszesse   ☐
   andere Fisteln   ☐   Temperaturen über 37^5
                                  in der letzten Woche   ☐

   Anzahl der zutreffenden Punkte .... × 20 = ...

5. Symptomatische Durchfallbehandlung
   wenn ja   ☐   × 30 = ...

6. Resistenz im Abdomen
   nein = 0, fraglich = 2, sicher = 3   × 10 = ...

7. Hämatokrit (Frauen 42 minus Hkt,
   Männer 47 minus Hkt) (Vorzeichen beachten)   × 6 = ...

8. Gewicht   ,   kg   Standardgewicht   kg

   $(1- \dfrac{\text{Gewicht}}{\text{Standardgew.}}) \times 100$

   (Übergewicht subtrahieren)   = ...

AKTIVITÄTSINDEX SUMME   = ...

Abb. 1. Aktivitätsindex bei Morbus Crohn [Nach (1)]

Die Bewertung erfolgte anhand eines verkürzten Aktivitätsindexes der Morbus-Crohn-Studie [1]. Über 3 Tage wurden die Zahl der flüssigen und weichen Stühle sowie die tägliche Bewertung der Schmerzangabe und des Allgemeinbefindens des Patienten erfaßt (Abb. 1).

Die Behandlungsdauer betrug 18 Tage. Nach 9 Tagen wurde ebenfalls eine Bewertung vorgenommen. Als Therapieversagen galt: erforderliche Operation, toxisches Megacolon, Ablehnung der Therapieform durch den Patienten trotz weiterbestehender Indikation, Einführung oder Erhöhung der Steroiddosis, Katheterkomplikationen, unveränderter oder angestiegener Aktivitätsindex und/oder persistierender Lokalbefund.

Als Therapieerfolg wurde ein Rückgang des Aktivitätsindexes um mehr als 40 Punkte und/oder eine lokale Befundbesserung gewertet.

Ergebnisse

Bisher wurden je 6 Patienten mit jedem Behandlungsregime behandelt (Tabellen 3 u. 4). Beide Kollektive sind hinsichtlich Schwere der Erkrankung (Bewertung laut Aktivitätsindex) und Art der Komplikationen vergleichbar. Männer und Frauen sind in beiden Gruppen gleichhäufig vertreten. Das Durchschnittsalter der TPE-behandelten Gruppe liegt bei 23,7 Jahren, das des ED-Kollektivs bei 39,3 Jahren. 3 Enterocutanfisteln waren postoperativ aufgetreten (1mal bei ED, 2mal bei TPE).

Tabelle 3. Indikationen und Ergebnisse des mit TPE behandelten Patientenkollektivs (n = 6)

Indikationen	Ergebnisse
Periproktitischer Abszeß + AI > 250	Versager (Operation)
Schwerer akuter Krankheitsschub	Versager (Sondenkomplikation)
Analfistel + AI > 250	Fistelverschluß + AI > 250
Enterokutanfistel (AI?)	Fistelverschluß
Enterokutanfistel	Fistelverschluß
Enterokutanfistel + AI > 250	Fistelverschluß + AI > 250

Tabelle 4. Indikationen und Ergebnisse der mit ED behandelten Patientengruppe (n = 6)

Indikationen	Ergebnisse
Schwerer akuter Krankheitsschub	Besserung (AI < 250)
Konglomerattumor + AI > 250	Versager
Enterokutanfistel + AI > 250	Versager
Schwerer akuter Krankheitsschub	Versager
Analfistel	Versager
Analfistel	Versager

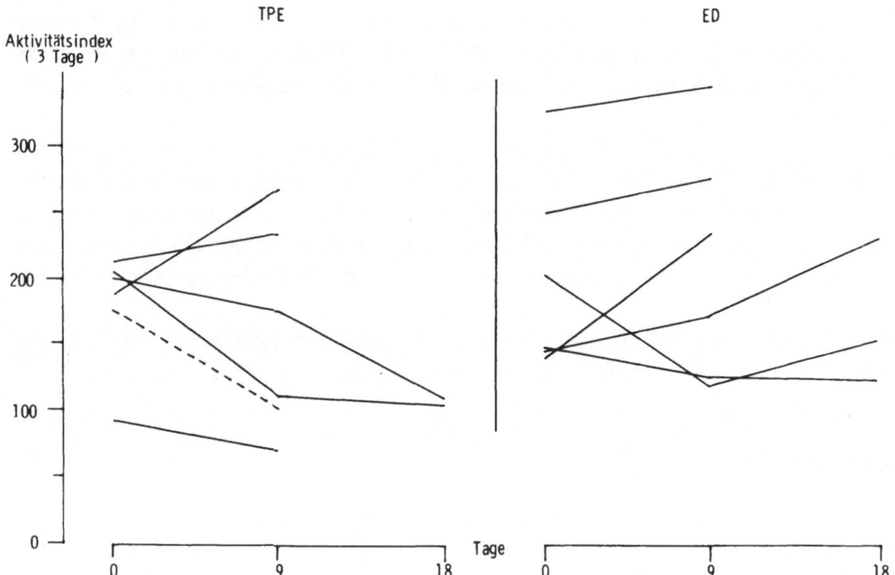

Abb. 2. Verkürzter Aktivitätsindex (3 Tage) vor (0 Tage), während (9 Tage) und nach (18 Tage) Behandlung mit TPE und ED. **Gestrichelte Linie** Aktivitätsindex ohne Stuhlfrequenzangabe bei Ileostoma

Die Behandlungsergebnisse der TPE-behandelten Gruppe zeigen in 4 Fällen eine positive Wirkung der TPE mit Fistelverschluß und Abfall des Aktivitätsindexes (Abb. 2). Bei 2 Patienten trat im Verlauf von 1 Monat ein Fistelrezidiv auf. In den beiden anderen Fällen dauert der Therapieerfolg bisher über 1 Jahr an. Die Therapie versagte 2mal (1mal Operation erforderlich, 1mal Ablehnung der Therapieform).

In der mit ED behandelten Gruppe konnte nur bei 1 Patienten eine Besserung erreicht werden. Bei 5 Patienten wurde weder der Lokalbefund noch der Aktivitätsindex entscheidend beeinflußt. In einem Fall wurde eine Fortsetzung der Therapie bei weiterhin bestehender Indikation abgelehnt. Für einen anderen Patienten war die Ernährung nur über eine nasogastrische Sonde akzeptabel.

Diskussion

Die Ergebnisse müssen bei den noch geringen Fallzahlen zurückhaltend beurteilt werden. Eine Überlegenheit der TPE in der Behandlung des Fistelleidens bei Morbus Crohn deutet sich an. Im Vergleich zur ED trat aber auch nach TPE bei der Mehrzahl der Fälle ein deutlicher Rückgang des Aktivitätsindexes ein (Abb. 2). Diese Ergebnisse bestätigen den auch von anderen Untersuchern gefundenen Wert der TPE als spezifisches Therapeutikum bei schweren Verlaufsformen des Morbus Crohn [6]. Ob die ED in der Behandlung komplizierter Morbus-Crohn-Erkrankungen lediglich als Adjuvans zu betrachten ist, muß der weitere Studienverlauf zeigen. Eine Fortführung der Untersuchung zur Klärung dieser Frage ist erforderlich.

Literatur

1. Best WR, Becktel JM, Singleton JW, Kern F (1976) Development of a Crohn's disease activity index. Gastroenterology 70:439
2. Fazio VW, Kodner I, Jagelman DG, Turnbull RB, Weakley FL (1976) Parenteral nutrition as primary or adjunctive treatment. Dis Colon Rectum 19:574
3. Fromm H, Gebel H, Schroeter U, Canzler H, Schmidt FW (1978) Zur Behandlung des Morbus Crohn im akuten Stadium. Dtsch Med Wochenschr 103:377
4. Göschke H, Buess H, Gyr K, Leutenegger A, Ott S, Stalder GA, Thölen H, Fahrländer H (1977) Elementare Diät als Alternative zur intravenösen Ernährung bei schweren gastrointestinalen Krankheiten. Schweiz Med Wochenschr 107:43
5. Hindmarsch JT, Clark RG (1973) The effects of intravenous and intraduodenal feedings on nitrogen balance after surgery. Br J Surg 60:589
6. MacFadyen BV, Dudrick SJ, Ruberg RL (1973) Management of gastrointestinal fistulas with parenteral hyperalimentation. Surgery 74:100
7. Peerenboom H, Wienbeck M, Miller B, Ehms H, Strohmeyer G (1977) Totale parenterale Ernährung bei Colitis ulcerosa und Morbus Crohn. Verh Dtsch Ges Inn Med 83:462
8. Peters H (1978) Parenterale Ernährungsbehandlung bei Morbus Crohn. In: Reissigl H, Bässler KH, Henneberg U (Hrsg) Beiträge zur Infusionstherapie und klinische Ernährung, Bd 1 (Parenterale Ernährung). Karger, Basel München Paris London New York Sydney
9. Reilly J, Ryan JA, Strole W, Fischer JE (1976) Hyperalimentation in inflammatory bowel disease. Am J Surg 131:192
10. Riecken EO, Menge H (1977) Nutritive effect of food constituents on the structure of the intestine. Acta Hepatogastroenterol (Stuttg) 24:389
11. Riedel A, Dietl H, Ohlenschläger G, Foerste A (1977) Proteinresorption und Stoffwechselverhalten bei ausschließlicher Ernährung mit einer vollbilanzierten ballastfreien Peptiddiät. Aktuel Ernährungsmed 2:207
12. Vogel CM, Corwin TR, Bauer AE (1974) Intravenous hyperalimentation in the treatment of inflammatory disease of the bowel. Arch Surg 108:460
13. Voitk AJ, Echave V, Feller JH, Brown RA, Gurd FN (1973) Experience with elemental diet in the treatment of inflammatory bowel disease. Is this primary therapy? Arch Surg 107:329

Anwendung der hochkalorischen parenteralen Ernährung in der Onkologie

Aspekte des Tumorstoffwechsels für die parenterale Ernährung

J.M. MÜLLER, R. ROSE, H. PICHLMAIER

Entstehung und Wachstum des Tumors führen zu tiefgreifenden Veränderungen im Organismus des Kranken. Die Ursachen hierfür sind eine Zerstörung funktioneller Gewebe, eine durch Obstruktion, Malabsorption oder Anorexie verminderte Aufnahme von Nährstoffen, sowie ein gestörter Stoffwechsel durch eine Über- oder Unterproduktion von Hormonen oder die Bildung von Tumortoxinen. Ein Symptom dieser Tumoraggression ist eine Verarmung des Organismus an bestimmten Bestandteilen des Struktur- und Energiestoffwechsels, als dessen Folge die Morbidität des Tumorpatienten ansteigt und durch verminderte Toleranz gegenüber aggressiven Therapiemaßnahmen bei herabgesetzter körpereigener Abwehr die Überlebenszeit verkürzt wird [8].

Durch die parenterale Ernährung wurde es möglich, unter Umgehung regulativer und damit eventuell limitierender Vorgänge des Gastrointestinaltrakts, nahezu jede nutritive Komponente gezielt zu substituieren. Damit können nicht nur Mangelzustände ausgeglichen, sondern auch durch eine Anhäufung einzelner Stoffwechselprodukte auftretende Ungleichgewichte korrigiert werden.

Für die Planung und Durchführung der parenteralen Ernährung bei Tumorpatienten erscheint es deshalb notwendig, von der Norm abweichende Veränderungen des Stoffwechsels insoweit zu kennen, als sie entweder durch die parenterale Ernährung zu beeinflussen sind, bzw. ein gegenüber dem Nicht-Tumorpatienten anderes Vorgehen erfordern.

Eiweißstoffwechsel

Eine Erniedrigung des Gesamteiweißes oder einzelner Fraktionen kann häufig im Serum von Tumorpatienten nachgewiesen werden. Die zentrale Frage ist, ob es sich hierbei um einen direkten Effekt des Tumors handelt oder dies sekundäre Veränderungen einer durch den Tumor verminderten Nahrungsaufnahme sind. Zur Klärung dieser Fragen werden vor allem Bilanzuntersuchungen mit Stickstoff sowie Beobachtungen der Stoffwechselwege radioaktiv markierter Eiweißvorstufen herangezogen.

Stickstoffbilanzuntersuchungen im Tierexperiment zeigten, daß Kontrolltiere die gleiche Menge an Stickstoff aufnahmen wie Tumortiere solange das Tumorvolumen unter 30% der tumorfreien Körpermasse lag. Ab diesem Punkt jedoch war bei den Tumortieren eine Steigerung der Gesamtaufnahme sowie eine Umverteilung des Stickstoffs vom Wirt auf den Tumor zu beobachten [21]. Versuche, den Stickstoff-

Chirurgische Universitätsklinik Köln-Lindenthal

entzug aus dem Wirtskörper durch erhöhte Zufuhr zu stoppen, waren nur kurzfristig erfolgreich [3, 28, 33]. Die Relevanz dieser Untersuchungen für den Menschen ist fraglich, da das Tumorvolumen nur in Ausnahmefällen über 5% des Körpergewichts liegt.

Die bisher vorliegenden Stickstoffbilanzuntersuchungen bei Tumorpatienten sind kontrovers. Positive, negative wie auch ausgeglichene Bilanzen wurden ermittelt [20, 31]. Leider fehlt in den meisten Untersuchungen der Bezug zwischen Stickstoffbilanz, Ernährungszustand und Ausdehnung des Tumorwachstums. Addiert man hierzu die methodischen Schwierigkeiten, die Gesamtmenge des ausgeschiedenen Stickstoffs exakt über einen längeren Zeitraum zu bestimmen, so muß hieraus gefolgert werden, daß sinnvolle Aussagen über den Stickstoffhaushalt beim Tumorpatienten bisher nicht vorliegen. Aufgrund der tierexperimentellen Untersuchungen muß somit auf der Basis der Stickstoffbilanzmethode eine direkte Beeinflußung des Proteinstatus beim Menschen durch den wachsenden Tumor abgelehnt werden.

Goodlad [15] fand bei den Ratten mit Walker-256-Karzinomen, daß der Einbau radioaktiv markierter Aminosäuren in den Muskel vermindert ist. Nach seiner Interpretation handelt es sich hierbei um einen Translationsdefekt, der möglicherweise durch einen bereits von Toparek [32] beschriebenen Serumfaktor hervorgerufen wird. Diese Ergebnisse haben inzwischen beim Menschen ihre Bestätigung gefunden. Die Einbaurate von radioaktiv markiertem Leucin in den Muskel sowie die muskuläre Proteinsynthesekapazität ist bereits bei Patienten mit lokalen soliden Karzinomen gegenüber einem gesunden Kontrollkollektiv eingeschränkt.

Die Albuminsyntheserate kann bei verschiedensten Tumoren vermindert sein [6, 17]. Inwieweit es sich hierbei um ein irreversibles Geschehen handelt muß offen bleiben. Da jedoch unter Hyperalimentationsbedingungen in vielen Fällen eine Zunahme der Eiweißfraktionen beobachtet werden kann, scheint die Größe des Substratangebots nicht ohne Belang.

Eine Umverteilung des Proteins mit Verlust aus dem intravaskulären Raum erscheint in Anbetracht eines bei Tumorpatienten häufig beobachteten subklinischen Ödems möglich. Das nephrotische Syndrom bzw. die eiweißverlierende Enteropathie sind insgesamt zu selten, um als generelle Erklärung des Eiweißverlusts bei Tumorpatienten herangezogen werden zu können. Daß die anatomische Lage des Tumors, insbesondere innerhalb des Verdauungstrakts, das Verhalten des Eiweißstatus wesentlich beeinflussen kann ist unbestritten. Am Beginn des Gastrointestinaltrakts liegende Tumoren vermindern die Nahrungsaufnahme, wogegen weit distal gelegene Tumoren für eine längere Verweildauer und damit möglicherweise bessere Ausnützung der aufgenommenen Nahrung sorgen.

Neben den die Eiweißsynthese und -verteilung beeinflussenden Mechanismen darf die Auswirkung des Tumors auf regulative Vorgänge nicht unbeachtet bleiben. Im Zustand der verminderten Nahrungsaufnahme setzen bei tumorfreien Individuen bereits nach wenigen Tagen Mechanismen ein, die eine zunächst rasche Proteinolyse, Mobilisation der Aminosäuren aus dem Muskel, Glukoneogenese sowie erhöhte Stickstoffausscheidung drosseln [4].

Der Tumor selbst besitzt weder entsprechende Kontrollmechanismen, noch ist er in der Lage, die Umstellung des Wirtsorganismus auf den Hungerzustand zu erkennen oder nachzuvollziehen [2].

Man muß zum jetzigen Zeitpunkt davon ausgehen, daß der Tumor von sich aus den Eiweißstoffwechsel beeinträchtigen und zu einer Verminderung des Proteinbestandes führen kann. Der Anteil der Hypoproteinämie an der Morbidität eines Patienten ist, solange diese nicht erhebliche Ausmaße annimmt, schwer zu bestimmen. Über den Zusammenhang zwischen Hypoproteinämie und verminderter Therapietoleranz sowie Verminderung der Immunitätslage und Verschlechterung der respiratorischen Funktion wurde mehrfach berichtet [1, 12].

Kohlenhydratstoffwechsel

Hypoglykämie verursachende Tumoren des Pankreas, des Retroperitonealraums sowie der Leber sind eine Rarität [34]. Charakteristisch für die letzteren ist häufig ihre außergewöhnliche Ausdehnung mit einem Gewicht von mehreren Kilogramm. Die Pathogenese der durch sie verursachten Blutzuckersenkung ist kontrovers. Das große Tumorvolumen führt nach Carey [5] zu einer gesteigerten Utilisation der Glukose durch den Tumor. In einzelnen Fällen wurde die Produktion insulinähnlicher Metaboliten nachgewiesen [27].

Der Tumorstoffwechsel weist eine hohe Rate an anaerober Glykolyse mit Produktion von Laktat auf [14]. Der damit verbundene Mehranfall von sauren Valenzen ist zu vernachlässigen. Die Umwandlung von Laktat über den Cori-Zyklus zu Glukose ist jedoch ein energieverbrauchender Prozeß. Man nahm daraufhin an, daß dieser Mechanismus für den erhöhten Energieumsatz, der bei verschiedenen Karzinomen beobachtet wurde, verantwortlich sei. Dies schien zunächst durch die Untersuchungen von Holroyde [18] bestätigt zu werden. Er wies nach, daß bei Patienten mit metastasierenden Karzinomen das Ausmaß des Gewichtsverlusts parallel zur erhöhten Cori-Zyklus-Aktivität verläuft.

Aus den hierbei gewonnenen Daten kann jedoch berechnet werden, daß der ohnehin notwendige Energieaufwand für die Umwandlung von Laktat in Glukose hierbei nur um maximal 10% gesteigert wird. Damit kommt ihm hinsichtlich der Gesamtenergiebilanz keine wesentliche Bedeutung zu.

Fettstoffwechsel

Veränderungen des Fettmetabolismus mit Abbau der Fettdepots, die mit über 100 000 Kcal die größte Energiereserve des Körpers darstellen, zeigen sich häufig bei Tumorpatienten mit eingeschränkter Nahrungsaufnahme.

Experimentelle und klinische Daten deuten jedoch darauf hin, daß ein Fettverlust auch ohne Anorexie im Frühstadium einer Tumorerkrankung auftreten kann.

Veränderungen der Serumlipidfraktionen wurden im Tierexperiment bereits 4 Tage nach der Tumorimplantation beobachtet [9]. Untersuchungen über den Fettgehalt menschlicher Muskulatur bei Patienten mit operablen Mamma- und Kolonkarzinomen zeigten im Vergleich zu einer tumorfreien Kontrollgruppe eine Reduktion des Fettgehalts um bis zu 50% [7].

Der Mechanismus des Fettverlusts bei Tumorpatienten ist umstritten. Bei chronischer Mangelernährung dürften beim Tumorpatienten die gleichen physiologischen Vorgänge ablaufen, wie sie von Cahill [4] bei Normalpatienten im protrahierten Hungerversuch beschrieben wurden.

Dies beinhaltet einen gesteigerten Fettabbau zur Bereitstellung von Ketonkörpern als Betriebsstoffe. Dies erklärt jedoch nicht den Fettverlust im frühen Stadium des Tumorwachstums. Die von Devlin [11] angebotene Hypothese, wonach verschiedene Tumoren einen Entkoppler der oxidativen Phosphorylierung produzieren können, erscheint zwar attraktiv, leider konnte sie bisher nicht eindeutig bestätigt werden.

Inwieweit der Verlust an Körperfett den Tumorpatienten überhaupt beeinträchtigt ist schwierig zu beurteilen. Hat er jedoch derartige Ausmaße angenommen, daß es zum Verlust von Strukturlipiden kommt, die Bestandteile der Membranintegrität sind, muß mit irreversiblen Schäden der Zellfunktion gerechnet werden.

Elektrolythaushalt

Generelle Veränderungen des Elektrolythaushalts bei Karzinompatienten sind nicht bekannt. Eine Abnahme des Gesamtkörperkaliums und -natriums kann jedoch mit einem tumorbedingten Gewichtsverlust einhergehen [22]. Sonderfälle sind die Hypokaliämie beim schleimabsondernden, kaliumverlierenden Adenokarzinom des Kolons oder sekundär bei insulinproduzierenden Tumoren des Pankreas oder des Retroperitoneums.

Eine Verdünnungshyponatriämie, hervorgerufen durch übermäßige ACTH-Produktion wird beim Oat-cell-Karzinom der Lunge, im Rahmen eines paraneoplastischen Syndroms sowie beim Tumorbefall des Hypothalamus beobachtet. Erhöhte Kalziumspiegel finden sich bei den Tumoren der Nebenschilddrüse, bei Skelettmetastasen sowie der multiplen endokrinen Adenomatose.

Erhöhte Magnesiumspiegel fanden sich im Gewebe von Mammakarzinomen [25]. Interessant ist die Beobachtung Parsons (Zitat nach 1), wonach bei einer durch Langzeitdialyse induzierten Hypomagnesämie und Hypokaliämie spontane Tumorregressionen auftraten.

Spurenelemente

Erniedrigte Serum-Zink-Spiegel werden bei Patienten mit Bronchialkarzinomen und Kolonkarzinomen beobachtet [10]. Krebspatienten können bis zu 3mal mehr Zink im Urin ausscheiden als normale Patienten. Zugleich ist bei ihnen die Molybdänausscheidung vermindert. Nach Pfeilsticher [23] spricht ein Verhältnis von Zink zu Molybdän von über 300 im Urin für einen fortgeschrittenen Tumor.

Die Rolle des Zinks in der Karzinogenese ist umstritten. Eine erhöhte Zinkaufnahme soll zur Entwicklung von Ösophagus- und Magenkarzinomen führen [13]. Im Tierexperiment kann eine verminderte Zinkzufuhr zur Wachstumsbeschränkung einzelner Karzinome führen.

Von Bedeutung für den Tumorpatienten ist die Beobachtung, daß Zinkmangel zu einer verminderten Wundheilung führen kann [19]. Die orale Substitution von Zink beschleunigt deutlich die Wundheilung in der postoperativen Phase [16]. Als Ursache hierfür nimmt man die Rolle des Zinks als Kofaktor bei der Proteinsynthese und Kollagenformation an.

Kupfermangelzustände treten in der Regel erst nach langdauernder Malabsorption auf. Erhöhte Kupferspiegel finden sich bei einer Reihe von Karzinomen. Bei Patienten mit malignen Lymphomen besteht eine Relation der Kupferspiegel zur Aktivität der Erkrankung [29]. Sind die Spiegel vor Therapiebeginn hoch, so fallen sie bei erfolgreicher onkologischer Behandlung ab und bleiben während der Remission im Normbereich [30]. Ein erneuter Anstieg des Kupfers kann dem klinischen Rezidiv vorausgehen.

Indikation und Planung der parenteralen Ernährung bei Tumorpatienten

Ernährungsphysiologisch steht in den meisten Fällen zum Zeitpunkt der gesicherten Diagnose ein Mangelzustand an Eiweiß- und Energieträgern im Vordergrund der Tumorerkrankung. Ihn durch ein vermehrtes orales Nährstoffangebot auszugleichen, sollte mit spezifischen onkologischen Therapiemaßnahmen Hand in Hand gehen. Erst wenn eine ausreichende enterale Nahrungsaufnahme nicht erreicht werden kann, ist die parenterale Ernährung indiziert.

Zwei Ausnahmen dieser Regel erscheinen sinnvoll:

1. Die Vorbereitung auf ein extrem kataboles Ereignis, wie zum Beispiel einen ausgedehnten, chirurgischen Eingriff. Durch präoperative parenterale Ernährung kann auch bei Patienten im normalen Ernährungszustand die postoperative Komplikationsrate gesenkt werden. Zudem tritt eine Adaptation des Stoffwechsels auf das parenterale Nahrungsangebot ein, so daß im Vergleich zu nicht präoperativ parenteral ernährten Patienten weniger Stoffwechselprobleme und ein rascherer Ausgleich der zunächst negativen Stickstoffbilanz postoperativ auftreten.

2. In Verbindung mit auf den Zellzyklus wirkenden Chemotherapeutica. Tierexperimentelle wie klinische Ergebnisse belegen eine Wachstumsstimulation des Tumors unter forcierter Ernährungstherapie. Dieser Effekt kann für verschiedene Karzinome, bei denen potente, auf den Zellzyklus wirkende Chemotherapeutica verfügbar sind, wünschenswert sein. Ein großer Anteil der Tumorzellen wird hierdurch im Mitosestadium angetroffen, in denen sie gegenüber Antimetaboliten wie zum Beispiel Metothrexat, besonders verwundbar sind. Vollremissionen der Tumorerkrankung scheinen so häufiger möglich.

Für die Planung der parenteralen Ernährung bei Tumorpatienten stehen, da Kenntnisse über den Aminosäurenstoffwechsel und -bedarf der einzelnen Tumortypen bisher fehlen, weniger qualitative als quantitative Gesichtspunkte im Vordergrund. Nach den Untersuchungen von Rutten [24], muß zu dem nach Körpergröße und Körpergewicht errechneten Basisbedarf [26] für den Tumorpatienten das 0,5-0,7fache addiert werden, um eine optimale Proteinsyntheserate zu erreichen. Bei kachektischen Patienten ist besonders zu Beginn der parenteralen Ernährung der reduzierten Stoffwechselkapazität Rechnung zu tragen. In den ersten Tagen der parenteralen Ernährung sollte eine Zufuhrrate von 50% des errechneten Bedarfs nicht überschritten werden. Vom 3.-5. Tag kann dann stufenweise auf das volle Infusionsprogramm übergegangen werden. Eiweiß- und Elektrolytdefizite sowie Störungen des Säure-Basen-Haushalts müssen parallel hierzu gezielt ausgeglichen werden, um vor allem eine durch das erhöhte Volumenangebot bedingte Ödemneigung zu verhindern.

Die bisherigen Kenntnisse über den Tumorstoffwechsel selbst und sein Einfluß auf die einzelnen Stoffwechselkompartments des Wirtsorganismus sind lückenhaft. Weitere Arbeiten auf diesem Gebiet müssen dazu beitragen, den Substratbedarf des Tumorpatienten exakt zu definieren, so daß Nährlösungen entwickelt werden können, die eine maximale ernährungsphysiologische Rehabilitation erlauben. Inwieweit hierdurch das Therapieergebnis beeinflußt werden kann muß zunächst offen bleiben.

Sicherlich wird jedoch die Wiederherstellung eines normalen Ernährungszustandes bei vielen Tumorpatienten erheblich zum psychischen und physischen Wohlbefinden beitragen.

Literatur

1. Blackburn GL, Maini BS, Bistrian BR, McDermott WV (1977) The Effect of Cancer on Nitrogen, Electrolyte, and Mineral Metabolism. Cancer Res 37:2348–2353
2. Brennan MF (1977) Uncomplicated Starvation versus Cancer Cachexia. Cancer Res 37: 2359–2364
3. Begg RW, Dickenson TE (1951) Systemic Effects of Tumors in Force-Fed Rats. Cancer Res 11:409–412
4. Cahill GF (1971) Obesity and Insulin Levels. New Engl J Med 284:1268–1269
5. Carey RW, Pretlow TG, Ezdinli EA, Holland JF (1966) Studies on the Mechanism of Hypoglycemia in a Patient with Massive Intraperitoneal Leiomyosarcoma. Am J Med 40:458–469
6. Costa G, Bernbeck P (1966) Metabolic Studies with Albumin. Proc Am Assoc Cancer Res 7:15
7. Costa G, Samal BA, Brennan J, Pickren JW (1965) Changes in the composition of Human muscle during the Growth of Malignant Tumors. Proc Assoc Cancer Res 6:12
8. Costa G (1977) Cachexia, the Metabolic Component of Neoplastic Diseases. Cancer Res 37:2327–2335
9. Cox RA, Gocken M Effect of Simian Virus 40 Subcutaneous Tumors on Lipid Metabolism of the Golden Hamster. J Natl Cancer Inst
10. Davies IJ, Musa M, Dormandy TL (1968) Measurements of Plsma Zinc. I. In Health and Disease. Clin Pathol 21:359, 265
11. Devlin TM, Costa G (1964) Phosphorylation and ATPase Activity of Liver Mitochondria from Swiss Mice Bearing Krebs-2-Carcinoma. Proc Soc Exptl Bio Med 116:1095–1098
12. Doekel RC, Zwillich CB, Scoggin CH, Kryger M, Weil J (1976) Clinical Semi-Starvation: Depression of Hypoxic Ventilatory response. New Engl J Med 295:358–361
13. McGlashan ND (1972) Zinc and Oesophageal Cancer. Lancet I:578
14. Gold J (1974) Cancer Cachexia and Gluconeogenesis. Ann N Y Acad Sci 230:103–110
15. Goodlab GAJ, Raymond NJ (1973) The Action of the Walker 256-Carcinoma and Toxohormone on Amino acids Incorporation into the Diaphragm Protein, Europ J Cancer 9:139–144
16. Hallbook T, Lanner E (1972) Serum Zinc and Healing in Venous Leg Ulcers, Lancet II: 780–782
17. Holland JF, Peters S, Bryant B, Blau M (1966) Independence of Selenomethionine Pathways from Those of Methionin in Mammalian Protein Metabolism. J Clin Invest 45:1024
18. Holroyde CP, Gabuzda TG, Putnam RC, Paul P, Reichard GA (1975) Altered Glucose Metabolism in Metastatic Carcinoma. Cancer Res 35:3710–3714

19. Hygrovcic M, Tessmer CF, Minckler TM, Moosler B, Taylor GH (1968) Serum Copper Levels in Lymphoma and Leukemia: Spezial Reverence to Hodgkins Disease. Cancer 21:743–755

20. Liebelt RA, Gehring G, Dalmonte L, Schuster G, Liebelt A (1974) Paraneoplastic Syndromes in Experimental Animal Model Systems. Ann N Y Acad Sci 230:547–564

21. Mider GB (1951) Some Aspects of Nitrogen and Energy Metabolism in Cancerous Subjects: A Review. Cancer Res 11:821–829

22. Moore FD (1959) Metabolic Care of Surgical Patient. W. B. Saunders, Philadelphia

23. Pfeilsticher K (1965) Spurenelemente in Organen und Urin bei Krebs. Z Klin Chem Klin Biochem 3:145–150

24. Rutten P, Blackburn GL, Flatt JP, Hallowell E, Cochran D (1975) Determination of Optimal Hyperalimentation Infusion Rate. J Surg Res 18:477–483

25. Schwartz MK (1975) Role of Trace Elements in Cancer. Cancer Res 35:3481–3487

26. Shenkin A, Wretlind A Parenteral Nutrition. Wld Rev Nutr Diet 28:1–111

27. Silverstein MN (1969) Tumor Hypoglycemia. Cancer 23:142–144

28. Sugimura T, Birnbaum SM, Winitz M, Greenstein JP (1965) Quantitative Nutritional Studies with Water Soluble, Chemically Defined Diets VII. Europ J Cancer 1:199–202

29. Tessmer CF, Hrgovcic M, Thomas FB, Wilbur J, Mumford DM (1972) Long Term Serum Copper Studies in Akute Leukemia in Children. Cancer 30:358–365

30. Tessmer CF, Hrgovcic M, Thomas FB, Fuller LM, Castro JR (1973) Serum Copper as an Index of Tumor Response to Radiotherapy. Ther Rad 106:635–639

31. Terpeka AR, Waterhouse C (1956) Metabolic Observations during the Force Feeding of Patients with cancer. Am J Med 20:225–236

32. Toporek M (1972) Effects of Whole Blood or Albumin Fraction from Tumorbearing Rats on Liver Protein Synthesis. Cancer Res 33:2579–2583

33. Waterhouse C (1974) How Tumors Affect Host Metabolism. Ann N Y Acad Sci 230:86–93

34. Waterhouse C, Kempermann JH (1971) Carbohydrate Metabolism in Subjects with Cancer. Cancer Res 31:1273–1278

Hochkalorische parenterale Ernährung in der Onkologie
– Tierexperimentelle Ergebnisse –

E. STEIGER, J. BLANCHARD

Einleitung

Die metabolischen und ernährungsphysiologischen Folgen der Kachexie können beim Tumorpatienten tiefgreifende Veränderungen hervorrufen, die bis hin zum Tod an Mangelernährung führen. In vielen Fällen ist die Tumorkachexie einfach durch die Unfähigkeit des Patienten bedingt, ausreichend Nahrung aufzunehmen oder zu absorbieren. Die Begleiterscheinungen eines chirurgischen Eingriffes, der Chemotherapie oder der Bestrahlung bzw. ein mechanischer Effekt des Tumors selbst, behindern die normale Verdauung der Nahrung sowie ihre Aufnahme aus dem Darm. In der letzten Zeit wurde eine große Anzahl von Produkten zur adjuvanten, oralen bzw. Sonderernährung entwickelt. Ihre erfolgreiche Anwendung setzt jedoch einen gut motivierten Patienten voraus, der einen normal funktionierenden Gastrointestinaltrakt besitzt, so daß er die zusätzlich angebotene Nahrung auch verwerten kann.

Die hochkalorische oder totale parenterale Ernährung (TPE) wurde erfolgreich auch bei solchen Patienten angewandt, die nicht mehr über ein funktionierendes Intestinum verfügen.

Durch diese Methode konnte bei einer großen Anzahl von Krankheiten, die üblicherweise mit Gewichtsverlust, Mangelernährung und körperlichem Verfall einhergehen, ein normaler Ernährungszustand wiederhergestellt und über lange Zeit erhalten werden.

Indiziert ist die TPE im Rahmen der Onkologie vor allem zur Vorbereitung des Patienten auf einen ausgedehnten chirurgischen Eingriff, zur Überbrückung der postoperativen Nahrungskarenz sowie als flankierende Maßnahme während der Chemotherapie oder Bestrahlung.

Bevor wir sicher sein können, daß der Tumorpatient aus dieser Art der adjuvanten intravenösen Ernährung substantielle Vorteile zieht, müssen jedoch eine Reihe von Fragen durch prospektive, randomisierte Studien geklärt werden. Zuerst ist zu klären, ob ein hochwertiges und hochdosiertes Nahrungsangebot das Tumorwachstum beschleunigt. Dann, ob die hochkalorische parenterale Ernährung die postoperative Morbidität und Mortalität beim Tumorpatienten senken kann, ob mit Unterstützung der TPE höhere Dosen von Chemotherapeutica bei geringeren Nebenwirkungen verabreicht werden können, und wie dies letztlich die Überlebenszeit des Tumorpatienten beeinflußt.

Der Beantwortung einiger dieser Fragen versuchten wir durch tierexperimentelle Untersuchungen näher zu kommen.

Cleveland Clinic, Cleveland, USA

Eine totale parenterale Ernährung bei Ratten wurde zum ersten Mal 1972 durch Steiger [7] beschrieben. Das TPE-Modell bei der Ratte kann vor allem bei der Beantwortung der Frage helfen, ob die adjuvante parenterale Ernährung einen Effekt auf das Tumorwachstum hat sowie die Toleranz gegenüber aggressiven chemotherapeutischen Maßnahmen steigert. Ratten mit einem Körpergewicht zwischen 150 und 400 g können mit speziellen Nährlösungen problemlos über Wochen infundiert werden. Zur Implantation des zentralvenösen Katheters wird die Ratte zuerst mit Äther betäubt. Nach einer kleinen Hautinzision über der rechten Jugularvene wird diese eröffnet und ein dünner Silikonkatheter so weit vorgeschoben, daß seine Spitze am Übergang zwischen Vena cava superior und rechtem Vorhof zu liegen kommt.

Dieser Punkt findet sich normalerweise in Achselhöhe der Ratte. Ein kleiner Tropfen eines Silikonklebstoffes wird vorher so auf den Katheter geträufelt, daß er hinterher an der Venotomie liegt. Ist der Klebstoff ausgehärtet, wird daran die Vene mit dünnen Nähten befestigt, um ein Herausgleiten des Katheters zu verhindern. Der Katheter wird daraufhin durch einen subkutanen Tunnel zwischen den beiden Schulterblättern ausgeleitet und die Inzision am Hals durch Seidenfäden verschlossen. Der Ratte wird ein spezielles Geschirr angelegt. Ein dünnes Stahlröhrchen schützt den Katheter vom Geschirr bis zur Decke des Käfigs, wo es in eine

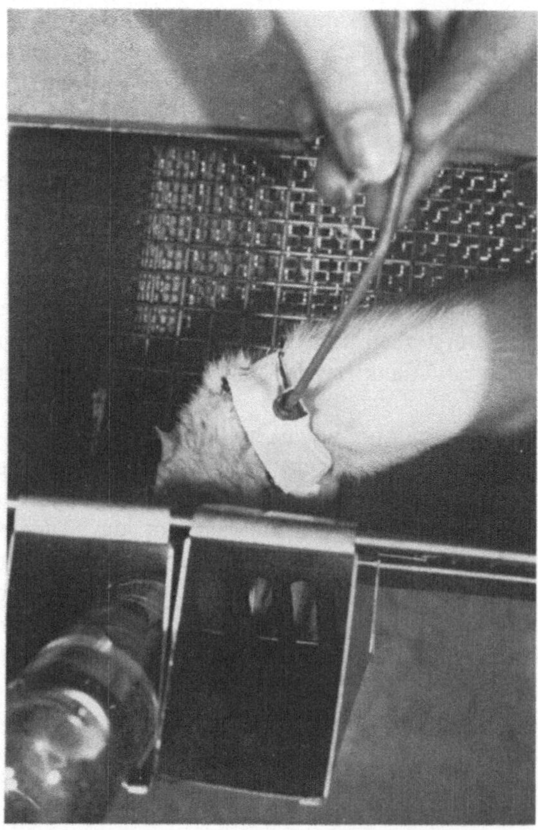

Abb. 1. Ratte mit implantiertem, zentralvenösem Katheter

Stahlfeder mündet. Der Katheter wird mit einer Infusionspumpe verbunden. Diese Anordnung schützt den Katheter und erlaubt der Ratte durch die Feder eine uneingeschränkte Aktivität innerhalb des Stoffwechselkäfigs (Abb. 1).

Das Volumen der Infusionslösung beträgt für eine 200–250 g schwere Ratte etwa 50 ml pro Tag. Die einzelnen Komponenten dieser Lösung sind in Tabelle 1 aufgeführt. Die Infusionspumpe sorgt für eine kontinuierliche Zufuhr der Nährlösungen. Wir beginnen mit etwa 20 ml/Tag und steigern dann das Volumen ständig, bis am 3. Tag 50 ml erreicht sind.

Die exakte Flüssigkeitsaufnahme, die Urinausscheidung und das Gewicht der Ratten werden täglich registriert. Auf relativ kleinem Areal können so 14 Ratten hochkalorisch parenteral ernährt werden (Abb. 2). Um den Effekt der TPE auf das Tumorwachstum zu untersuchen, wählten wir folgende Versuchsanordnung. Drei Gruppen von Ratten wurde ein nicht metastasierender Brusttumor subkutan implantiert. Je einer Gruppe wurde entweder 5%ige Glukoselösung, 5%ige Aminosäurelösung mit 30%iger Glukoselösung oder 5%ige Aminosäurelösung allein parenteral verabreicht. Der Tumor wächst subkutan und tötet das Tier innerhalb von 5–6 Wochen. Mit Hilfe eines Kalibers kann der Tumor dreidimensional gemessen werden. Sein Volumen wurde täglich während der gesamten Dauer des Experimentes (10 Tage) bestimmt. Ratten, die ein gleichmäßiges Tumorwachstum zeigten, wurden in 3 Gruppen randomisiert. Am Ende des 10. Tages wiesen die Ratten, die 5%ige Glukose- oder 5%ige Aminosäurelösungen erhalten hatten, einen signifikanten Gewichtsverlust auf. Ratten unter hochkalorischer parenteraler Ernährung hatten an Gewicht zugenommen (Tabelle 2).

Das Lebergewicht und das Serumalbumin waren bei den Ratten, die 30%ige Glukose- und 5%ige Aminosäurenlösungen erhalten hatten, konstant geblieben. Das Tumorvolumen betrug in dieser Gruppe 52,1 cm^3, in der Gruppe, die nur 5%ige Glukoselösung erhalten hatte 34,5 cm^3. Interessant für uns war, daß Ratten, denen aus-

Tabelle 1. Infusionsschema des Experiments zur hochkalorischen parenteralen Ernährung von Ratten

	Gruppe I (30% Glukose u. 5% Aminosäurenlösung)	Gruppe II (5% Aminosäurenlösung)	Gruppe III (5% Glukose)
Glukose	300 g	–	50 g
Kalzium	2,152 g	2,152 g	2,152 g
Natriumglycerinphosphat	1,6 g	1,6 g	1,6 g
Magnesiumsulfat	409 mg	409 mg	409 mg
Natriumacetat	1,886 g	1,886 g	–
Natriumchlorid	585 mg	585 mg	2,51 g
Kaliumchlorid	1,965 g	1,965 g	4,47 g
Kaliumacetat	3,430 g	3,430 g	–
M.V.I.-Konzentrat	0,5 cm^3	0,5 cm^3	0,5 cm^3
Aqua dest. ad	1000 ml	1000 ml	1000 ml

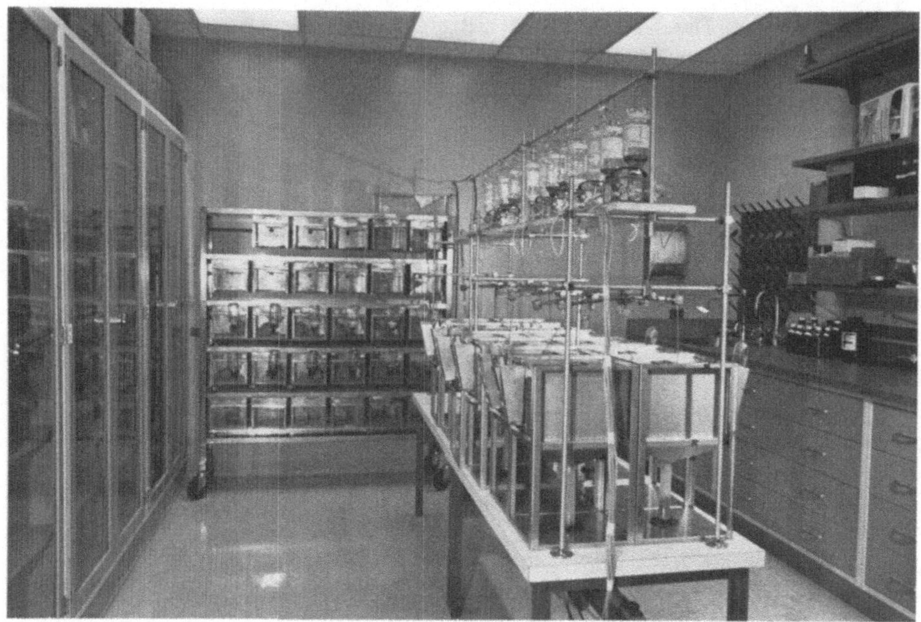

Abb. 2. Stoffwechselkäfige und Infusionsvorrichtungen der untersuchten Ratten

Tabelle 2. Ergebnisse nach 10tägiger TPE von tumorinfizierten Ratten

Infusionsschema	Veränderungen des Körpergewichts (g)	Lebergewicht bei Sektion (g)	Albumin vor Sektion (g%)	Tumorvolumen (cm³)
30% Glukose + 5% Aminosäurenlösung	+ 27 ± 11	10,8 ± 0,8	2,4 ± 0,3	52,1 ± 8,1
5% Aminosäurenlösung	− 41 ± 11	5,5 ± 0,8	1,9 ± 0,2	50,1 ± 15,3
5% Glukose	− 51 ± 9	4,2 ± 1,0	1,9 ± 0,5	34,6 ± 10,9

schließlich 5%ige Aminosäurenlösungen verabreicht wurden, ein Tumorwachstum von 50,1 cm³ zeigten. Dieses Experiment demonstriert, daß die Zusammensetzung der zugeführten parenteralen Ernährung, einen Effekt auf das Tumorwachstum hat. Das Tumorvolumen der Ratte war nach hochkalorischer parenteraler Ernährung (5%ige Aminosäurelösung, 30%ige Glukoselösung) signifikant größer als bei ausschließlicher Zufuhr von 5%iger Glukose. Ratten, die ausschließlich 5%ige Aminosäurenlösungen erhalten hatten, wiesen ebenso signifikant größere Tumoren auf als Ratten unter ausschließlicher Kohlenhydratzufuhr. Hieraus schlossen wir, daß bei parenteraler Ernährung der Aminosäurengehalt der Nährlösungen eine signifikante Rolle für das maximale Tumorwachstum spielt. Die Aminosäurenzufuhr hat auch dann einen Effekt auf das Tumorwachstum, wenn das

Körpergewicht nicht zunimmt. Dies zeigt sich deutlich bei den Ratten unter ausschließlicher Aminosäurenzufuhr, deren Tumorvolumen trotz Körpergewichtsverlust stark anstieg.

Das Verhältnis Tumorgewicht zur tumorfreien Körpermasse betrug bei den Ratten unter 5%iger Glukosezufuhr 10,8%, bei totaler parenteraler Ernährung 10,2%. Man könnte nun annehmen, daß das Tumorwachstum parallel zur Körpergewichtszunahme verläuft. Dem widersprechen jedoch die Ergebnisse in der Aminosäurengruppe, die ein Verhältnis von Tumor zur tumorfreien Körpermasse von 19,8% aufwiesen. Dies belegt, daß in der Tat ein intravenös zugeführter Nährstoff einen Effekt auf das Tumorwachstum haben kann und die Volumenzunahme des Tumors nicht parallel zu Körpergewichtsveränderungen verlaufen muß. Aufgrund dieser Untersuchungen schlossen wir, daß verschiedene Komponenten einer hochkalorischen parenteralen Ernährung Einfluß auf die Wachstumsrate des Tumors haben, und daß der Aminosäurenanteil der Faktor ist, der ein gesteigertes Tumorwachstum hervorruft. Wir stellten deshalb die Hypothese auf, daß mit dem Einsatz der hochkalorischen parenteralen Ernährung eine Stimulation des Tumorwachstums erreicht wird. Damit ist zu erwarten, daß bei einem kombinierten Einsatz von TPE und Chemotherapeutika mit Wirkung auf den Zellzyklus das Therapieergebnis verbessert werden kann.

Meyer [4] wies nach, daß bei Ratten mit einem Walker-256-Karzinom die Wachstumsrate des Tumors merklich abnahm, wenn Methotrexat und Citrovorum-Faktor, statt mit einer Normaldiät, zusammen mit einer kohlenhydratreichen Nahrung verabreicht wurden. Er stellte daraufhin die Theorie auf, daß ein hoher Kohlenhydratanteil in der Nahrung zu einer gesteigerten Glykolyse führt. Hieraus resultiere eine Lactatakkumulation und ein Abfall des PH im Interstitium des Tumors. Dieser niedrige PH-Spiegel vermindere den Energiestoffwechsel des Tumors und mache die Tumorzelle anfälliger für eine systemische Chemotherapie. Leider waren diese Versuche nicht gut kontrolliert. Die Nahrungsaufnahme in jeder Gruppe war nicht ausreichend bekannt, da die Tiere nach Belieben fressen konnten und die exakte Menge der aufgenommenen Nahrung nicht bestimmt wurde.

Cameron und Rogers [1] zeigten, daß Ratten mit einem Morris-Hepatom, denen Hydroxy-urease zusammen mit TPE verabreicht wurde, eine signifikant größere Reduktion der Tumorwachstumsrate aufwiesen, als Ratten, die unbeschränkt fressen konnten, da aufgrund der Chemotherapie die Nahrungsaufnahme reduziert wurde. Lowry [3] untersuchte die Auswirkung einer oralen Diät auf das Tumorwachstum und die tumorfreie Eiweißmasse des Körpers. Nach seinen Untersuchungen hat eine eiweißarme Diät keinen Effekt auf die Wachstumscharakteristik oder die Zellstruktur eines Rattensarkoms. Dennoch läßt eine Analyse seiner Daten am 21. Tag des Experiments erkennen, daß zwar die gesamte Tumor-DNA durch die eiweißarme Kost nicht beeinflußt wird, das Tumorgewicht und der Stickstoffgehalt des Tumors jedoch signifikant abfallen. Daly [2] stellte fest, daß Ratten unter totaler parenteraler Ernährung ausgedehntere Tumoren aufwiesen als bei proteinfreier oraler Nahrung.

Trotz dieser experimentellen Beobachtungen, die eindeutig auf eine Beeinflussung der Tumorwachstumsrate durch den Typ der Nahrung hinweisen, existierten bis jetzt keine klinischen Beobachtungen über das Vorkommen eines gesteigerten Tumorwachstums unter TPE. Dies ist sehr wahrscheinlich dadurch bedingt, daß parallel zur adjuvanten parenteralen Ernährung aggressive Maßnahmen wie Chemotherapie, Radiotherapie oder Chirurgie den Tumor aktiv bekämpfen.

Hierzu kommt, daß menschliche Tumoren normalerweise sehr langsam wachsen und deshalb eine Zunahme des Tumorwachstums während einiger Wochen hochkalorischer parenteraler Ernährung schwierig zu objektivieren ist, da über den vorhergehenden Verlauf meist nur wenig retrospektives Datenmaterial zur Verfügung steht. Auf der Basis unserer tierexperimentellen Ergebnisse scheint es sinnvoll, Karzinompatienten bereits dann mit hochkalorischer parenteraler Ernährung zu unterstützten, wenn aggressive antineoplastische Therapiemaßnahmen geplant sind. Die Kombination der TPE zusammen mit der Chemotherapie in der Behandlung von Patienten mit Malignomen hat dazu geführt, das Auftreten einiger gastrointestinaler Nebenwirkungen der Chemotherapeutica herabzusetzen [5]. Wir untersuchten die Auswirkung einer Chemotherapie mit 5-Fluor-urazil (5-FU) in einer Dosierung von 17,5 mg/kg KG/Tag bei Ratten, die entweder total parenteral ernährt wurden oder nur 5%ige Glukoselösung erhielten. Die Stickstoffbilanz, das Körpergewichtsverhalten sowie Veränderungen des weißen Blutbildes wurden täglich registriert. Es zeigte sich, daß durch die TPE trotz der Chemotherapie eine Gewichtszunahme und positive Stickstoffbilanz erreicht werden konnte (Tabelle 3). Der leukopenische

Tabelle 3. Vergleich der Effekte verschiedener parenteraler Ernährung auf Körpergewicht und Leukozytenzahl von mit 5-Fluor-urazil behandelten Ratten

Infusionsschema	Zufuhr (ml)	Δ Körpergewicht (g)	Δ Leukozytenzahl
30% Glukose			
5% Aminosäurenlösung	52	+ 22	− 68%
5% Glukose	50	−46	− 69%

Effekt des Chemotherapeutikums konnte jedoch nicht verhindert werden. Bei ausschließlicher Zufuhr von 5%iger Glukoselösung kam es bei allen Ratten zum Gewichtsverlust und einer negativen Stickstoffbilanz. Die Depression des weißen Blutbildes unterschied sich bei diesen Tieren jedoch nicht von denen unter der TPE. Wie dieses Experiment zeigt, ist durch die TPE eine Gewichtszunahme und positive Stickstoffbilanz auch dann möglich, wenn ein Chemotherapeutikum in hoher Dosierung zugeführt wird. Die TPE schützt jedoch nicht vor dem leukopenischen Effekt der Chemotherapie.

In einem weiteren Versuch wurden 2 Gruppen von Ratten parenteral ernährt, jedoch nur eine von ihnen erhielt eine Chemotherapie in der oben angegebenen Dosierung. Die kumulative Stickstoffbilanz über 10 Tage war in der Gruppe ohne Chemotherapie signifikant größer, die Gewichtszunahme jedoch in beiden Gruppen identisch (Tabelle 4). Hieraus zeigte sich erneut, daß bei totaler parenteraler Ernährung auch während einer Chemotherapie eine positive Stickstoffbilanz möglich ist. Die Nettostickstoffaufnahme wird jedoch im Vergleich zu einem Kontrollkollek-

Tabelle 4. Vergleich der Effekte von TPE auf tumorinfizierte Ratten mit und ohne 5-FU-Behandlung

Infusionsschema	5-FU	Kumulative Nahrungsaufnahme (mg)	Kumulative Nahrungsbilanz (mg)	Δ Körpergewicht (g)
30% Glukose 5% Aminosäurenlösung	nein	3650	+ 1104 (±111)	+ 21
30% Glukose 5% Aminosäurenlösung	ja	3860	+ 690 (±298)	+ 22

tiv ohne Chemotherapie signifikant vermindert. Da jedoch in beiden Gruppen das Körpergewicht identisch ist, muß man annehmen, daß in der Chemotherapiegruppe die Gewichtszunahme auf einer vermehrten Flüssigkeitseinlagerung beruht.

Souchon [6] berichtet, daß Ratten bei einer Applikation von 15 mg 5-FU/kg/Tag zu 80% innerhalb von 9 Tagen verstarben, wenn sie ad libitum orale Nahrung zu sich nehmen durften. Im Gegensatz dazu waren 67% der Ratten bei gleicher Dosierung von 5-FU noch am Leben, wenn sie ausschließlich parenteral ernährt wurden. Ratten, die bei oraler Nahrungsaufnahme 3 Wochen überlebt hatten, zeigten bei der Sektion ausgedehnte Nekrosen der intestinalen Schleimhautzotten sowie Ulzerationen der Mukosa, wogegen sich bei parenteral ernährten Ratten nach dem gleichen Zeitraum keine pathologischen Veränderungen im Darm zeigten. Er schloß daraus, daß die totale parenterale Ernährung und die durch sie bedingte Ruhigstellung des Intestinums den Gastrointestinaltrakt vor toxischen Nebenwirkungen des 5-FU schützt.

Bezogen auf die Ernährungstherapie, den Tumorwirt, den Tumor und die Beziehung, in der beide zueinander stehen, bleiben eine große Anzahl von Fragen offen, die durch zusätzliche klinische und experimentelle Untersuchungen geklärt werden müssen. Unterschiedliche Tumorarten bei verschiedenen Rattenspezies müssen mit differenten Mengen verschiedener Nährstoffe, Kalorien, Aminosäuren sowie Vitaminen und Spurenelementen untersucht werden, um ihre Auswirkungen auf das Tumorwachstum erfassen zu können. In Zusammenhang damit muß die zyklische parenterale Ernährung in Kombination mit zyklischen und unspezifischen Chemotherapeutica daraufhin untersucht werden, welches Zusammenwirken wann am günstigsten ist, um eine optimale Tumorvernichtung zu gewährleisten. Verstärkte Aufmerksamkeit ist darauf zu richten, den Nährstoffbedarf unter Chemotherapie exakt zu definieren, um eine Flüssigkeitsüberlastung des Organismus zu verhindern. Man muß nach Mechanismen suchen, die den Wirt vor dem leukopenischen Effekt einzelner Chemotherapien schützen. Unterschiedliche Meßtechniken müssen erprobt werden, um den Effekt einer hochkalorischen Ernährung auf das Tumorwachstum zu verifizieren. Das TPE-Modell der Ratte erlaubt die Zufuhr bekannter Mengen von Nährstoffen in unterschiedlichster Zusammensetzung, so daß ihr Effekt auf das Tumorwachstum wie auch die Toleranz gegenüber Chemotherapeutica genau bestimmt werden kann. Hier eröffnet sich über viele Jahre ein fruchtbares Gebiet zur Forschung.

References

1. Cameron IL, Rogers W (1977) Total intravenous hyperalimentation and hydroxyurea chemotherapy in hepatoma-bearing rats. J Surg Res 23:279–288
2. Daly JM Copeland E, Guinn E, Dudrick SJ (1976) Relationship of protein nutrition to tumor growth and host immunocompetence. Surg Forum 27:113–114
3. Lowry SF, Goodgame JT Jr, Norton JA, Jones DC, Brennan MF (1979) Effect of chronic protein malnutrition on host-tumor composition and growth. J Surg Res 26:79–86
4. Meyer JA (1974) Potentiation of solid tumor chemotherapy by metabolic alteration. Ann Surg 179:88–93
5. Schwartz GF, Green HC, Bendon ML (1971) Combined parenteral hyperalimentation and chemotherapy in the treatment of disseminated solid tumors. Am J Surg 121:169–173
6. Souchon EA, Copeland EM, Watson P, Dudrick SJ (1975) Intravenous hyperalimentation as an adjunct to cancer chemotherapy with 5-fluorouracil. J Surg Res 18:451–454
7. Steiger E, Vars HM, Dudrick SJ (1972) A technique for long-term intravenous feeding in unrestrained rats. Arch Surg 104:330–332
8. Steiger E, Oram-Smith J, Miller E (1975) Effects of nutrition on tumor growth and tolerance to chemotherapy. J Surg Res 18:455–461

Hyperalimentation bei Krebspatienten

E.M. COPELAND III.

Die intravenöse Hyperalimentation (IVH) wurde vor 1972 vor allem aus zwei Gründen nicht in großem Umfang bei Krebspatienten eingesetzt:

1. Es bestand der Verdacht, daß das Tumorwachstum durch den hohen Kaloriengehalt der Nährlösungen stimuliert würde.

2. Man fürchtete septische Komplikationen durch den für die IVH unerlässlichen zentralen Venenkatheter. Insbesondere Tumorpatienten schienen hierbei besonders gefährdet, da durch die Chemo- oder Radiotherapie ihre Leukozytenzahl ohnehin bereits vermindert und ihr Immunstatus als Sekundärfolge der onkologischen Therapie oder einer bereits vorher bestehenden Mangelernährung beeinträchtigt war.

Wilmore und Dudrick [24] hatten kurz vorher gezeigt, daß durch eine konsequente aseptische Technik beim Umgang mit dem zentralen Venenkatheter, dem Infusionssystem und der Nährlösung septische Komplikationen bei Patienten ohne Tumorerkrankung auf ein Minimum reduziert werden können. Unsere Arbeitsgruppe hielt deshalb ähnliche Ergebnisse bei Tumorpatienten für möglich, wenn die von Dudrick beschriebene Technik zur Anwendung käme. Zur selben Zeit befanden sich in unserer Klinik 93 kachektische Tumorpatienten, die wir als nicht geeignet für eine adäquate onkologische Therapie ansahen, da wir bei diesen unterernährten Patienten erhebliche Komplikationen bei jeder Art der Tumortherapie befürchteten.

Da diese Patienten aufgrund ihrer Mangelernährung nicht als Kandidaten für eine Tumortherapie angesehen werden konnten, zudem ein Versuch auf enteralem Weg ihren Ernährungszustand zu verbessern fehlgeschlagen war, wäre eine adäquate onkologische Therapie ohne vorhergehende Wiederherstellung ihres Ernährungszustandes durch die IVH abgelehnt worden. Unter diesen Umständen war nach unserer Meinung eine mögliche Stimulation des Tumorwachstums durch die hochkalorische parenterale Ernährung zu vernachlässigen und das mögliche Risiko einer Kathetersepsis akzeptabel.

Wir wandten die IVH zum ersten Mal bei der Behandlung von 93 kachektischen Tumorpatienten mit verschiedenartigen Karzinomen an [4]. Die mittlere Dauer der IVH betrug 24,8 Tage. Die Hälfte der Patienten in dieser Studie wurden chemotherapiert und sie hatten über einen Zeitraum von 7,2 Tagen eine Leukozytendepression von unter 2500 Zellen/mm^3. Ein bakterielles Wachstum an den zentralen Venenkathetern konnte nicht nachgewiesen werden, wenn diese weniger als 10 Tage belassen wurden. An Kathetern, die länger als 10 Tage lagen, konnten wir in 8 Fällen (7,3%) ein bakterielles Wachstum nachweisen. Nur bei 2 Patienten mußte der Katheter als

The University of Texas, Texas, USA

alleinige Ursache der Infektion angesehen werden. In beiden Fällen war der Sepsiserreger Candida albicans. Die Patienten tolerierten die ihnen zugedachte Therapie, entweder Bestrahlung, Chemotherapie oder einen chirurgischen Eingriff, die für sie ohne Verbesserung ihres Ernährungszustandes durch die IVH möglicherweise verhängnisvoll ausgegangen wäre.

Man muß annehmen, daß ein wachsender Tumor dem Wirtorganismus Nahrung entzieht. Dies führt zum Abbau körpereigenen Gewebes, wenn nicht genügende Mengen einer qualitativ hochwertigen Nahrung aufgenommen werden, die sowohl den Bedarf des Organismus als auch des Tumors decken kann. Häufig beobachten wir in der Klinik das Zusammentreffen von Mangelernährung und reduzierter körpereigener Abwehr mit einem wachsenden Malignom. Um die Auswirkungen der IVH auf das Tumorwachstum zu untersuchen und zugleich den Effekt der Eiweißverarmung auf die Immunreaktivität zu klären, sensibilisierten wir gesunde Buffalo-Ratten mit gereinigtem Eiweißderivat (PPD). Nachdem die Ratten eine Reaktivität auf PPD entwickelt hatten, wurde ihnen subkutan eine Zellsuspension aus Morris-Hepatomen eingespritzt.

War der Tumor auf über 1 cm Durchmesser angewachsen, erhielten die Tiere eine kohlenhydratreiche, eiweißfreie Nahrung. Binnen kurzem verloren die Tiere an Gewicht und 70% von ihnen zeigten 2 Wochen später eine negative Reaktion auf eine erneute Exposition mit PPD. Dieses experimentelle Modell beinhaltet den Gewichtsverlust, das Fehlen einer Hautreaktivität vom verzögertem Typ sowie einen lebenden, wachsenden Tumor und entspricht so der oben angesprochenen klinischen Situation. Die Ratten wurden daraufhin in 3 Gruppen randomisiert. Die erste Gruppe erhielt eine kohlenhydratreiche, eiweißfreie Nahrung, die zweite normales Rattenfutter und die dritte eine IVH. Eine Woche später erhielten die Ratten erneut PPD injiziert und wurden nach weiteren 48 h getötet. Keines der proteinfrei ernährten Tiere zeigte eine Reaktion auf PPD im Gegensatz zu den beiden anderen Gruppen, bei denen nahezu alle Tiere eine positive Reaktion aufwiesen. Das Tumorvolumen in der proteinfrei ernährten Gruppe war etwas kleiner als in den beiden anderen. Zwischen den einzelnen Gruppen fand sich jedoch kein signifikanter Unterschied im Verhältnis des Tumorgewichts zur tumorfreien Körpermasse. Durch normale Ernährung oder IVH wurde somit das Tumorwachstum nicht im Übermaß stimuliert. Die Tiere in diesen beiden Gruppen schienen gesünder und kräftiger als die eiweißfrei ernährten Tiere und hatten zudem eine intakte körpereigene Abwehr.

Von mehreren Untersuchern [2, 22] wurde bereits gezeigt, daß das Tumorwachstum möglicherweise durch die Verbesserung des Ernährungszustandes stimuliert wird. Während wir beim Morris-Hepatom unter der IVH keine signifikante Zunahme der Wachstumsrate erkennen konnten, war es möglich beim Walker-256-Karzinosarkom der Ratte durch Veränderungen der Nahrstoffzufuhr sowohl eine Beschleunigung als auch eine Verlangsamung des Tumorwachstums hervorzurufen [6]. Könnte durch die Hyperalimentation das Tumorwachstum und der Tumormetabolismus gesteigert werden, wäre dies der optimale Zeitpunkt für eine Behandlung mit Antimetaboliten, wie zum Beispiel Methotrexat. Zusammen mit dem Ausgleich der Mangelernährung würde die Tumorzelle wachsen und sich teilen. Es fände sich dann die größte Anzahl an Mitosen und der Tumor erschiene damit am empfindlichsten gegenüber spezifischen Chemotherapeutica.

Bei unseren Versuchen begann die Beschleunigung des Tumorwachstums bei Ratten mit Walker-256-Karzinomen innerhalb von 48 h nach dem Beginn der Ernährungsrehabilitation. Nach 6 Tagen zeigte das Tumorwachstum einen ähnlichen Verlauf wie bei normal ernährten Tieren, die nie eine Periode des Eiweißmangels durchgemacht hatten. Wir wählten deshalb die oben beschriebene Versuchsanordnung und verabreichten 2 Gruppen von Tieren, 2 bzw. 6 Tage nachdem die Auffüllung des Eiweißdefizits begonnen hatte, identische Dosen Methotrexat. Die beiden unterschiedlichen Zeitpunkte wurden deshalb gewählt, um die Methotrexatwirkung in der Phase des raschen wie auch des normalen Tumorwachstums zu untersuchen. Die Methotrexatapplikation hatte keine Auswirkungen auf das Tumorvolumen oder die turmorfreie Körpermasse, wenn eine eiweißfreie Ernährung fortgesetzt wurde. Eine maximale Hemmung des Tumorwachstums beobachteten wir bei Tieren, die von einer proteinfreien Ernährung auf eine normale Ernährung oder IVH umgestellt wurden und deren Methotrexattherapie 2 Tage nach dieser Umstellung begonnen hatte. Die größte Reduktion des Tumorgewichts bezogen auf die Zunahme der tumorfreien Körpermasse, fand sich ebenso bei diesen Tieren. Da Methotrexat die DNS-Synthese hemmt, schlossen wir, daß die gute Wirkungsweise des Methotrexats kurz nach dem Ausgleich des Ernährungsdefizits als Folge der Stimulation des Tumorwachstums durch die Ernährungstherapie anzusehen ist. Die geringe Wirkung von Methotrexat bei Ratten, die weiterhin eiweißfrei ernährt wurden, muß somit als Folge des reduzierten Tumorzellmetabolismus sowie der verminderten Zellteilungsrate angesehen werden.

Die Beschleunigung des Tumorwachstums bei Tieren, an denen Manipulationen der Ernährung vorgenommen werden, hängt sowohl vom Tumormodell als auch von der Dauer der vorausgegangenen Nahrungskarenz und dem Zeitpunkt ab, zu dem der Ausgleich des Ernährungsdefizits beginnt. Eine Stimulation des Tumorwachstums durch Verbesserung des Ernährungszustandes mangelernährter Menschen wurde bisher nicht beobachtet. Die tierexperimentellen Ergebnisse legen jedoch nahe, daß diese Möglichkeit bei Säugern existiert. Deshalb sollte eine adäquate antineoplastische Therapie frühzeitig mit Maßnahmen zur Ernährungsrehabilitation einsetzen. Die im Tumormodell gewonnenen Ergebnisse können jedoch nicht direkt auf mangelernährte Karzinompatienten angewandt werden, da die Verdoppelungszeit menschlicher Malignome nicht in Tagen oder Wochen gemessen wird und in der Regel Jahre von der Entstehung des initialen Klons eines Malignoms bis zum Tumortod eines Menschen vergehen. Die Verdoppelungsrate bei Tiertumoren kann oft in Stunden gemessen werden und dieses relativ rasche Wachstum führt innerhalb von 5–6 Wochen zum Tod der Tiere. Man könnte erwarten, daß eine Verminderung und Wiederauffüllung der Eiweißdepots einen besonders klaren und meßbaren Effekt bei Tumoren haben, die ähnlich dem Walker-256-Karzinom eine rasche Wachstumscharakteristik aufweisen. Im Gegensatz zu den Tumoren der Ratte haben sich jedoch Karzinome bei kachektischen Patienten während der Ernährungsrehabilitation nicht als besonders empfindlich auf DNS-spezifische Chemotherapeutica erwiesen.

Aufgrund der Beobachtungen im Tierexperiment und auch in der Klinik, hat sich die intravenöse Hyperalimentation als adjuvante Ernährungstherapie bei Karzinompatienten als eine sichere und ernährungsphysiologisch sinnvolle Maßnahme erwiesen. Seit dem ersten Bericht über unsere Erfahrungen mit der IVH bei Tumorpatienten im Jahr 1972 haben Solassol und Joyeux [21], Filler et al. [12], Harvey et al. [15], van

Eys [11] und Rickard et al. [19] über eine große Anzahl von Karzinompatienten berichtet, die mit adjuvanter intravenöser Hyperalimentation behandelt wurden, ohne daß septische Komplikationen in erheblichem Maß auftraten oder eine Steigerung des Tumorwachstums zu beobachten war. Ihre Arbeiten werden häufig kritisiert, da sie nicht als prospektive, randomisierte Studie durchgeführt wurden. Dennoch repräsentieren ihre Daten die Ergebnisse von über 2000 Patienten, die hyperalimentiert wurden, ohne daß es ein Anzeichen für ein gesteigertes Tumorwachstum gab.

Bestimmung des Ernährungszustandes und Indikation zur IVH

In den letzten 7 Jahren erhielten an unserer Klinik über 1500 Patienten eine intravenöse Hyperalimentation als adjuvante Maßnahme zur onkologischen Therapie.

Es gibt eine Reihe von Untersuchungen, um den Ernährungszustand eines Patienten bestimmen zu können. Die meisten dieser Tests können mit einzelnen Stoffwechselkompartments korreliert werden.

Das Fettkompartment läßt sich durch die Messung der Trizepshautfaltendicke bestimmen, das viszerale Proteinkompartment durch Messung des Serumalbumins sowie durch Hauttests mit ubiquitären Antigenen, das Skelettmuskelkompartment durch Messung der Oberarmzirkumferenz und des Kreatinin-Höhen-Index. Wir halten jeden Test für wichtig und führen sie alle routinemäßig zur Bestimmung des Ernährungszustandes durch. Ohne die Hilfe eines gut organisierten Hyperalimentationsteams ist ein praktisch tätiger Arzt jedoch niemals in der Lage diese Tests nachzuvollziehen. Für den klinischen Gebrauch haben wir deshalb folgende Kriterien erarbeitet, um eine Mangelernährung definieren zu können:

1. kürzlich aufgetretener, unbeabsichtigter Gewichtsverlust über 10% des Körpergewichts,

2. Serumalbuminspiegel unter 3,4 g% und

3. negative Reaktionen auf 5 standardisierte Hauttests.

Bei Patienten, auf die 2 der oben angegebenen Kriterien zutreffen und bei denen eine angemessene onkologische Therapie möglich erscheint, sehen wir die Indikation für die IVH gegeben. Patienten, bei denen sich aufgrund einer vorausgegangenen Tumortherapie eine Mangelernährung eingestellt hat und die sich nicht ausreichend oral ernähren können, sind ebenfalls Kandidaten für die IVH. Ebenso werden von uns Patienten mit normalem Ernährungszustand behandelt, deren Therapiekonzept mehrere Zyklen von Chemotherapie eventuell sogar in Kombination mit einem chirurgischen Eingriff oder einer Radiotherapie vorsieht, um den bestmöglichen Ernährungszustand während der Therapie zu erhalten. Wir erachten dies als notwendig, um dem Patienten eine maximale Chance für eine erfolgreiche Behandlung zu geben, die Komplikationen der onkologischen Therapie zu reduzieren und zugleich seine Lebensqualität zu verbessern.

Klinische Ergebnisse

Kürzlich wurde über die Ergebnisse von 406 konsekutiv behandelten Tumorpatienten des M.D. Anderson Hospitals berichtet [3]. Der primäre Therapiemodus war in 43%

eine Chemotherapie, in 27% ein allgemein chirurgischer Eingriff, in 10% ein chirurgischer Eingriff im Hals- oder Kopfbereich, in 10% eine Bestrahlung, in 6% eine enterokutane Fistel und in 7% der Fälle wurde die IVH ausschließlich als Rehabilitationsmaßnahme angewandt.

Die Dauer der Hyperalimentation betrug durchschnittlich 23,9 Tage. Nach ihrer Entfernung wurden 428 zentrale Venenkatheter bakteriologisch untersucht. Die durchschnittliche Liegezeit der Katheter betrug 22,4 Tage. Ein bakterielles Wachstum konnte bei 19 Kathetern (4,4%) nachgewiesen werden, ein positiver Keimnachweis am Katheter und im Blut fand sich jedoch nur bei 10 Patienten (2,3%). Bei 3 dieser 10 Patienten konnte zudem ein vom Katheter unabhängiger Ausgangspunkt der Septikämie ermittelt werden.

Bei den verbleibenden 7 Patienten (1,6%) fiel das Fieber innerhalb von 48 h nach Entfernung des Katheters auf normale Werte ab, so daß mit hinreichender Sicherheit angenommen werden kann, daß der Katheter der Ausgangspunkt der Infektion war.

Chemotherapie

Bei 175 Patienten wurde während einer Chemotherapie durchschnittlich über 22,8 Tage eine IVH durchgeführt. Sie resultierte in einer mittleren Gewichtszunahme von 5,8 kg. Eine Reduktion von über 50% der messbaren Tumormasse wurde bei 27,8% der Patienten erzielt. Diese Ansprechrate repräsentiert eher unsere Fähigkeit, Patienten für eine Kombinationstherapie mit IVH und Chemotherapie auszuwählen, als die allgemeine prozentuale Ansprechrate auf ein bestimmtes Therapieprotokoll. Viele der 175 Patienten wiesen einen Rezidivtumor auf, nachdem sie zunächst günstig auf die Chemotherapie angesprochen hatten. Sie wurden daraufhin mit einer anderen Zytostatikakombination behandelt, deren begrenzte Wirksamkeit von vornherein bekannt war.

Gastrointestinale Symptome wie Übelkeit, Erbrechen oder Durchfall traten selten auf und wurden bei gleichzeitiger IVH besser toleriert, da die Patienten nicht gezwungen waren, oral Nahrung zu sich zu nehmen, um ihr Körpergewicht konstant zu halten. Patienten, die auf die Therapie ansprachen, überlebten durchschnittlich 8,2 Monate, während die durchschnittliche Überlebensdauer in übrigen Fällen nur 1,9 Monate betrug.

Issel et al. [16] führte eine Pilotstudie mit 26 Patienten durch, die für eine Chemotherapie mit Adriamycin, Isophosphamid und Corynebakterium parvuim vorgesehen waren. Die Patienten wurden randomisiert und erhielten entweder eine IVH, die 10 Tage vor Therapie begonnen und dann über 31 Tage nach Ende des Therapiezyklus fortgesetzt wurde oder eine konventionelle enterale Ernährung mit gelegentlicher intravenöser Flüssigkeits- oder Elektrolytsubstitution. Während des ersten Chemotherapiezyklus traten bei der IVH-Gruppe seltener Symptome wie Übelkeit und Erbrechen auf, zudem zeigten sie einen signifikanten Anstieg der anthropometrischen Meßparameter des Ernährungszustandes im Vergleich zur Kontrollgruppe ohne IVH. Eine Ansprechrate auf die verabreichte Chemotherapie konnte bei 4 Patienten der IVH-Gruppe und nur bei einem Patienten der konventionell behandelten Gruppe nachgewiesen werden.

Die bisher vorliegenden Ergebnisse dieser prospektiven Studie unterstützten die retrospektiv gewordenen Erfahrungen von Lanzotti et al. [17] und Copeland et al [5]. Auf der Basis der bisher vorliegenden Erkenntnisse sollte die IVH weiterhin bei Tumorpatienten angewendet werden, um ein Ernährungsdefizit auszugleichen, dadurch die Chemotherapie zu optimieren und ihre möglichen Komplikationen zu vermindern. Dies gilt vor allem dann, wenn eine adäquate Nahrungsaufnahme auf enteralem Wege nicht möglich ist.

Chirurgie

Seniukov et al. [20] untersuchte die Effektivität der IVH in der postoperativen Behandlung von unterernährten Patienten mit Larynxkarzinomen, wovon 70 intravenös und 90 Patienten über eine Magensonde ernährt wurden. Die beiden Gruppen wurden sorgfältig ausgewählt und einander entsprechend ihrem Tumorstadium sowie der Dosis der präoperativen Bestrahlung zum Vergleich gegenüber gestellt. Eine primäre Wundheilung trat bei 75% der parenteral ernährten Gruppe auf, wogegen dies bei nur 40% der enteralen Gruppe der Fall war.

Pharyngeale Fisteln entwickelten 10% der parenteral ernährten und 29% der enteral ernährten Patienten. Nach diesen Untersuchungen hat es den Anschein, daß Patienten, denen eine Nährlösung intravenös verabreicht wird und sie dadurch garantiert eine bestimmte Kalorienmenge erhalten, ein signifikant besseres postoperatives Wundheilungsvermögen aufweisen, als mit Sondenkost ernährte Patienten, über deren Resorbtionsrate keine Aussage gemacht werden kann.

Dionigi et al. [10] verglich 98 Patienten mit chirurgisch resektablen, gastrointestinalen Tumoren, die prä- und postoperativ hyperalimentiert wurden, mit 94 vergleichbaren Patienten, die jedoch postoperativ nur eine Flüssigkeits- und Elektrolytsubstitution erhalten hatten. Die Hyperalimentationsgruppe wies eine bessere Stickstoffbilanz auf. Ihre Gewichtszunahme war signifikant höher. Ihr postoperatives Wundheilungsvermögen war besser und die durchschnittliche Verweildauer im Krankenhaus betrug in Verbindung damit nur 18 Tage im Gegensatz zu 25 Tagen des Kontrollkollektivs.

Wir führten bei 100 Krebspatienten eine adjuvante IVH bei abdominellen und thorakalen Eingriffen durch. Davon wurden 53 Patienten kurativ reseziert, wobei es sich um Gastrektomien, Ösaphagektomien und abdominoperineale Resektionen handelte. Obwohl unsere Erfahrungen retrospektiv gewonnen sind, glauben wir fest, daß ohne Hyperalimentation die Erholung von einem so großen Eingriff für jeden Patienten in Frage stand. Die IVH wurde durchschnittlich über 24,4 Tage durchgeführt. Die Patienten nahmen hierbei etwa 2,1 kg an Gewicht zu. Patienten, die sowohl prä-, als auch postoperativ hyperalimentiert wurden, hielten auch während der gesamten postoperativen Phase das präoperativ gewonnene Körpergewicht bei. Zu einem Anstieg des Körpergewichts oder der Serumalbuminkonzentration kam es postoperativ jedoch nicht mehr. Patienten, die wir nur postoperativ parenteral ernährten, hatten im Normalfall eine Komplikation, wie zum Beispiel einen paralytischen Ileus oder eine Wundinfektion durchgemacht, bevor wir mit der Hyperalimentation begannen. Bei ihnen war es äußerst schwierig, eine Gewichtszunahme zu erreichen.

Dies ist sehr wahrscheinlich eine Folge des gesteigerten Energieumsatzes durch die chirurgische Komplikation. Patienten, die bereits präoperativ hyperalimentiert wurden, hatten deutlich weniger postoperative Komplikationen und konnten in der Regel bereits 5 Tage nach einer Darmresektion wieder normal Nahrung zu sich nehmen. Aufgrund der vergleichenden Untersuchungen von Seniukov et al. [20] und Dionigi et al. [10] sowie auch unserer retrospektiven Ergebnisse empfehlen wir, mangelernährte Patienten bereits präoperativ hochkalorisch zu ernähren. Dieses Vorgehen erscheint uns günstiger als erst nach einer postoperativ aufgetretenen Komplikation an eine Hyperalimentation zu denken.

Bestrahlungstherapie

Bei 39 mangelernährten Patienten wurde eine Hyperalimentation notwendig, um eine geplante Bestrahlungstherapie abzuschließen. Die intravenöse Ernährung wurde durchschnittlich über 37,6 Tage durchgeführt. Die durchschnittliche Gewichtszunahme betrug 3,9 kg. Anorexie, Übelkeit oder Erbrechen traten während der Hyperalimentation so lange nicht auf, wie die Patienten keine orale Nahrung zu sich nahmen. Sobald die Patienten während der Therapie jedoch zu essen begannen, stellten sich erneut Nebenwirkungen ein. Bei 95% der Patienten konnte die geplante Bestrahlungstherapie beendet werden und es zeigte sich eine symptomatische Verbesserung des Zustandes. Die durchschnittliche Strahlendosis betrug 3800 rd über 3,5 Wochen. Bei 54% der Patienten betrug die Reduktion des Tumorvolumens durch die Bestrahlung über 50%. Patienten, die auf die Bestrahlung ansprachen, nahmen im Durchschnitt 6,5 ± 3,2 kg während der Hyperalimentation (Durchschnitt: 36,2 Tage) und der Radiotherapie (Durchschnitt: 3832 rd) zu. Patienten, bei denen wir keine ausreichende Tumorreduktion beobachteten, nahmen nur 2,9 ± 4,4 kg (p $\leq$ 0,001) während der Hyperalimentation (Durchschnitt: 42,8 Tage) und der Bestrahlung (Durchschnitt: 3819 rd) zu. Ähnlich wie schon bei den chemotherapeutisch behandelten Patienten beobachtet, konnten Patienten, die auf die Therapie ansprachen, auch hinterher ihr Gewicht halten. Die übrigen Patienten verloren nach Absetzen der IVH sofort wieder das zunächst gewonnene Gewicht.

Das Serumalbumin stieg in der 1. Gruppe von 3,2 ± 0,49 g% auf 3,51 ± 0,68 g% an. Im Gegensatz dazu, blieb es in der 2. Gruppe nahezu konstant auf dem Ausgangswert von 3,09 ± 0.48 g%. Durch die IVH wurde es möglich, bei mangelernährten Patienten mit hohem Risiko das geplante Bestrahlungsprogramm durchzuführen. Wir konnten eine positive Korrelation zwischen der Tumoransprechrate und dem Ernährungszustand nachweisen. Symptome der Betrahlung, wie eine Stomatitis oder Enteritis werden durch die IVH vermieden, solange der Patient nicht auf oralem Weg Nahrung zu sich nimmt.

Ernährung, Tumor und Immunologie

Die Mangelernährung führt ebenso wie die Chemotherapie, Radiotherapie oder ein chirurgischer Eingriff zu einer messbaren Reduktion des Immunstatus. Welchen Anteil die Mangelernährung an der Verminderung der körpereigenen Abwehr während einer onkologischen Therapie hat, ist nicht klar nachgewiesen. Ein chronischer Proteinmangel scheint die T-Zellen-abhängige zelluläre Immunität mehr zu beeinträchtigen als die B-Zellen-abhängige humorale Immunität. Experimentell konnten wir zeigen, daß die Entwicklung einer Mangelernährung die Reaktivität auf Hauttests herabsetzt. Dieser Zustand ist durch Ernährungsrehabilitation reversibel [8]. In einem ähnlichen Tiermodell wies Floyd et al. [13] nach, daß durch die Mangelernährung ebenfalls die In-vitro-Lymphozytenfunktion herabgesetzt würde. Die Funktion konnte ebenfalls durch ein adäquate Ernährung wiederhergestellt werden. Haffejee u. Angorn [14] fanden bei 20 Patienten mit Ösophaguskarzinomen, daß die Verbesserung des Ernährungszustandes und der Ausgleich einer negativen Stickstoffbilanz mit einem signifikanten Anstieg der Lymphozytenzahl einhergeht. Gleichzeitig steigt der prozentuale Anteil der T-Lymphozyten und die blastogenetische Reaktion auf Phytohämagglutinin an, bevor therapiebedingt eine Reduktion der Tumormasse eintritt.

Um den Anteil der Mangelernährung an der Verschlechterung des Immunstatus bei Karzinompatienten während einer onkologischen Therapie abzuschätzen untersuchten wir 160 Patienten, die bereits mangelernährt waren und deren weitere onkologische Behandlung diesen Zustand verschlimmern würde. Wir führten 5 Hauttests mit ubiquitären Antigenen in 10-14tägigen Intervallen während einer antineoplastischen Therapie kombiniert mit Hyperalimentation durch. Die Hauttests wurden 48 h nach der intradermalen Injektion abgelesen. Eine Induration von über 10 mm Durchmesser auf eines der 5 Antigene wurde als positive Reaktion angesehen. Ein zunächst negativer Test wurde nach Einsetzen der Hyperalimentation positiv bewertet, wenn bei der Folgeexposition eine Induration von mindestens 10 mm Durchmesser auftrat oder der letztere gegenüber dem Ausgangswert um 100% angestiegen war.

Auf die 5 Hauttests, zeigten 90 Patienten ursprünglich eine negative Reaktion. 51% von ihnen schlugen in mindestens einem Hauttest von negativ zu positiv um. Weitere 70 Patienten reagierten bereits zu Beginn und 85% von ihnen während der gesamten onkologischen Behandlung positiv.

In der chirurgisch behandelten Gruppe zeigten 36 Patienten entweder primär eine positive Reaktion, oder das Testergebnis wandte sich von negativ auf positiv. Schwerwiegende postoperative Komplikationen traten bei 25% dieser Patienten auf. Bei 13 Patienten blieb die Reaktion auch während der IVH negativ. Von ihnen hatten 9 (69%) erhebliche postoperative Komplikationen und 7 Patienten starben durch eine ausgedehnte Infektion. Es fand sich ein signifikanter Anstieg der Morbidität und Mortalität bei den Patienten, bei denen die Hauttests negativ blieben, verglichen mit jenen Patienten, bei denen die Hauttests entweder primär positiv gewesen waren oder sich von negativ zu positiv gewandelt hatten.

In der Chemotherapiegruppe wiesen 45 von 76 Patienten zunächst negative Hautreaktionen auf. Während einer durchschnittlichen Hyperalimentation von 18,8 ± 2,5 Tagen wurden die Hauttests bei 25 Patienten (56%) positiv. Ein deutliches Ansprechen des Tumors auf die Chemotherapie fand sich bei 38% der Patienten, die entweder primär eine positive Hautreaktion aufwiesen oder deren Hautreaktion von negativ nach positiv umgeschlagen war.

Nur 20% der Patienten mit negativen Hauttests zeigten eine akzeptable Ansprechrate auf die Chemotherapie. Das Ausmaß der Tumorreduktion innerhalb der einzelnen Gruppen unterschied sich jedoch nicht signifikant. Da in den einzelnen Gruppen die Tumorlokalisation, das Tumorstadium und das histologische Bild des Tumors sehr unterschiedlich sind, ist eine statistische Korrelation zwischen den Resultaten des Hauttests, der Tumorreduktionsrate, der Gewichtszunahme oder dem Anstieg des Serumalbumins nicht sinnvoll. Dennoch konnte bei keinem Patienten, dessen Hautreaktion von positiv auf negativ umschlug, ein Ansprechen des Tumors auf die Chemotherapie beobachtet werden.

Von 20 Patienten in der Bestrahlungsgruppe zeigten 9 entweder keinen Umschlag der Hautreaktion von negativ zu positiv oder behielten eine primär positive Hautreaktion während der Radiotherapie bei. Bei diesen Patienten wurde in der Regel ein T-Zellen produzierendes Gebiet, wie der Thymus oder das Knochenmark bestrahlt. Es ist deshalb gut möglich, daß die Zahl der effektiv zirkulierenden T-Zellymphozyten, die für die Immunabwehr vom verzögerten Typ verantwortlich sind, reduziert wurden. Obwohl in der Bestrahlungsgruppe ein positiver Hauttest durch IVH schwierig zu erreichen war, stellten sich während der Radiotherapie nur wenige Komplikationen ein und die ernährungsphysiologische Rehabilitation konnte als angemessen betrachtet werden.

Bei 15 Patienten trat nach einer Chemo- oder Radiotherapie eine Mangelernährung ein und eine Verbesserung des Körpergewichts und ihrer Kraft konnte durch orale Ernährung nicht erreicht werden. Diese Patienten wurden hyperalimentiert bevor erneut onkologische Therapiemaßnahmen zur Anwendung kamen. In 65% der Fälle wurden negative Hauttests positiv und die Patienten nahmen während einer durchschnittlichen IVH von 11,16 Tagen etwa 2,9 kg an Gewicht zu. Patienten, deren Hauttests positiv blieben, oder positiv wurden, zeigten einen unkomplizierten onkologischen Therapieverlauf.

Durch intravenöse Hyperalimentation gelang es, bei 160 Patienten ein Ernährungsdefizit auszugleichen. Man muß annehmen, daß sie in gleicher Weise dafür verantwortlich war, daß bei einem großen Teil der primär negativ reagierenden Patienten die wiederholten Hauttests positiv ausfielen.

Die Radiotherapie, verschiedene Chemotherapeutika und die Änderung physiologischer Parameter in Zusammenhang mit der Anästhesie und dem operativen Eingriff scheinen immunsuppressiv zu wirken. Diese Studie zeigt jedoch, daß zumindest ein Teil der immunologischen Depression eine Folge der Mangelernährung ist und nicht nur als Resultat der direkten Suppression des Immunsystems durch die onkologische Therapie oder durch zirkulierende Tumortoxine angesehen werden darf. Aus unseren Studien ergeben sich daher diese Schlußfolgerungen:

1. Die Herabsetzung des Immunstatus durch die Chemotherapie muß zumindest zum Teil auch als Folge der Mangelernährung angesehen werden.

2. Die Reaktivität auf subkutan verabreichte Antigene ist während einer Strahlentherapie vermindert, auch wenn eine adäquate Ernährungstherapie durchgeführt wird.

3. Chirurgische Patienten mit negaviten Hauttests haben signifikant mehr postoperative Komplikationen und eine höhere Mortalität als Patienten mit positiven Hauttests.

Schlußbetrachtung

Unsere Gruppe glaubt weiterhin, daß die Mangelernährung bei Tumorpatienten eine Folge der reduzierten Nahrungsaufnahme ist. Hierbei besteht eine klare Korrelation zur Lokalisation des Tumors sowie zu den Nebenwirkungen der onkologischen Therapie auf den Gastrointestinaltrakt bzw. den gesamten Organismus. Diese Meinung wird nicht von allen geteilt. Theologidis [23] vertritt die Theorie, daß der Tumor Peptide oder andere Substanzen produziert, die die Aktivität einzelner Enzymsysteme des Tumorwirts, und so die Homöostase des Ernährungszustandes beeinträchtigen. Brennan [1] nimmt an, daß dem Tumorpatienten das Adaptationsvermögen auf den Hungerzustand verloren gegangen ist. Normalerweise sind ausreichend Mechanismen vorhanden, um die Körpermasse und das Körpereiweiß vor übermäßigem Verlust zu schützen. Der Tumorpatient scheint nicht mehr in ausreichendem Maße in der Lage, diese Schutzvorrichtung zu aktivieren um im Hungerzustand die Glukoneogenese aus den Eiweißdepots zu vermindern. Brennan ist deshalb der Meinung, daß der Verlust an Körpermasse beim mangelernährten Tumorpatienten unabläßlich fortschreitet. Er räumt jedoch ein, daß diese Beobachtungen mit einer verringerten Nahrungsaufnahme und Utilisation einhergehen.

Bei Säugern mit kleinen Tumorvolumen erscheint unsere Erklärung des Gewichtsverlusts plausibel. Daly et al. [9] berichten über die Auswirkungen der Verbesserung des Ernährungszustandes bei mangelernährten Ratten mit kleinen (5% des Körpergewichts) oder großen (25% des Körpergewichts) Tumoren. Kleine Tumoren beeinflußten die Eiweißaufnahme in die Leber oder den Muskel nicht, wenn ausreichend Nahrung angeboten wurde. Große Karzinome verhindern jedoch den Ausgleich eines Nahrungsdefizits. Nach unseren Erfahrungen kann eine Mangelernährung bei Patienten mit kleinen Tumoren relativ rasch ausgeglichen werden, wenn genügende Mengen von Aminosäuren, Kohlenhydraten, Vitaminen und Mineralien zugeführt werden. Hat jedoch ein Tumor ein gewisses Stadium überschritten, ist es mit jeder bisher bekannten Technik äußerst schwierig, eine einmal eingetretene Mangelernährung zu beheben. Eine Ernährungsrehabilitation wird nahezu unmöglich, wenn sich eine Kachexie aufgrund mehrerer vorausgegangener Chemotherapiezyklen oder Bestrahlungen entwickelt hat. Ist bei einem Patienten eine onkologische Therapie noch als sinnvoll anzusehen, so sollte eine Tumorkachexie nicht länger als Kontraindikation angesehen werden. Eine adäquate Ernährungsrehabilitation sollte vor den Therapiemaßnahmen einsetzen. Erhöhte Aufmerksamtkeit gegenüber der Verbesserung und Erhaltung des Ernährungszustandes kann die Komplikationsrate aller onkologischen Therapiemaßnahmen vermindern. Die intravenöse Hyperalimentation vor, während oder nach jeder Art von onkologischer Therapie ist ein Fortschritt in der Behandlung mangelernährter Tumorpatienten, wenn die orale Ernährung nicht möglich ist oder nicht ausreicht. Die Wiederherstellung eines normalen Ernährungszustandes stärkt die körpereigene Abwehr, wodurch die Gefahr einer generalisierten Infektion vermindert, die Wundheilung beschleunigt und möglicherweise die Ansprechrate des Tumors auf Chemotherapeutica gesteigert wird. Beurteilt man diese Beobachtungen nach Ursache und Wirkung, so muß eine Methode zur Wiederherstellung und Erhaltung eines ausreichenden Ernährungszustandes in das Therapiekonzept jedes Onkologen aufgenommen werden.

Literatur

1. Brennan MF (1977) Uncomplicated starvation versus cancer cachexia. Cancer Res 37: 2359–2364
2. Cameron IL, Pavlat WA (1976) Stimulation of growth of a transplantable hepatoma in rats by parenteral nutrition. J Natl Cancer Inst 56:597–602
3. Copeland EM, Dudrick SJ (1976) Nutritional aspects of cancer. In: Hickey RC (ed) Current problems in cancer. Year Book Medical, Chicago, pp 1–51
4. Copeland EM, MacFadyen BV Jr, McGrown C, Dudrick SJ (1974) The use of hyperalimentation in patients with potential sepsis. Surg Gynecol Obstet 138:377–380
5. Copeland EM, MacFadyen BV, Lanzotti V, Dudrick SJ (1975) Intravenous hyperalimentation as an adjunct to cancer chemotherapy. Am J Surg 129:167–173
6. Daly JM, Reynolds HM, Rowlands BJ, Baquero GE, Dudrick SJ, Copeland EM (1978) Nutritional manipulation of tumor-bearing animals: Effects on body weight, serum protein levels, and tumor growth. Surg Forum 29:143–144
7. Daly JM, Copeland EM, Dudrick SJ (1978) Effects of intravenous nutrition on tumor growth and host immunocompetence in malnourished animals. Surgery 84:655–658
8. Daly JM, Dudrick SJ, Copeland EM (1978) Effects of protein depletion and repletion on cell-mediated immunity in experimental animals. Ann Surg 188:791–796
9. Daly JM, Copeland EM, Dudrick SJ, Delaney JM (to be published) Nutritional repletion of malnourished tumor-bearing and non tumor bearing rats: Effects on body weight, liver, muscle and tumor. J Surg Res
10. Dionigi R, Guaglio R, Bonera A, Cerri M, Rondanelli R, Campani M (1976) Clinical-pharmacological aspects, application and effectiveness of total parenteral nutrition in surgical patients. Int J Clin Pharmacol Biopharm 17:107–118
11. Eys J van (1979) Malnutrition in children with cancer: Incidence and consequence. Cancer 43:2030–2035
12. Filler RM, Jaffe N, Cassady JR, Traggis DG, Das JB (1977) Parenteral nutritional support in children with cancer. Cancer 39:2665–2669
13. Floyd C, Ota D, Corriere JN, Dudrick SJ, Copeland EM (1979) Effect of protein depletion on serum factors for lymphocyte transformation. Surg Forum 30:57–60
14. Haffejee AA, Angorn IB (1979) Nutritional status and the nonspecific cellular and humoral immune response in esophageal carcinoma. Ann Surg 189:475–479
15. Harvey KB, Bothe A, Blackburn GL (1979) Nutritional assessment and patient outcome during oncologic therapy. Cancer 43:2065–2069
16. Issell BF, Valdivieso M, Zaren HA, Dudrick SJ, Freireich EJ, Copeland EM, Bodey GP (1978) Protection against chemotherapy toxicity by IV hyperalimentation. Cancer Treat Rep 62:1139–1143
17. Lanzotti VC, Copeland EM, George SL, Dudrick SJ, Samuels ML (1975) Cancer chemotherapeutic response and intravenous hyperalimentation. Cancer Treat Rep 59:437–439
18. Reynolds HM, Daly JM, Rowlands BJ, Dudrick SJ, Copeland EM (to be published) Effects of nutritional repletion on host and tumor response to chemotherapy. Cancer
19. Rickard KA, Grosfeld JL, Kirksey A, Valentine TVN, Baehner RL (1979) Reversal of protein-energy malnutrition in children during treatment of advanced neoplastic disease. Ann Surg 190:771–781
20. Seniukov MV, Khmelevskii IM, Zubov OG, Sloventantor VI, Kaplan NA (1978) Parenteral feeding of patients with cancer of the larynx undergoing combination therapy. Vestn Otorinolaringol 2:66–72
21. Solassol C, Joyeux H (to be published) Artificial gut with complete nutritive mixtures as a major adjuvant therapy in cancer patient's treatment. Proceedings of the International Society of Parenteral Nutrition, Rio de Janiero, Brazil, August 28, 1978. Acta Chir Scand
22. Steiger E, Oram-Smith J, Miller E, Kuo L, Voss HM (1975) Effects of nutrition on tumor growth and tolerance to chemotherapy. J Surg Res 18:455–461
23. Theologides A (1979) Cancer cachexia. Cancer 43:2004–2012
24. Wilmore DW, Dudrick SJ (1969) Safe long-term venous catheterization. Arch Surg 98: 256–258

Der Einfluß der präoperativen hochkalorischen parenteralen Ernährung auf die postoperative Komplikationsrate in der Tumorchirurgie

J.M. MÜLLER, T. DIENST, M. ARNDT, H. PICHLMAIER

Von den Arbeitsgruppen um Dudrick [6] und Copeland [4], Fischer [7] sowie Solassol [10] wird seit fast 10 Jahren über Erfolge mit der präoperativen Hyperalimentation bei Tumorpatienten berichtet. Ihre Veröffentlichungen gipfeln einheitlich in folgenden Aussagen:

1. Durch präoperative Hyperalimentation wurde in vielen Fällen ein operativer Eingriff überhaupt erst möglich.

2. Die Sicherheit des chirurgischen Vorgehens wurde vergrößert.

3. Die postoperative Komplikationsrate konnte erheblich gesenkt werden.

Obwohl die einzelnen Arbeitsgruppen zum Teil über Erfahrungen mit mehr als 1000 Tumorpatienten besitzen, haben sie bisher die Effektivität ihrer Therapie durch vergleichende Untersuchungen nicht abgesichert. Damit muß die Frage offen bleiben, ob ihre zum Teil bemerkenswerten Erfolge an einem ausgewählten Krankengut erzielt seien.

Wir hielten es deshalb für erforderlich, durch eine prospektive randomisierte Studie folgende Fragen zu klären:

1. Kann durch hochkalorische präoperative parenterale Ernährung (HPE) die Komplikationsrate in der Tumorchirurgie gesenkt werden?

2. Hat die Wahl des Energieträgers, nämlich Glukose allein oder Glukose und Fett, hierauf einen Einfluß?

Diese Unterscheidung war notwendig, um einmal mit amerikanischen Arbeiten, bei denen ausschließlich Glukose als Energieträger verwendet wurde, vergleichbar zu sein, zum anderen, um den möglichen Vorwurf zu entkräften, durch den Verzicht auf Fett über einen Zeitraum von etwa 3 Wochen wäre ein unphysiologisches Ernährungsschema zur Anwendung gekommen.

Planung der Studie

Entsprechend der Definition von Burdette [2] handelt es sich um eine prospektiv-vergleichende Studie mit festgelegtem Ende. Eine Kontrollgruppe ohne präoperative HPE wird 2 Therapiegruppen mit präoperativer HPE gegenübergestellt.

Als therapeutische Differenz zwischen Kontroll- und Therapiegruppe wird aufgrund eigener Untersuchungen [9] sowie den Ergebnissen von Holter [8] und Williams [11] ein Unterschied von über 10% hinsichtlich der postoperativen Komplikationsra-

---

Chirurgische Universitätsklinik Köln

te angenommen. Nach den Tabellen von Cochran [3] sind hierfür bei einer Aussage mit 95%iger Wahrscheinlichkeit 48 Patienten pro Gruppe notwendig.

Ablauf der Studie (Abb. 1)

Krankengut

In die Studie wurden alle Tumorpatienten der chirurgischen Allgemeinstationen aufgenommen, die mit der Teilnahme an der Studie einverstanden waren, deren Tumor zum Zeitpunkt der Kliniksaufnahme operabel erschien und deren Ernährungszustand nicht soweit herabgesetzt war, daß eine präoperative parenterale Ernährung zwingend indiziert war. In die Gruppe fielen lediglich 6 Patienten. Davon waren 4 nach weiterführender Diagnostik aufgrund der Tumorausdehnung inoperabel. Bei den beiden restlichen endete der Eingriff als Probelaparotomie.

Da die Studie noch nicht abgeschlossen ist, basieren die bisher vorliegenden Ergebnisse auf der Auswertung von 117 Tumorpatienten (Tabelle 1). Hiervon fielen 20 wegen Inoperabilität, Verweigerung der Operation, falscher Diagnose und Komplikationen während der präoperativen HPE aus.

Randomisierung

Da angenommen werden kann, daß die postoperative Komplikationsrate u.a. vom Ernährungszustand bei der Aufnahme sowie der Art der Operation abhängt, wurde eine Blockrandomisierung durchgeführt. Dies sollte eine disproportionale Anhäufung von besonders risikoreichen Eingriffen sowie Patienten in schlechtem Ernährungs-

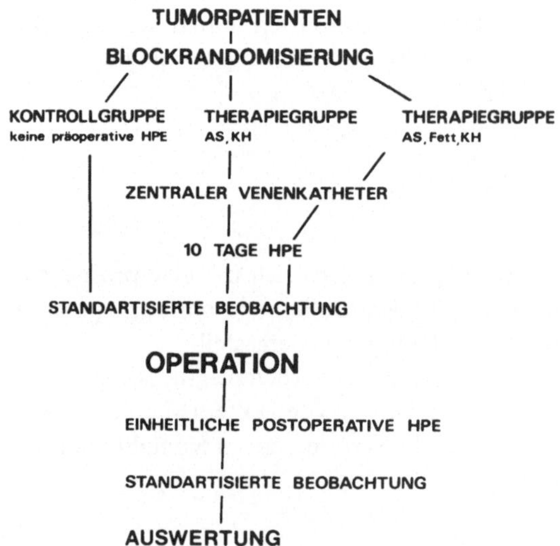

Abb. 1. Ablauf der Studie zur präoperativen HPE bei Tumorpatienten

Tabelle 1. Erkrankungstypen und deren Häufigkeit von in die Studie aufgenommenen Tumorpatienten

	In die Studie aufgenommen	Ausfälle	Ursachen der Ausfälle	
Schilddrüsenkarzinom	3	–	Inoperabilität	9
Bronchialkarzinom	3	–	Op. verweigert	1
Ösophaguskarzinom	9	3	Kein Krazinom	3
Magenkarzinom	48	4	HPE	7
Kolonkarzinom	12	1		
Sigmakarzinom	9	2		
Rektumkarzinom	21	7		
Pankreaskarzinom	9	3		
Gallengangskarzinom	3	–		
Total	117	20		

zustand in einer Gruppe verhindern. Der Vorteil dieser Randomisierung liegt ferner darin, daß trotz vieler Untergruppen durch eine Zusammenfassung der Blöcke frühzeitig ein orientierendes Gesamtergebnis gewonnen werden kann und später einzelne Untergruppen weiter verfolgt werden können.

Methodik

Den beiden Therapiegruppen wurde am Tag der Aufnahme ein Subclaviakatheter gelegt und mit der präoperativen HPE begonnen. Das Infusionsschema sah in einer Gruppe Aminosäuren und Glukose, in der anderen als zusätzlichen alternativen Energieträger zur Glukose die Gabe einer Fettemulsion vor, die 50% der Kalorien ersetzte. Die gesamte Energiezufuhr betrug in beiden Gruppen, bezogen auf die reinen Energieträger wie Glukose und Fett, jeweils 45 cal/kg Körpergewicht und Tag. Die Zufuhr von Elektrolyten, Spurenelementen und Vitaminen richtete sich nach den von Wretlind [12] angegebenen Werten für den erhöhten Bedarf. Der Nachweis, daß unter diesem Infusionsschema eine positive Stickstoffbilanz sowie eine Körpergewichtszunahme von durchschnittlich 1,7 kg in 10 Tagen erreicht werden kann, wurde in einer Pilotstudie erbracht [9].

Der Verlauf bis zur Operation wurde in allen Gruppen auf standardisierten Beobachtungsbögen festgehalten. Zudem wurden routinemäßig bei jedem Patienten ein ausführlicher Laborstatus erhoben (Tabelle 2). Die postoperative Infusionstherapie wurde in allen 3 Gruppen einheitlich durchgeführt. Bei gleichbleibendem Volumenangebot wurde die Kalorien- und Stickstoffzufuhr kontinuierlich vom Operationstag bis zum 3. postoperativen Tag gesteigert und blieb dann bis zum Ende der postoperativen HPE konstant (Tabelle 3). Der interoperative und postoperative Verlauf wurde bei jedem Patienten anhand von speziell dafür angefertigten Listen täglich kontrolliert, um eine Auswertung nach einheitlichen Gesichtspunkten zu gewährleisten.

Tabelle 2. Laborplan der unter präoperativer HPE stehenden Tumorpatienten

Untersuchungen	Präop. 1	2	3	4	5	6	7	8	9	Tag vor OP	OP	Postop. 1	2	3	4	5	6	7	8	9	Ende HPE
Na, K, Mg, PO$_4$, Harnstoff, Krea., GE, Elpho., GOT, GPT, alk. Phosph., Glyc., Cholesterin, Quick, TZ, Hb, HKT, Fe, Transferrin, Leuco, AMP, ADP, ATP, Pyruvat, Lactat, RBP, TBG	x/o				x/o					x/o	x/o	x/o		x/o				x/o			x/o
Ca, Cl, Harnsäure, Bili., gamma-GT, PTT, BSG, Thrombo, Diff. Blutbild	x/o									x/o	x/o										x/o
Aminosäurestatus	x/o																				x/o
Immunologie	x/o	x/o	x/o							x/o	x/o								x/o	x/o	x/o
BZ-Tagesprofil	x	x	x									x/o	x/o	x/o							
Urin-Glukose	x	x	x	x	x	x	x	x	x	x	x	x/o	x/o	x/o	x/o	x/o	x/o	x/o	x/o	x/o	x/o
Urin-N	x	x	x	x	x	x	x	x	x	x	x	x/o	x/o	x/o	x/o	x/o	x/o	x/o	x/o	x/o	x/o

x präoperative HPE, o Kontrollgruppe

Tabelle 3. Postoperatives (POP) Infusionsschema bei Tumorpatienten mit präoperativer HPE

		OP-Tag	1. POP-Tag	2. POP-Tag-Ende HPE
Volumen	(ml/kg KG/Tag)	45	45	45
Energie	(kcal/kg KG/Tag)	20	25	40
Aminosäuren	(g/kg KG/Tag)	1,2	1,5	1,5
AS-N	(g/kg KG/Tag)	0,17	0,23	0,23
Glukose	(g/kg KG/Tag)	5,2	6,3	9,6

Ergebnisse

Eine sinnvolle Bewertung der Ergebnisse setzt die Beantwortung 2er Fragen voraus:

1. Kann durch eine 10tägige präoperative HPE überhaupt der Ernährungszustand des Tumorpatienten entscheidend verbessert werden?

2. Sind die Kollektive untereinander vergleichbar?

Veränderungen des präoperativen Ernährungszustandes (Tabelle 4)

In der Kontrollgruppe fallen zwischen Aufnahmetag und Operationstag alle Parameter des Ernährungszustandes ab. Die größten Differenzen befinden sich beim Transferrin und den Proteinen mit der kürzesten Halbwertzeit (RBP, TBG s.u.). Dies bedeutet, daß sich durch Diagnostik, Operationsvorbereitung und präoperativer Nahrungskarenz der Ernährungszustand des Patienten eindeutig verschlechtert. In den beiden Therapiegruppen steigt das Körpergewicht, das Transferrin, das Retinol-bindende-Präalbumin (RBP) und das Thyroxin-bindende-Globulin (TBG) an, Gesamteiweiß und Albumin fallen ab. Trotz dieser positiven Bilanz zeigt der Vergleich der Absolutwerte von Transferrin, Retinol-bindendem-Präalbumin und Thyroxin-bindendem-Globulin, daß der meßbare Gewinn einer 10tägigen präoperativen HPE gering ist. Als Erklärung hierfür muß angenommen werden, daß entweder der Zeitraum von 10 Tagen zu kurz ist, um entsprechende Veränderungen zu bewirken, oder der Ernährungszustand der Patienten bereits zu Beginn der HPE größtenteils im Normbereich lag und damit nicht mehr entscheidend verbessert werden konnte. Hierfür spricht, daß nur ein Drittel der von uns untersuchten Patienten nach den Kriterien von Blackburn [1] eine Mangelernährung zeigte.

Vergleichbarkeit der Gruppen

Zur Vergleichbarkeit der Gruppen wurden 3 Faktoren herangezogen: der Ausgangszustand des Patienten, die Ausdehnung des Tumors und der operative Eingriff.

Das Durchschnittsalter (Tabelle 5) weicht innerhalb der einzelnen Gruppen nur geringfügig voneinander ab.

Tabelle 4. Veränderungen des präoperativen Ernährungszustandes bei Tumorpatienten unter präoperativer HPE

	Präop. HPE	Aufnahmetag	Op-Tag	Δ%
Körpergewicht (kg)	ohne	68,38	68,06	− 0,5
	mit AS, KH	66,27	69,01	+ 4,1
	mit AS, KH, Fett	64,76	66,76	+ 3,1
Gesamteiweiß (g/dl)	ohne	6,81	6,45	− 5,3
	mit AS, KH	6,64	6,43	− 3,2
	mit AS, KH, Fett	6,47	6,44	− 0,5
Albumin (g/dl)	ohne	3,81	3,55	− 6,9
	mit AS, KH	3,67	3,46	− 5,8
	mit AS, KH, Fett	3,53	3,48	− 1,4
Transferrin (mg/dl)	ohne	307,87	280,87	− 8,8
	mit AS, KH	290,75	299,90	+ 1,4
	mit AS, KH, Fett	281,73	288,30	+ 2,3
Retinol-bindendes Präalbumin (mg/dl)	ohne	5,98	4,88	− 18,4
	mit AS, KH	4,52	4,74	+ 4,9
	mit AS, KH, Fett	4,91	4,99	+ 1,7
Thyroxin-bindendes Globulin (mg/dl)	ohne	3,36	2,45	− 27,1
	mit AS, KH	3,14	3,42	+ 8,9
	mit AS, KH, Fett	2,29	2,77	+ 20,9

Tabelle 5. Vergleichsdaten von Tumorpatienten der für die Studie erstellten Gruppen

	Ohne präop.		Mit präop. HPE (AS, KH)		Mit präop. HPE (AS, KH, Fett)	
Alter (Jahre)	60,1		57,4		59,3	
Geschlecht	Mann	Frau	Mann	Frau	Mann	Frau
	21	9	18	15	20	14
Präop. Risikofaktoren Insgesamt						
Herz-Kreislauf	13		12		13	
Lunge	10		9		12	
Niere	2		4		3	
Leber	6		4		4	
Stoffwechsel	7		4		3	
Anzahl der präop. Risikofaktoren pro Patient						
ohne	11		14		12	
1 Risikofaktor	6		8		13	
2 Risikofaktoren	7		5		7	
3 Risikofaktoren	4		5		1	
4 Risikofaktoren	2		1		1	
Ernährungszustand: Randomisierung						

Der Anteil der Männer ist insbesondere innerhalb der 1. Gruppe deutlich höher als der der Frauen. Die Anzahl der Risikofaktoren insgesamt und pro Patient ist in der Kontrollgruppe und in der Therapiegruppe mit ausschließlicher Kohlenhydratzufuhr vergleichbar. In der 2. Therapiegruppe, die präoperativ Glukose und Fett erhielt, finden sich wenige Patienten mit multifaktoriellem Risiko. Hinsichtlich der Tumorausdehnung (Tabelle 6) ist die Anzahl der Frühkarzinome in der Kontrollgruppe überrepräsentiert. In der 2. Therapiegruppe findet sich die größte Anzahl weit fortgeschrittener Karzinome. Der letzte Faktor wird jedoch dadurch wieder ausgeglichen, daß in dieser Gruppe auch die meisten palliativen Eingriffe, wie Probelaparotomien durchgeführt wurden, deren Komplikationsrate gering ist.

Operationszeit und Verteilung der Operateure (Tabelle 7) zeigen keine erhebliche Abweichung. Dies drückt sich auch im Erfahrungsindex, einer willkürlich gewählten Zahl, basierend auf einer Rangliste der Operateure für jede Art des Eingriffes aus. So würde eine Differenz von einem Punkt bedeuten, daß die Operation in einer Gruppe entweder von einem besonders versierten oder einem relativ unerfahrenen Chirurgen durchgeführt wurde. Trotz mancher Übereinstimmung innerhalb der Gruppen soll jedoch nicht darüber hinweggetäuscht werden, daß, wie bei allen Studien dieser Art, die Vergleichbarkeit der einzelnen Kollektive untereinander nur bedingt möglich ist.

Postoperative Komplikationsrate

Postoperative Komplikationen (Tabelle 9) traten insgesamt bei 61 von 97 Patienten auf. Einen völlig komplikationslosen Verlauf hatten 8 Patienten in der Kontrollgruppe und jeweils 14 Patienten in den beiden Therapiegruppen.

Tabelle 6. Vergleichsdaten der Tumore der 3 Patientengruppen

	Ohne präop. HPE	Mit präop. HPE (AS, KH)	Mit präop. HPE (AS, KH, Fett)
Tumorstadium			
Magen-Ca I	4	0	0
Magen-Ca II	1	0	2
Magen-Ca III	9	14	10
Magen-Ca IV	0	0	4
Colorektales Ca A	3	2	1
Colorektales Ca B	2	5	3
Colorektales Ca C	3	3	4
Colorektales Ca D	1	2	3
Übrige I	0	0	0
Übrige II	1	0	1
Übrige III	4	6	3
Übrige IV	2	1	3
Insgesamt I	7	2	1
Insgesamt II	4	5	6
Insgesamt III	16	23	17
Insgesamt IV	3	3	10
Tumorlokalisation: Randomisierung			

Tabelle 7. Vergleichsdaten zu den Operationen der 3 Gruppen Tumorpatienten

	Ohne präop. HPE	Mit präop. HPE (AS, KH)	Mit präop. HPE (AS, KH, Fett)
Art. der Operation			
Palliative Eingriffe	5	8	12
Resektionen	25	25	22
Op.-Zeit (min)	212	203	205
Operateur A	8	10	10
Operateur B	7	7	11
Operateur C	6	9	4
Operateur D	6	5	7
Operateur E	3	2	2
Operateur F	0	0	0
„Erfahrungsindex" der Operateure	3,2	3,6	3,3

Tabelle 8. Postoperative Komplikationen insgesamt bei 3 Gruppen Tumorpatienten mit präoperativer HPE

	Ohne präop. HPE (n = 30)	Mit präop. HPE AS, KH (n = 33)	Mit präop. HPE AS, KH, Fett (n = 34)
Ohne Komplikationen	8	14	14
Wundkomplikationen	5	8	6
Renale Komplikationen	6	3	3
„Ileus"	2	2	4
Parotitis	1	–	–
Pneumonie	13	7	10
Andere pulmonale Komplikationen	10	5	10
Beatmung	6	1	6
Kardiale Komplikationen	6	1	6
Nierenversagen	3	1	4
Leberversagen	2	–	2
Nahtinsuffizienz	5	4	3
Intraabdomineller Abszeß	4	1	
Peritonitis	2	1	1
Mediastinitis	–	–	1
Verstorben	6 (19,9%)	1 (3,0%)	6 (17,6%)

Die Anzahl der leichten Komplikationen, wie Wundheilungsstörungen, Harnwegs-infekte oder ein passagerer Anstieg des Harnstoffs über 70 mg%, eine postoperative Darmatonie über den 3. Tag hinaus bzw. ein Ileus, der konservativ erfolgreich be-handelt werden konnte, waren in allen 3 Gruppen etwa gleich häufig.

Pulmonale Komplikationen traten in der Kontrollgruppe und in der Gruppe, die Fett als 2. Kalorienträger erhalten hatte, am häufigsten auf und waren, wie die Anzahl der beatmeten Patienten zeigt, auch wesentlich gravierender. Die Häufig-keit der schwerwiegenden kardialen Komplikationen sowie des Organversagens korreliert eng mit · der Beatmung und der Letalität. Dies erklärt sich naturgemäß damit, daß hierin die Patienten enthalten sind, die den schwersten postoperativen Verlauf hatten und zumeist verstarben. Die exakte Übereinstimmung der Zahlen ist jedoch zufälliger Natur. Schwerwiegende Komplikationen von seiten des Operationsgebietes waren mit 14 Fällen am häufigsten in der Kontrollgruppe und traten nur 6mal in der 1. Therapiegruppe und 5mal in der 2. Therapiegruppe auf. Auffallend ist hierbei, daß während in der Gruppe, die ausschließlich Kohlenhydrate präoperativ erhalten hatte, diese 6 Komplikationen nur 1mal zum Tode führten, sie in der Gruppe, die präoperativ zusätzlich Fett erhalten hatte, jedesmal letal endeten.

Da bei 25 Palliativeingriffen nur 1mal ein Todesfall eintrat, seien die Resektionen (Tabelle 9) getrennt betrachtet.

Die Aufschlüsselung der Komplikationen (Tabelle 10) zeigt im wesentlichen das gleiche Bild wie vorher. Die Unterschiede zwischen der Kontrollgruppe und der 1. Therapiegruppe, bzw. zwischen der 1. und der 2. Therapiegruppe treten insbe-sondere hinsichtlich der Letalität noch deutlicher hervor.

Schlußfolgerung

Bei vorsichtiger Interpretation der bisher vorliegenden Studienergebnisse scheinen folgende Aussagen möglich:

1. Die Präoperative hochkalorische parenterale Ernährung kann sehr wahrschein-lich zu einer Verminderung der postoperativen Komplikationsrate beitragen.

Tabelle 9. Resektionen bei Tumorpatienten mit präoperativer HPE

Subtotale Magenresektion	13
Abdom. Gastrektomie	14
Abdom. thorakale Gastrektomie	6
Ösophagektomie	3
Abdom. perineale Rektumamputation	8
Anteriore Rektumresektion	3
Op nach Hartmann	2
Hemicolektomie rechts	7
Hemicolektomie links	3
Sigmaresektion	6
Oberlappenresektion rechts	2
Pneumonektomie	1
Thyreoidektomie	3
Hemipankreatektomie	1

Tabelle 10. Postoperative Komplikationen nach Resektion bei 3 Gruppen Tumorpatienten mit präoperativer HPE

	Ohne präop. HPE (n = 25)	Mit präop. HPE AS, KH (n = 25)	Mit präop. HPE AS, KH, Fett (n = 23)
Ohne Komplikation	4	9	6
Wundkomplikation	4	6	5
Renale Komplikationen	6	3	3
„Ileus"	2	2	2
Pneumonie	12	6	10
Andere pulmonale Komplikationen	5	1	3
Nahtinsuffizienz	5	4	3
Intraabdom. Abszeß	4	1	2
Peritonitis/Mediastinitis	2	1	2
Verstorben	6 (24%)	1 (4%)	5 (22%)

2. Die präoperative Verwendung von Glukose als einziger Energieträger erweist sich als günstiger als Glukose und Fett.

Wodurch dieser Unterschied zwischen beiden Therapiegruppen hervorgerufen wird, ist zum jetzigen Zeitpunkt unklar und bedarf einer ausführlichen Analyse nach Abschluß der Studie. Möglicherweise spielen hierbei immunologische Faktoren im Sinne einer Blockierung des Immunsystems durch Fett eine Rolle. Hierfür spricht die von Dienst [5] am gleichen Krankengut beobachtete Verminderung der zellulären Immunantwort unter präoperativer Fettzufuhr.

Literatur

1. Blackburn GL, Benotti PN, Bistrian BR, Bothe A, Maini B, Schlamm HT, Smith MF (1979) Nutritional assessment and treatment of hospital malnutrition. Infusionsther Klin Ernaehr 6:238
2. Burdette WJ, Gehan EA (1970) Planning and analysis of clinical studies. Thomas, Springfield
3. Cochran WG, Cox GM (1957) Experimental designs. Wiley, New York
4. Copeland EM, Daly JM, Dudrick SJ (1977) Nutrition as an adjunct to cancer treatment in the adult. Cancer Res 37:2451
5. Dienst T, Merker-Alzer G, Müller JM (1979) Beeinflußung der Immunitätslage bei Tumorpatienten durch hochkalorische parenterale Ernährung. (siehe Beitrag Dienst et al. in diesem Band)
6. Dudrick SJ, Copeland EM, MacFadyen BV (1977) Parenteral nutition as an adjunct to cancer therapy. Klin Anaesthesiol Intensivther 13:1
7. Fischer JE (1977) Hyperalimentation. Adv Surg 11:1
8. Holter AR, Fischer JE (1977) The effects of perioperative hyperalimentation on complications in patients with carcinoma and weight loss. J Surg Res 23:31

9. Müller JM, Stock W, Watzky E, Pichlmaier H (1979) Hyperalimentation bei Krebspatienten. In: Stock W (Hrsg) Nachsorge beim Kolorektalen Karzinom. Springer, Berlin Heidelberg New York

10. Solassol Cl, Joyeux M, Pujol H, Romieu Cl (1974) Nutrition parenterale en cancerologie. Indication et resultats. J Chir (Paris) 107:435

11. Williams RHP, Heatly RV, Lewis MH, Hughes LE (1977) A randomized controlled trial of preoperative intravenous nutrition in patients with stomach cancer Surg Soc 49:667

12. Wretlind A (1974) Assessment of patient reqirements. In: Lee HA (ed) Parenteral nutrition in acute metabolic illness. Academic Press, London New York, p 353

Beeinflussung der Immunitätslage bei Tumorpatienten durch hochkalorische parenterale Ernährung

T. DIENST, G. MAERKER-ALZER, J.M. MÜLLER

Die noch nicht abgeschlossene Studie umfaßt bisher 55 Patienten mit malignen Tumoren, die in der chirurgischen Universitätsklinik Köln operiert wurden. Unsere Untersuchungen sollten klären, ob eine perioperative, hochkalorische parenterale Ernährung (HPE) meßbare Veränderungen des immunologischen Status bewirken kann. Folgende Gruppeneinteilung mit unterschiedlicher präoperativer HPE wurde durchgeführt:

Schema I: keine präoperative HPE (Kontrollgruppe),

Schema II: HPE mit Glukose und Aminosäuren und

Schema III: HPE mit Glukose, Fett und Aminosäuren.

Postoperativ wurden alle Gruppen einheitlich mit Glukose und Aminosäuren hochkalorisch ernährt. Nähere Einzelheiten über die Durchführung der HPE sind bei Müller et al. [6] angegeben.

Folgende Parameter, die Aufschluß über den immunologischen Status geben sollten, wurden untersucht:

1. In-vivo-Teste

Intrakutanteste mit 5 ubiquitären Antigenen (Tuberculin, Mumpsantigen, Trichophytin, Candidin, Streptokinase/Streptodornase)

2. In-vitro-Teste:

B-Lymphozytenfunktion:
Immunglobuline G, A, M
a) Makrophagenfunktion:
Phagozytose der Blutmonozyten
1. Farbstoffphagozytose (NBT)
2. Erythrozyten (EAC)
b) Komplementfaktoren:
C_3, C_4
c) T-Lymphozytenfunktion:
Phytohämagglutininstimulierbarkeit von T-Lymphozyten

Medizinische Universitätsklinik und Chirurgische Universitätsklinik Köln

Ergebnisse

1. Immunologische Hautreaktivität nach Intrakutantestung

Das Ergebnis der Hauttestung mit 5 Antigenen wurde vom gleichen Untersucher 24–72 h nach der Intrakutaninjektion abgelesen und nach der aus Tabelle 1 ersichtlichen Einteilung beurteilt. Aus der Summe der positiven Reaktionsstärken wurde für jeden Patienten eine bestimmte Reaktionszahl ermittelt. Der Mittelwert zeigte für die Schemata I und III einen Abfall der Hautreaktivität von ca. 4 auf 3 und von 3 auf 2, was einer deutlichen Verschlechterung entspricht. Patienten, die präoperativ nach HPE-Schema II ernährt wurden, wiesen einen postoperativen leichten Anstieg von 3 auf 3,2 auf, was einer im wesentlichen unveränderten Reaktionslage entspricht. Acht Patienten, die postoperativ verstarben, unterschieden sich von den überlebenden Patienten erheblich (Abb. 1)

Tabelle 1. Einteilung der Reaktionsstärken zur Beurteilung der immunologische Hautreaktivität 24–72 h nach Intrakutantestung mit 5 Antigenen. Reaktionen der Stärke II–IV wurden als positive Reaktion gewertet

Reaktionsstärke R:	Rötung
Reaktionsstärke I:	Hautinfiltrat bis 5 mm
Reaktionsstärke II:	Hautinfiltrat bis 5–10 mm
Reaktionsstärke III:	Hautinfiltrat bis 11–15 mm
Reaktionsstärke IV:	Hautinfiltrat bis 16 mm, Bulla

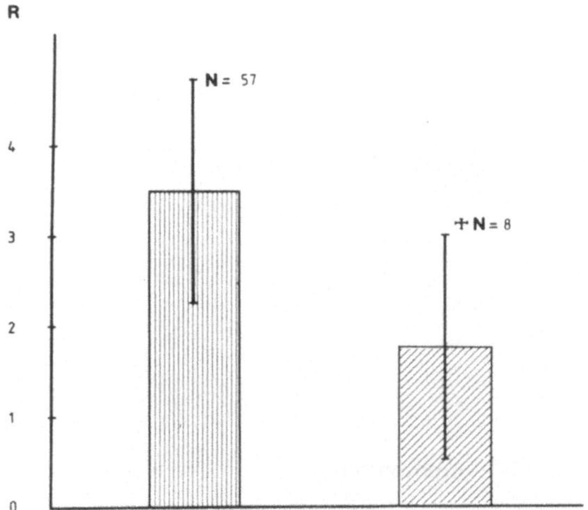

Abb. 1. Vergleich der Hautreaktivität nach Intrakutantestung bei postoperativ verstorbenen (N = 8) und überlebenden Tumorpatienten. Als positive Reaktionen wurden Infiltrate mit mehr als 5 mm ϕ bewertet. B = Summe der positiven Reaktionen

2. Makrophagenfunktionsteste

Die Phagozytosefähigkeit von Blutmonozyten vor und nach hochkalorischer parenteraler Ernährung (HPE) war im Wesentlichen unverändert. Sie entsprach mit den in Tabelle 2 angegebenen Werten denen eines Normalkollektivs. Es ließen sich weder Effekte unterschiedlicher präoperativer HPE, der Operation noch des Tumors auf die Phagozytoseaktivität feststellen.

Tabelle 2. Phagozytosefähigkeit von Blutmonozyten vor und nach hochkalorischer parenteraler Ernährung (n = 31)

	Vor HPE	Nach HPE	Norm
NBT-Phagozytose	80 ± 14	78 ± 18	75 ± 11
EAC-Phagozytose	31 ± 14	37 ± 19	32 ± 14

3. Komplementfaktoren

Die untersuchten Komplementfaktoren C_3 und C_4 lagen mit 88 ± 8 bzw. 44 ± 7 mg/ 100 ml im Normbereich und zeigten nach präoperativer HPE keinen Anstieg. Unmittelbar postoperativ fielen sie gering ab, um bis zum 10. postoperativen Tag ihren Ausgangswert zu erreichen. Innerhalb der einzelnen Ernährungsgruppen fanden wir keine verwertbaren Unterschiede.

4. Phytohämagglutininstimulierbarkeit von T-Lymphozyten

Übereinstimmend mit anderen Untersuchern [1, 2, 3] fanden wir bei Tumorpatienten eine verminderte Mitogenstimulierbarkeit von T-Lymphozyten. Gemessen wurde der H_3-Thymidineinbau in der 72 h-Kultur bei jeweils optimaler Phytohämagglutinin-(PHA)-Konzentration in Form einer Dosis-Wirkungskurve. Die ermittelten Werte wurden in Form des Stimulationsindex (SI) berechnet nach der Formel:

$$\text{Stimulationsindex (SI)} = \frac{\text{cpm} - \text{Wert}}{\text{cpm} - \text{Leerwert}}$$

Von 30 Patienten ließen sich 4 weder vor noch nach Operation stimulieren, 3 zeigten einen Anstieg und 21 einen deutlichen Abfall der Stimulierbarkeit. Gegenüber einem Normalkollektiv gesunder Blutspender (N = 50, SI = 160±120) lagen sie fast unterhalb bzw. im unteren Normbereich.

Eine Abhängigkeit vom HPE-Schema wurde nicht beobachtet. Offenbar überwiegen die abschwächenden Einflüsse des Tumors bzw. des Operationstraumas und lassen sich durch HPE-Maßnahmen nicht beeinflussen (Abb. 2).

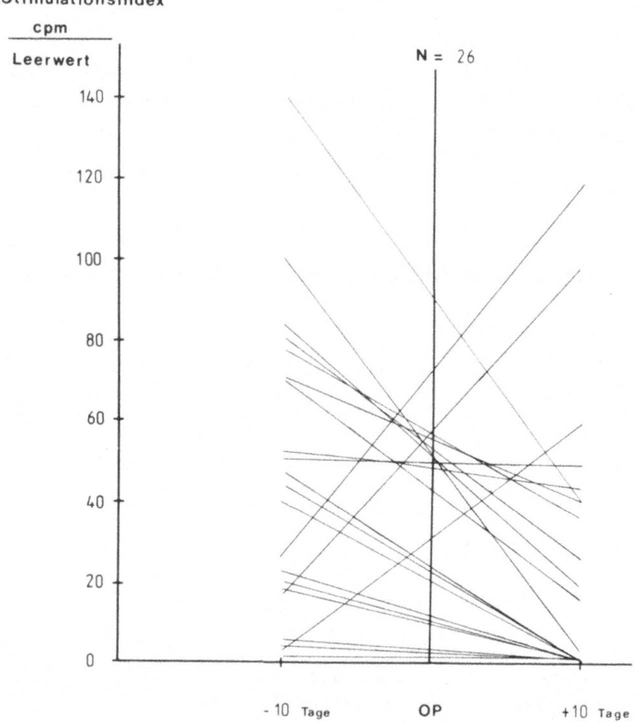

Abb. 2. Verminderte Stimulierbarkeit von T-Lymphozyten in der PHA-Kultur präoperativ. Nach 20 Tagen HPE weitere Verminderung des SI mit Ausnahme von 3 Patienten.

5. Immunglobuline

Die Immunglobulinkonzentrationen stiegen unter HPE an. Ohne HPE trat ein geringer Abfall auf. IgG, IgA und IgM verhalten sich parallel. Stellvertretend sind in Abb. 3 die Verhältnisse für IgG dargestellt. Die Kontrollgruppe (Schema I) weist einen mäßigen IgG-Abfall auf, während unter präoperativer HPE (Schema II und III) ein deutlicher Anstieg zu verzeichnen ist.

Der operationsbedingte Abfall und anschließende über den Ausgangswert hinausgehende Anstieg ist bei IgG, IgA und IgM gleichermaßen zu beobachten.

Eine von uns an einem kardiochirurgischen Patientengut durchgeführte Untersuchung zeigte einen vergleichbaren postoperativen Verlauf. Das bedeutet, daß Tumor und HPE keinen Einfluß auf die postoperativen Änderungen der Immunglobulinkonzentrationen haben.

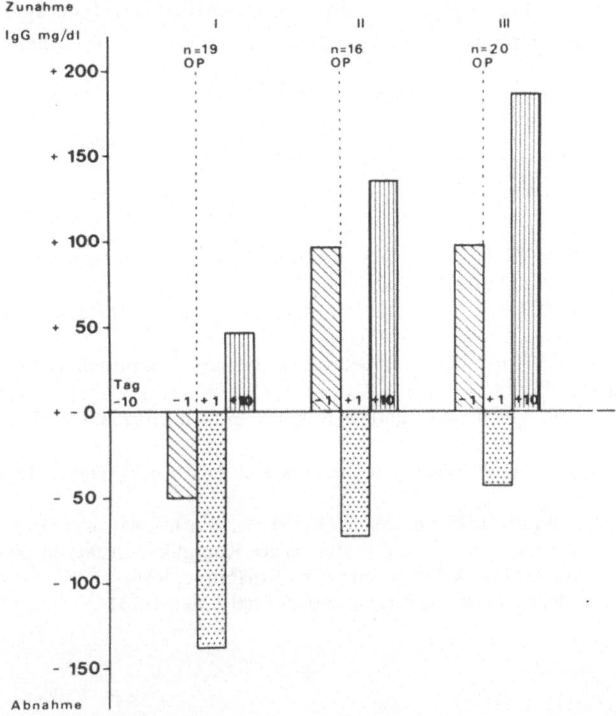

Abb. 3. Verhalten des IgG i.S. in Abhängigkeit von der HPE. Schema I: keine präoperative HPE, Schema II und III: prä- und postoperative HPE über jeweils 10 Tage. Die Bestimmungen erfolgten am Tage vor und nach OP und am 10. postoperativen Tag

Zusammenfassung

Die bereits von anderen Autoren (2) nachgewiesene verminderte Funktion der T-Zellen bei Tumorpatienten, gemessen an der Mitogenstimulierbarkeit von Lymphozyten oder in der „mixed lymphocyte culture" , wurde an unserem Patientengut mit gastrointestinalen Tumoren nachgewiesen. Diese Funktionsminderung wird durch eine Operation weiter verschlimmert und läßt sich durch prä- und postoperative HPE nicht beeinflussen.

Eine gestörte Phagozytosefunktion konnten wir bei Tumorpatienten weder prä- noch postoperativ nachweisen. Die Komplementfaktoren C_3 und C_4 lagen im Normbereich. Sie wurden durch den Tumor, die Operation und HPE nicht beeinflußt.

In Übereinstimmung mit anderen Autoren [5, 7] zeigten Hautteste mit viralen und bakteriellen Antigenen bei Tumorpatienten eine verminderte Immunantwort an, die durch die HPE günstig beeinflußt wird. Eine stark verminderte oder fehlende Hautreaktivität wiesen überwiegend solche Patienten auf, die postoperativ verstarben.

Eine 10tägige HPE führte bei Tumorpatienten zu einem Anstieg der IgG, IgA und IgM. Die Art der Kaloriensubstitution — Glukose oder Fette — führte zu keinem meßbaren Unterschied.

Literatur

1. Copeland EM, Fadyen BV, Dudrick SJ (1976) Effect of intravenous hyperalimentation on established delayed hypersensivity. Ann Surg 184/1:60
2. Glub STh, OConnell X, Morton DL (1974) Correlation of in vivo and in vitro assays of immunocompetence in cancer patients. Cancer Res 34:1833
3. Law DK, Dudrick SJ, Abdon NI (1973) Immunocompetence of patients with protein-caloric malnutrition. Ann intern Med 79:545
4. McFarlane H, Hamid J (1973) Cell - mediated immune response in malnutrition. Clin Exp Immunol 13:153
5. Morris DL (1977) Value of delayed hypersensivity index in patients with malignancy. Ann Allergy 38:182
6. Müller JM, Stock W, Dienst C, Schindler J, Pichlmaier H (1979) Der Einfluß der präoperativen hochkalorischen parenteralen Ernährung auf die postoperative Komplikationsrate in der Tumorchirurgie. Intern Symposium der hochkalor. parenteralen Ernährung, Köln
7. Sokal EJ (1975) Measurement of delayed skin - test responses. N Engl J Med 4:501

Präoperative hochkalorische parenterale Ernährung bei Tumorpatienten

V. ZUMTOBEL, B. GÜNTHER, N. DEMEL

Patienten mit noch operablen gastointestinalen Tumoren unseres Krankenguts weisen zum Zeitpunkt ihrer Aufnahme zu 30% normale, 42% leicht erniedrigte und 28% stark erniedrigte Serumalbuminspiegel als Zeichen eines generalisierten Eiweißmangels auf. Durch präoperative Diagnostik mit regelmäßigem Ausfall bestimmter Mahlzeiten und Operationsvorbereitung blieben die Stickstoffbilanzen negativ und das Eiweißdefizit wurde häufig ungewollt und unbemerkt weiter verstärkt (Abb. 1).

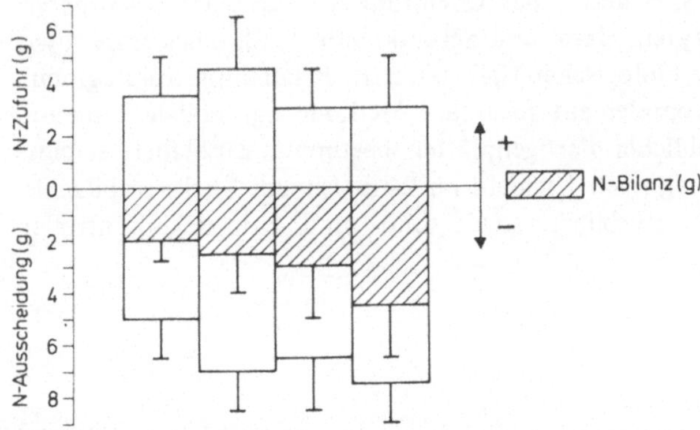

Abb. 1. Stickstoffbilanzen bei 6 Patienten mit Dickdarmtumoren während der letzten 4 präoperativen Tage unter „üblichen" Ernährungsbedingungen

Nachdem sowohl tierexperimentelle als auch klinische Untersuchungen eine direkte Abhängigkeit der Reißfestigkeit von Nähten und Anastomosen [2, 3, 13] sowie auch der postoperativen Nahtinsuffizienz- und Infektionsrate [5, 10, 14] vom präoperativen Eiweißstatus gezeigt hatten, wurden die Eiweißverhältnisse bei Tumorkranken und deren Beeinflußbarkeit durch die präoperative parenterale Ernährung in einer prospektiven Studie untersucht. Dabei interessierte neben der Stickstoffaufnahme besonders das Verhalten der kurzlebigen Plasmaproteine mit hohen Umsatzraten. Die hinsichtlich ihrer Kooperationsbereitschaft streng ausgesuchten Patienten waren über den Inhalt der Studie unterrichtet.

Chirurgische Klinik der Universität München, Klinikum Großhadern

Patienten und Untersuchungsmethode

Die für eine zuverlässige Aussage notwendige lückenlose Gewinnung sämtlicher Parameter, bzw. ein verschiebungsfreier Ablauf der Infusionsperioden waren bei 9 Kranken ausreichend sicher gewährleistet. Ihr mittleres Körpergewicht betrug 68,0±9,7 kg nach einem tumorbedingten Gewichtsverlust von durchschnittlich 8,9 kg innerhalb von 3–12 Monaten. Im Verhältnis zur Körpergröße lagen 6 Patienten im Bereich ihres Idealgewichts, 3 Patienten ca. 5% darunter [1].

Am Tage vor Beginn der parenteralen Ernährung erhielten die Patienten eine kalorisch ausreichende Wunschkost, während der parenteralen Ernährungsphase von 8 Tagen enteral lediglich Tee ad libitum. Den Vorschlägen für eine anabole parenterale Ernährung von Blackburn et al. [1] entsprechend, erhielten die Kranken täglich über einen zentralen Venenkatheter das 1,75fache des aus Gewicht, Größe und Alter errechneten Grundumsatzes [1] an Energieträgern in Form einer 40%igen Glukoselösung und 500 Fettkalorien als 10%ige Sojabohnenöl-Eilecithin-Emulsion. Die Eiweißzufuhr betrug 1 g Aminosäuren pro kg Körpergewicht als 10%ige Lösung.

Jeweils an den Tagen 0, 3, 5 und 8 der Ernährungsperiode wurden Körpergewicht, Blutbild mit Lymphozyten, Harn- und Serumkreatinin, Cholinesterase sowie die Plasmaproteine mit kurzer biologischer Halbwertszeit, Präalbumin, Haptoglobin, Transferrin, C_{3c}- und C_4-Komplement nach der Methode der radialen Immundiffusion mit Hilfe handelsüblicher Partigenplatten bestimmt. Zusätzlich erfolgte die Gesamtstickstoffbestimmung nach Kjeldahl im 24-h-Urin zur Stickstoffbilanzierung. Flüssigkeits- und Elektrolytbilanz sowie Blut- und Urinzuckerkontrollen erfolgten täglich.

Ergebnisse

Trotz teilweise erheblicher Gewichtsverluste innerhalb kurzer Zeit lagen sämtliche gemessenen Ausgangspartner innerhalb der mittleren bis unteren Normbereiche. Lediglich Haptoglobin als Akutphaseprotein bewegte sich in der oberen Hälfte des Normbereichs. Präalbumin, Transferrin, C_{3c}, C_4-Komplement und Lymphozytenzahl zeigten am 3. Tag der Infusionsperiode einen leichten Abfall gegenüber den Ausgangswerten und stiegen bis zum 8. Tag wieder an. Haptoglobin und Kreatinin blieben konstant. Die Cholinesterase fiel während der Ernährungsphase kontinuierlich leicht ab (Tabelle 1). Die Stickstoffbilanzen waren unter Wunschkost mit einer täglichen Ausscheidung von 9,0 ± 2,5 g/24 h deutlich negativ. Die parenterale Ernährung führte zu einem raschen Rückgang der Stickstoffausscheidung auf 4,5 ± 1,2 g/24 h mit eindeutig positiver Bilanz, welche bis zum Ende der Infusionsperiode unverändert positiv blieb (Abb. 2). Das Körpergewicht stieg kontinuierlich an und erreichte eine durchschnittliche Zunahme von 1,3 kg gegenüber den Ausgangsgrößen.

Alle 9 Patienten wiesen bei unterschiedlichen Ausgangswerten jeweils ein weitgehend identisches Verhalten der Parameter ohne stärkere Abweichungen im Einzelfall auf. Auch die unterhalb der Idealgewichtsgrenze gelegenen Kranken lagen, Haptoglobin ausgenommen, mit ihren Ausgangswerten noch innerhalb der unteren Normbereiche und zeigten keine deutliche Tendenz eines Anstiegs während der Infusions-

Tabelle 1. Verhalten verschiedener Meßgrößen unter parenteraler Ernährung (Glukose nach errechnetem Bedarf, 50 g Fett und 1 g/kg KG Aminosäuren täglich) bei 9 Patienten mit operablen Tumoren des Intestinaltraktes

Tag der Untersuchung	0		3		5		8	
Gewicht (kg)	68,0±	9,7	68,2±	9,5	68,7±	9,9	69,3±	9,8
Präalbumin (mg%)	20,1±	7,6	16,6±	6,6	14,0±	4,0	18,1±	4,6
Haptoglobin (mg%)	179 ±	56	190 ±	47	167 ±	53	191 ±	66
Transferrin (mg%)	227 ±	48	196 ±	39	190 ±	51	230 ±	50
C_3 c (mg%)	88,2±	18,4	64,0±	25,6	80,5±	13,2	92,8±	17,4
C_4 (mg%)	24,4±	3,9	19,1±	3,2	22,7±	4,7	25,7±	4,9
Cholinesterase (mU/ml)	4234	±1637	4321	±1625	3363	±1255	2868	±1195
Lymphozyten (in $1/mm^3$)	1582	± 727	1232	± 607	1424	± 494	1894	± 731
Kreatinin (mg/24 h)	830	± 360	950	± 330	1000	± 400	870	± 220

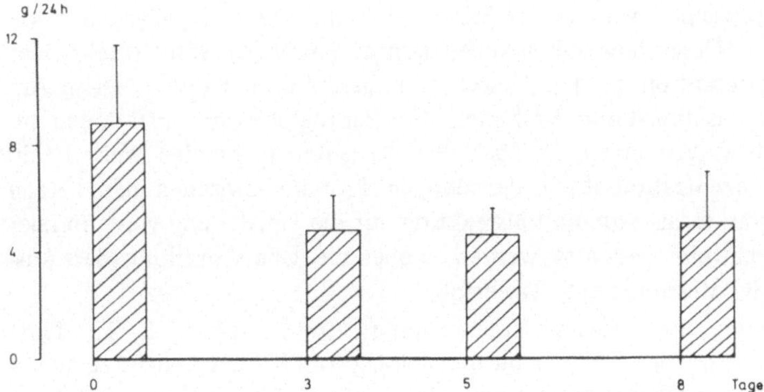

Abb. 2. Stickstoffausscheidung im Harn bei 9 Patienten mit operablen Tumoren des Intestinaltraktes unter parenteraler Ernährung (Glukose nach errechnetem Bedarf, 50 g Fett und 1 g/kg KG Aminosäuren täglich)

periode. Lediglich die mittlere Gewichtszunahme betrug bei diesen 3 Patienten mehr als das Doppelte des übrigen Kollektivs, obwohl die Stickstoffausscheidung mit durchschnittlich 4,2 g täglich nur geringfügig unter der Stickstoffausscheidungsrate des Gesamtkollektivs lag. Mit Ausnahme der Stickstoffaufnahmen blieben alle gemessenen Veränderungen statistisch nicht signifikant.

Diskussion

Verschiedene Arbeitsgruppen haben in den letzten Jahren Plasmaproteine mit kurzer biologischer Halbwertszeit und hoher Umsatzrate auf ihre Wertigkeit als Frühindikatoren eines Proteindefizits untersucht [4, 7, 6, 8, 9, 11, 12, 15]. Dabei erwiesen sich Präalbumin, Retinol-bindendes-Protein, Transferrin, verschiedene Komplementkomponenten und die Cholinesterase als empfindlich für die Beurteilung des Protein-Aminosäuren-Pools. Ein Abfall der Konzentrationen dieser Plasmaproteine wurde sowohl in der postoperativen oder posttraumatischen Streßphase [8, 11, 12] als auch bei gesunden Freiwilligen während kurzfristiger absoluter Nahrungskarenz beobachtet (4, 7). Umgekehrt konnte bei Patienten in ausgesprochen mangelhaftem Ernährungszustand durch adäquate Ernährung eine Normalisierung der Plasmakonzentrationen dieser Proteine erzielt werden [6, 9, 15].

Die Mehrzahl der Kranken mit noch operablen Malignomen des Gastrointestinaltrakts liegt trotz teilweise erheblicher, krankheitsbedingter Gewichtsverluste zum Zeitpunkt ihrer Aufnahme ins Krankenhaus in der Nähe ihres Idealgewichts. Nach unseren Untersuchungen bestand hier bereits eine katabole Stoffwechsellage mit negativen Stickstoffbilanzen. Die Plasmakonzentrationen der genannten Proteine bewegten sich in unteren Normbereichen, während das Akutphaseprotein Haptoglobin entsprechend der Grundkrankheit im oberen Normbereich gehalten wurde.

Die hochkalorische parenterale Ernährung führte rasch zu einer anabolen Stoffwechsellage mit Stickstoffretention und Gewichtszunahme, jedoch ohne faßbaren Anstieg der Plasmaproteine. Anhand der Flüssigkeits- und Elektrolytbilanzen sowie der Hämatokrit- und Gesamteiweißkontrollen konnte ein Verdünnungseffekt oder eine stärkere Wasserretention in den Geweben ausgeschlossen werden. Diese Annahme wird durch das konstante Verhalten der Haptoglobinkonzentrationen im oberen Normbereich unterstrichen. Der bei allen Patienten in gleicher Weise beobachtete, geringe Konzentrationsabfall der übrigen Proteine zwischen den beiden ersten Messungen könnte als Adaptationsreaktion auf die Umstellung von enteraler auf parenterale Ernährung gedeutet werden, wobei die Überschreitung der Ausgangswerte erst bei der Messung am 8. Tag erfolgt.

In Übereinstimmung mit anderen Untersuchungsbefunden [4, 7, 8, 12] führt eine katabole Stoffwechsellage weitgehend unabhängig vom Körpergewicht zu einem frühzeitigen Absinken der Plasmaspiegel von Proteinen mit kurzer Halbwertszeit in den unteren Normbereich. Ein Unterschreiten der Normgrenzen erfolgt aber offenbar erst bei einer weit fortgeschrittenen Malnutrition. Nach dem Primärangriff auf die Plasmaproteine scheint der weitere Proteinabbau überwiegend aus anderen Quellen wie Muskulatur zu erfolgen, die dann je nach Ausmaß ihres Stickstoffdefizits auch vor den Plasmaproteinen mit dem zugeführten Stickstoff wieder aufgefüllt werden. Bei unter den Normbereich abgesunkenen Plasmaproteinen beobachtet man dagegen nach Stickstoffzufuhr einen früheren Anstieg zumindest bis in den unteren Normbereich [6, 9, 15].

In der Regel wird sich bei dem untersuchten Krankengut entsprechenden Patienten eine präoperative parenterale Ernährungsphase von mehr als 1 Woche praktisch kaum durchführen lassen. Wieweit die dabei mögliche Veränderung der Stoffwechsellage und Stickstoffaufnahme das Operationsrisiko zu senken vermag, läßt sich anhand der bisher vorliegenden Untersuchungen nicht abschätzen.

Zusammenfassung

Neun Patienten mit operablen Intestinaltumoren lagen nach einem mittleren Gewichtsverlust von 8,9 kg bei der Krankenhausaufnahme im Bereich ihres Idealgewichts.

Die Stoffwechsellage war bei negativer Stickstoffbilanz und in den unteren Normbereich abgesunkenen Plasmaproteinen mit kurzer Halbwertzeit deutlich katabol.
Unter hochkalorischer parenteraler Ernährung über 8 Tage kam es rasch zu einer
positiven Stickstoffbilanz und kontinuierlicher Gewichtszunahme ohne wesentliche
Veränderung der Plasmaproteine. Der eventuelle Einfluß einer derartigen präoperativen Behandlung auf das Operationsrisiko läßt sich bisher nicht klar beurteilen.

Literatur

1. Blackburn GL, Bistrian BR, Maini BS, Schlamm HT, Smith MF (1977) Nutritional and
   metabolic assessment of the hospitalized patient. J Parent Enteral Nutr 1:11
2. Böttger G (1969) Ursachen und Behandlung der postoperativen Bauchwandruptur und
   Bauchnarbenbrüche. Langenbecks Arch Chir 325:39
3. Daly JM, Vars HM, Dudrick SJ (1971) Effects of protein depletion on strength of colonic
   anastomoses. Surg Gynecal Obstet 134:15
4. Fateh-Moghadam A, Schwandt P, Sandel P, Vogt W, Kling S (1977) Einfluß totaler Nahrungskarenz auf Serumproteinkonzentrationen. Klin Wochenschr 55:525
5. Gierhake FW, Plock-Kömnick D, Torrau E, Heide K, Schaper G (1973) Postoperative Verminderung der Immunglobuline und des Komplements und ihre mögliche Bedeutung für
   infektiöse Komplikationen. Langenbecks Arch Chir [Suppl] 385
6. Gofferje H (1977) Das Verhalten von Präalbumin, Retinol-bindendem Protein und der
   Immunglobuline unter dreiwöchiger Ernährungsrehabilitation. Infusionsther Klin Ernaehr
   4:360
7. Gofferje H, Kozlik V (1977) Proteinstatus bei kurzfristigem Fasten und bei Zufuhr essentieller Aminosäuren. Infusionsther Klin Ernaehr 4:320
8. Gofferje H, Maintz E (1978) Das Verhalten von Präalbumin, Retinol-bindendem Protein,
   Transferrin und Haptoglobin in der postoperativen und posttraumatischen Phase. Infusionsther Klin Ernaehr 5:268
9. Ingenbleek Y, Schriek HG van den, Nayer P de, Visscher M de (1975) The role of retinol-
   binding protein in protein-calorie malnutrition. Metabolism 24:633
10. Irvin TT, Goligher JC (1973) Ätiology of disruption of intestinal anastomoses. Br J Surg
    60:461
11. Kult J, Treutlein E (1977) Das Verhalten von Spurenproteinen in der postoperativen Phase
    unter parenteraler Ernährung. Klin Anaesth asiol Intensivther 13:132
12. Löhlein D, Donay F, Zick R (1979) Untersuchungen zur organbezogenen Utilisation post-
    operativ zugeführter Aminosäuren. Langenbecks Arch Chir [Suppl] 237
13. Major H (1952) Wundheilung und Gewebseiweißverarmung. Langenbecks Arch Chir 273:
    869
14. Scrimshaw NS, Taylor CE, Gordon JE (1968) Interactions of nutrition and infektion WHO
    Genf S 24
15. Zumtobel V, Inthorn D (1979) Vorbereitung von Patienten auf die Operation. Aktuel
    Ernaehr 4:101

Ambulante parenterale Ernährung bei Tumorpatienten

H. JOYEUX, C. SOLASSOL

Die ambulante parenterale Ernährung ist eine besondere Art der intravenösen Ernährung, deren Realisierung dank technischer Fortschritte auf dem Gebiet der Infusionssysteme und neuer Konzeptionen der Nährlösungen möglich wurde [7]. Die Ziele der ambulanten parenteralen Ernährung sind der Neuaufbau substantieller Bestandteile des Organismus, das Vermeiden einer exzessiven Fettsynthese und die Erhaltung des physiologischen Ernährungszustands. So wird es möglich, durch Rehabilitation des muskulo-ossären Systems den optimalen Ernährungszustand zu erhalten.

Alle Patienten, bei denen in unserer Klinik eine totale oder partielle parenterale Ernährung durchgeführt werden soll, können mit einem speziellen System ausgerüstet werden, das eine ambulante parenterale Ernährung erlaubt, sofern es der behandelnde Arzt für indiziert hält, der Patient dies wünscht und in der Lage ist, mit den technischen und hygienischen Voraussetzungen dieses Systems zurechtzukommen.

Entsprechend unserer strengen medizinischen Indikation sowie spezifischen Selektionskriterien wurden jedoch nur wenige Patienten (1972–1979 58 Patienten, bei einer Gesamtzahl von 3125) für eine ambulante parenterale Ernährung zu Hause ausgewählt und hierauf vorbereitet.

In dieser Studie befassen wir uns ausschließlich mit Patienten, bei denen eine parenterale Ernährung zu Hause über mehr als einen Monat (35–1927 Tage) durchgeführt wurde.

Theoretische Grundlagen der ambulanten parenteralen Ernährung

Während einer langdauernden Ruhigstellung des Körpers beobachten wir eine Abnahme der muskulären Phospholipide und des muskulären Glykogens. Die Lipide werden in Fettsäuren umgewandelt und im Fettgewebe in Form von Triglyceriden gespeichert. Die Glukose wird in der Leber teils in Glykogen, teils in Lipide umgewandelt. Letztere werden in das Fettgewebe transportiert [4–13]. Der Katabolismus des Muskelproteins steigert die Stickstoffausscheidung im Urin. Muskuläre Inaktivität begünstigt die Osteoporose, welche zur vermehrten Kalziumausscheidung im Urin führt (Abb. 1).

Während körperlicher Belastung verzeichnen wir einen Anstieg der Gesamtmenge an Phospholipiden im Muskel. Triglyceride des Fettgewebes werden in Fettsäuren und dann durch die Leber in Phospholipide umgewandelt. Bei ausreichend intensiver und

Centre anticancereux cliniques Saint-Eloi, Universite de Montpellier, Frankreich

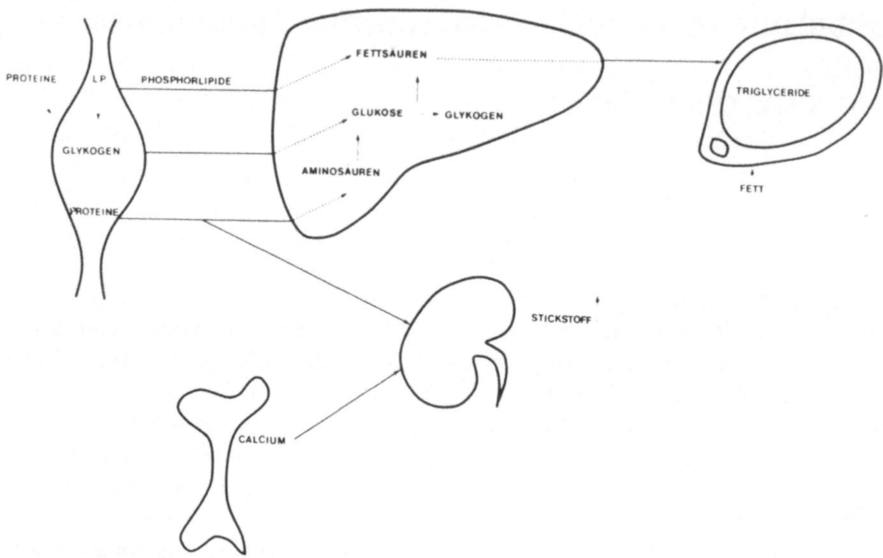

Abb. 1. Ruhestoffwechsel (s. Text)

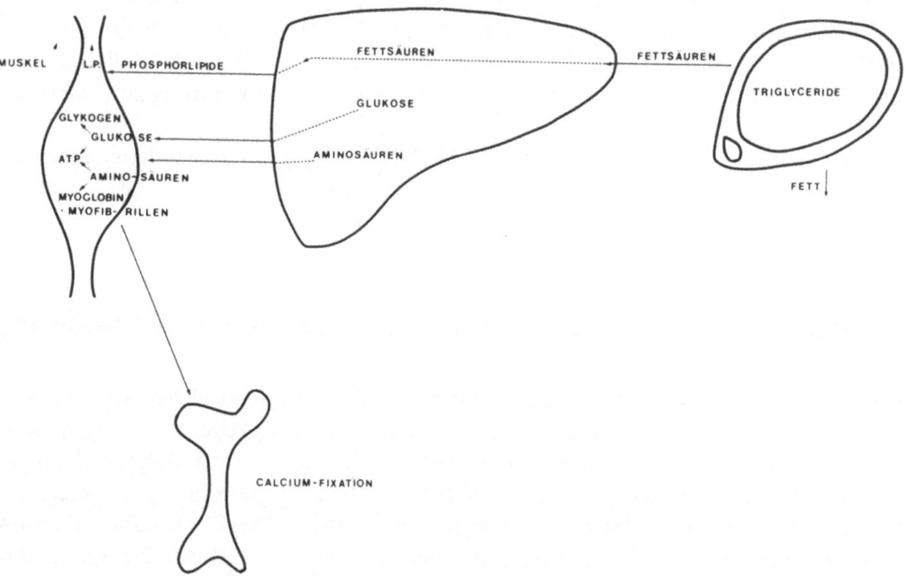

Abb. 2. Stoffwechsel bei körperlicher Belastung (s. Text)

langedauernder körperlicher Belastung tritt eine deutliche Veränderung der Lipidbilanz ein. Sie geht einher mit einem mäßigen Abfall des Gesamtcholesterins, einem deutlichen Abfall der Triglyceride, des LD-Lipoproteins und des LDL-Cholesterins sowie einem deutlichen Anstieg des HDL-Cholesterins [3]. Die Glukose wird für die Produktion von muskulärem Glykogen und Energie in Form von ATP benützt. Die verzweigtkettigen Aminosäuren dienen zur Synthese von Myoglobin und muskulärem Protein. Die Anzahl der Myofibrillen wächst [4–13]. Physikalische Aktivität verhindert die Osteoporose und ermöglicht den Einbau von Kalzium in das Skelett (Abb. 2).

Krankengut und Methodik

Patienten

Wir unterscheiden 2 Gruppen von Patienten: stationäre und ambulante Patienten.

Die Indikation zur ambulanten parenteralen Ernährung sehen wir bei stationären Patienten für gegeben, die für eine onkologische Therapie vorbereitet werden sollen sowie im Intervall zwischen wiederholter Chemo- oder Radiotherapie [11].

Wir behandeln pro Tag etwa 30 Patienten in der Ernährungseinheit des Antikrebszentrums von Montpellier. Diese Einheit ist ein Teil des chirurgischen Departments. Die Gesamtzahl der Patienten, die in den verschiedenen anderen Departments des Zentrums mitversorgt wird, beträgt zumindest weitere 30 Patienten.

Ambulante Patienten wurden durch parenterale Ernährung zu Hause behandelt. Bei 58 Patienten wurde zwischen 1972 und 1979 diese Form der parenteralen Ernährung durchgeführt. Die Ursachen für die parenterale Ernährung zu Hause sind bei diesen Patienten verschieden (Tabelle 1). Die Zahl dieser Patienten nahm während

Tabelle 1. Art der Erkrankung von 58 Krebspatienten während ambulanter parenteraler Ernährung

Diagnose	Zahl der Patienten
Rektocolitis bei Karzinom	1
Resektion des gesamten Darms bei Karzinom (Ovarial-Ca., Karzinoid-Tumor)	6
Gangränöse Enteritis nach abdominalen Eingriffen	2
Mesenterialinfarkt bei Krebspatienten	3
Postoperative Komplikationen und Fisteln	4
Bestrahlungsfolgen bei Morbus Hodgkin	6
Folgeerscheinungen nach Bestrahlung des Beckens	8
Folgeerscheinungen oder Komplikationen nach Bestrahlung der abdomino-pelvinen Region	7
Komplikationen nach Gastrektomie	2
Zyklische Chemotherapie	19
	58

des Jahres 1979 deutlich zu. Dies ist hauptsächlich auf den systematischen Einsatz von wiederverwendbaren Nährlösungsbehältern, die aus Äthyl-Phenylacetat hergestellt werden, zurückzuführen. Im Januar 1980 befanden sich 12 Patienten im Programm für ambulante parenterale Ernährung zu Hause.

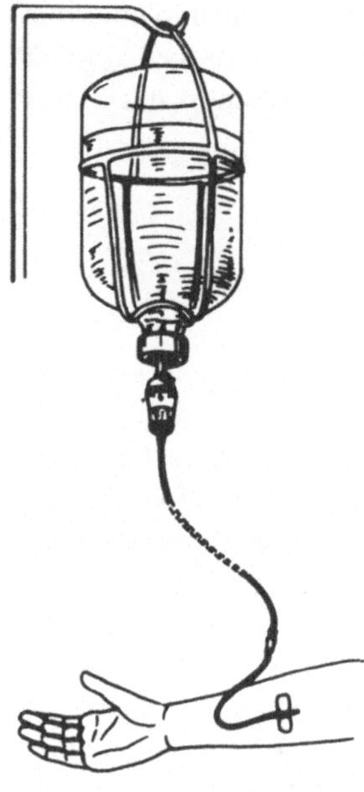

Abb. 3. Ambulante parenterale Ernährung über eine oberflächliche Vene

Technik der parenteralen Ernährung zu Hause

Wir benutzen seit 1972 eine von uns entwickelte und fortlaufend verfeinerte Technik [7]. Bei kurzfristiger parenteraler Ernährung werden die Nährlösungen über eine oberflächliche Vene (Abb. 3) infundiert. Für eine mittelfristige parenterale Ernährung wird ein Katheter in eine tiefe Vene (Vena jugularis interna oder Vena iliaca externa) eingeführt. Ist eine langfristige parenterale Ernährung geplant, wählen wir als Zugang eine Kollaterale der tiefen Venen. Zur Katheterisierung der Vena subclavia wird ein Hautschnitt unterhalb der Clavicula und 2 cm medial des deltoideopectoralen Dreiecks angelegt. Die klavikulären Fasern des Musculus pectoralis maior werden durchtrennt und die tiefen venösen Kollateralen auf dem Musculus pectoralis minor dargestellt. Eine genügend große Kollaterale wird aufgesucht, distal unterbunden und ihr

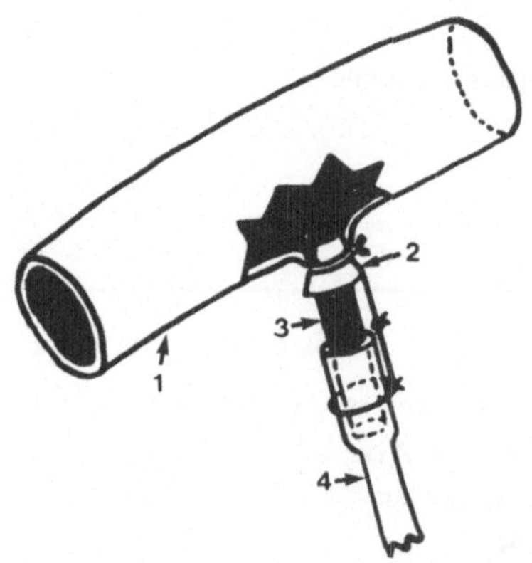

Abb. 4. Katheterisierung einer Kollateralvene: 1. Hauptvene (V. subclavia oder V iliaca externa), 2. Kollateralvene, 3. Katheterspitze (Teflon), 4. Scurasil-Katheter

proximaler Anteil bis zur Einmündung in die Vena subclavia mobilisiert. Durch die Kollaterale wird bis zur Einmündung in die Hauptvene ein Scurasilkatheter mit Teflonspitze vorgeschoben und durch mehrere Ligaturen fixiert (Abb. 4), so daß ein weiteres Eindringen bzw. ein Herausgleiten der Katheterspitze verhindert wird.

Das distale Ende des Katheters wird nach Bildung eines subkutanen Tunnels an der Thoraxvorderwand ausgeleitet. Der hier angebrachte Luer-Lok-Anschluß wird über eine Infusionspumpe mit dem Nährlösungsbehälter verbunden (Abb. 5).

In allen Fällen werden ausschließlich normokalorische Infusionsmischungen verwendet (Glukosekonzentration der Mischung unter 15%, Gesamtosmolarität

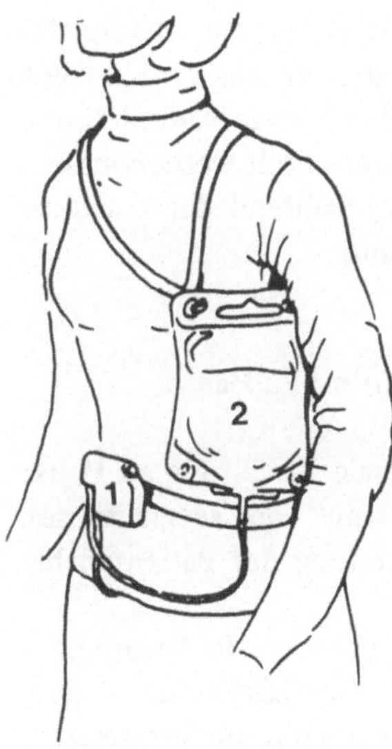

Abb. 5. Infusionspumpe (1) und Nährlösungsbehälter (2) zur ambulanten parenteralen Ernährung

Tabelle 2. Verschiedene Arten des vaskulären Zugangs je nach Indikation

	Oberflächliche Vene	Silicon-katheter	Katheterisierung
Rektocolitis bei Karzinom	–	1	–
Resektion des gesamten Darms	–	2	4
Gangränöse Enteritis	–	2	–
Mesenterialinfarkt	–	1	2
Postoperative Fistel	–	2	2
Bestrahlungsfolgen bei M. Hodgkin	–	3	3
Folgeerscheinungen nach Bestrahlung des Beckens	1	7	1
Folgeerscheinungen nach Bestrahlung der abdominopelvinen Region	2	5	2
Komplikationen nach Gastrektomie	–	2	–
Zyklische Chemotherapie	6	13	6
	9	38	20

unter 1000 mosmol). Die verschiedenen Techniken werden entsprechend der Indikation und der geplanten Dauer der parenteralen Ernährung für jeden Patienten gesondert ausgewählt (Tabelle 2).

Art der parenteralen Ernährung zu Hause

Drei verschiedene Arten finden Verwendung:
die partielle parenterale Ernährung während des gesamten Aufenthaltes des Patienten zu Hause (der Patient kann auch oral Nahrung zu sich nehmen), die totale parenterale Ernährung (der Patient kann oder darf oral keine Nahrung zu sich nehmen) und die intermittierende parenterale Ernährung bei Patienten, die nur eine Woche im Monat während einer zyklischen Chemotherapie ernährt werden müssen). Abgesehen von 10 Patienten, die über eine oberflächliche Vene parenteral ernährt wurden und bei denen der venöse Zugang durchschnittlich alle 3 Tage gewechselt werden mußte, kam bei allen übrigen Patienten der gleiche venöse Zugang während der gesamten Dauer der ambulanten parenteralen Ernährung zur Anwendung.

Ausbildung der Patienten zur ambulanten parenteralen Ernährung zu Hause

Die Vorbereitung der Patienten für die ambulante parenterale Ernährung zu Hause geschieht während des Krankenhausaufenthaltes. Ein Team von spezialisierten Schwestern ist mit der theoretischen und praktischen Anleitung der Patienten betraut.

Die Ausbildung des Patienten ist in etwa einer Woche beendet. In bestimmten Fällen ziehen wir es vor, die Verantwortung für das tägliche Anschließen des Patienten einer privaten Krankenschwester oder einem Mitglied der Familie zu übertragen.

Betreuung der ambulanten Patienten

Alle Patienten im Programm für die parenterale Ernährung zu Hause erhalten normokalorische Nährlösungen, die in der Apotheke unserer Klinik vorbereitet werden.

Die Nährlösungen können vom Patienten im Kühlschrank zu Hause über einen Zeitraum von 7–14 Tagen aufbewahrt werden. Der Verbandswechsel am Katheter wird durch den Patienten oder die ihn behandelnde Schwester einmal pro Woche durchgeführt. Die klinische Überwachung des Patienten erfolgt einmal pro Woche durch den behandelnden Arzt. Dieser kontrolliert die vom Patienten zu Hause geführte Fieberkurve sowie seine klinischen Notizen. Er erhebt, wenn notwendig, einen kompletten Wasser- und Elektrolytstatus im Blut und Urin.

Diese Bilanzuntersuchungen werden routinemäßig, zumindest 2mal pro Monat durchgeführt. Ein kompletter Laborstatus mit Gesamteiweiß, Albumin, SGOT, SGPT, alkalischer Phosphatase und Serumeisen wird bei jeder Visite des Patienten erhoben.

Die Nährlösungen werden entsprechend dem jeweiligen Bedarf des Patienten neu zusammengestellt.

Ergebnisse

Die Dauer der parenteralen Ernährung bei unseren Patienten variierte von 35—1927 Tagen (insgesamt 5957).
Die klinischen Daten unserer 58 Patienten sind in Tabelle 3 zusammengefaßt.

Tabelle 3. Klinische Details der Patienten unter ambulanter parenteraler Ernährung (n = 58)

Nr.	Alter	Ge-schlecht	Diagnose	Dauer der APE (Tage)	Derzeitiger Zustand
1	26	W	Resektion des gesamten Darms	1927	Weiterhin unter APE
2	42	W	Ovarial-Ca.	98	Weiterhin unter APE
3	68	W	Ovarial-Ca.	53	Weiterhin unter APE
4	73	M	Postoperative Fistel	39	Weiterhin unter APE
5	32	M	Morbus Hodgkin	67	Erholung nach chirurgischem Eingriff
6	75	M	Mesenterialinfarkt	41	Erholung
7	46	W	Bestrahlung des Beckens	47	Erholung nach chir. Eingriff
8	64	W	Komplikation nach Gastrektomie	35	Erholung nach chir. Eingriff
9	49	W	Zyklische Chemotherapie (Brust-Ca.)	36	Zyklische Chemotherapie
10	24	M	Gangränöse Enteritis nach Nephrektomie	189	Weiterhin unter APE
11	45	M	Karzinoider Tumor	75	Weiterhin unter APE
12	38	M	Zyklische Chemotherapie (Hoden-Ca.)	48	Weiterhin unter APE
13	52	W	Zyklische Chemotherapie (Ovarial-Ca.)	72	Weiterhin unter APE
14	49	W	Bestrahlungsfolgen (Becken)	39	Erholung
15	36	M	Bestrahlung bei Morbus Hodgkin	36	Chemotherapie
16	34	W	Zyklische Chemotherapie (Ovarial-Ca.)	132	Immuntherapie
17	32	M	Komplikationen nach Gastrektomie	40	circulus vitiosus — Chirurgie, Erholung
18	76	M	Postoperative Komplikation (Fistel)	36	Verschluß der Fisteln, Erholung
19	72	W	Gangränöse Enteritis nach abdominellem Eingriff	73	Weiterhin unter APE
20	68	M	Mesenterialinfarkt	98	Weiterhin unter APE
21	44	W	Short-bowel-Syndrom	62	Tod durch Lebermetastasen
22	58	W	Bestrahlung des Beckens nach Pelvektomie	49	In Remission
23	49	W	Multiple Fisteln nach Kolektomie	42	Erholung nach chirurgischem Eingriff
24	68	W	Ovarial-Ca.	68	Tod durch metabolische Komplikation
25	29	M	Chemotherapie wegen Hoden-Ca.	140	In Remission
26	43	W	Cehmotherapie (Ovarial-Ca.)	54	Weiterhin APE und chemotherapie
27	39	W	Bestrahlung (Ovarial-Ca.)	39	Weiterhin Chemotherapie

Tabelle 3. (Fortsetzung)

Nr.	Alter	Ge-schlecht	Diagnose	Dauer der APE (Tage)	Derzeitiger Zustand
28	56	M	Chemotherapie (Bronchial-Ca.)	72	Fortschreitender Tumor
29	29	M	Chemotherapie (Knochen-Ca.)	42	In Remission
30	54	W	Bestrahlungsfolgen (Becken)	95	Erholung nach chirurgischem Eingriff
31	65	M	Chemotherapie (Lymphosarkom)	66	In Remission
32	39	W	Chemotherapie (Brust-Ca.)	144	In Remission
33	72	M	Mesenterialinfarkt nach Kolektomie	97	Tod durch Herzfarkt
34	47	M	Fisteln nach Kolektomie	43	Erholung
35	32	M	Bestrahlung wegen Morbus Hodgkin	54	In Remission
36	49	W	Bestrahlungsfolgen (Becken)	75	Weiterhin unter APE
37	53	W	Bestrahlung wegen Ovarial-Ca.	48	In Remission
38	47	W	Chemotherapie wegen Brust-Ca.	102	Weiterhin unter APE und Chemotherapie
39	34	W	Chemotherapie wegen Ovarial-Ca.	120	In Remission
40	57	M	Bestrahlung der abdominopelvinen Region	108	In Remission
41	23	M	Bestrahlung wegen Morbus Hosgkin	53	In Remission
42	54	W	Bestrahlungsfolgen (Becken)	62	Chir. Eingriff, in Remission
43	39	W	Chemotherapie wegen Brust-Ca.	102	Chemotherapie
44	17	M	Chemotherapie wegen Knochen-Ca.	108	Fortschreitender Tumor
45	69	W	Bestrahlung der abdominopelvinen Region	53	In Remission
46	63	W	Fistel nach Bestrahlung des Beckens	69	Fistelverschluß
47	45	M	Chemotherapie wegen Bronchial-Ca.	36	Fortschreitender Tumor
48	36	W	Chemotherapie wegen Brust-Ca.	90	Chemotherapie
49	60	M	Abszesse und Fisteln nach Bestrahlung des Beckens	97	Erholung nach chirurgischem Eingriff
50	69	M	Chemotherapie wegen Bronchial-Ca.	66	In Remission
51	42	M	Bestrahlung wegen Morbus Hodgkin	45	In Remission
52	58	M	Rektocolitis bei Karzinom	39	APE vor chirurgischem Eingriff
53	72	M	Bestrahlungsfolgen (Rektum-Ca.)	43	Tod bei Skelettmetastasen
54	49	W	Bestrahlungsfolgen (Ovarial-Ca.)	64	Erholung nach chirurgischem Eingriff
55	38	W	Bestrahlungsfolgen (Uterus-Ca.)	98	Erholung nach chirurgischem Eingriff
56	37	M	Bestrahlungsfolgen (Morbus Hodgkin)	62	Erholung
57	52	W	Chemotherapie (Burst-Ca.)	49	Fortschreitender Tumor
58	40	W	Chemotherapie (Ovarial-Ca.)	120	In Remission

In allen Fällen wurden die Patienten in Zusammenarbeit von Ernährungseinheit und behandelnden Arzt ausgewählt.
Bei Patienten im Endstadium einer Tumorerkrankung, wo auch keine kausale Therapie mehr möglich war, sahen wir keine Indikation das Sterben durch parenterale Ernährung zu verlängern.

Klinischer Erfolg

In allen Fällen konnte durch totale, intermittierende oder adjuvante parenterale Ernährung während der stationären oder ambulanten Phase der Behandlung der Ernährungszustand des Patienten erhalten oder verbessert werden.

Behandlung der Mangelernährung

Alle Patienten dieser Gruppe hatten bei Beginn der parenteralen Ernährung entweder vorher eine onkologische Behandlung durchgemacht oder wurden zur Zeit gerade therapiert.
Eine ausführliche Betrachtung des klinischen Verlaufs bei den Patienten zeigt, daß 15 von ihnen unter Folgeerscheinungen der Tumortherapie litten. Die parenterale Ernährung im Krankenhaus oder später zu Hause führte nicht nur zur Wiedererlangung eines zufriedenstellenden Ernährungszustandes, sondern auch zu einer spontanen oder postoperativen (8 Fälle) Ausheilung ihrer Beschwerden.

Adjuvante parenterale Ernährung in der Onkologie

In 27 Fällen war die parenterale Ernährung mit der Tumortherapie gekoppelt. Diese Therapie wurde entweder zu Hause (Chemotherapie), teils ambulant (Radiotherapie) oder bei chirurgischen Patienten im Krankenhaus vor oder nach einer Periode der parenteralen Ernährung zu Hause durchgeführt.

Parenterale Ernährung als ausschließliche Möglichkeit der Nahrungsaufnahme

In 16 Fällen wurde die parenterale Ernährung zu Hause bei Patienten mit ausgedehnten Tumoren durchgeführt. Diese Patienten konnten nur durch ambulante parenterale Ernährung vor dem Verhungern bewahrt werden. Vier Patienten starben: einer wegen eines Myokardinfarktes am 97. Tag der parenteralen Ernährung zu Hause (Fall 33), einer aufgrund einer Stoffwechselstörung in Verbindung zu einem totalen, inoperablen Obstruktionssyndroms des Darms (Fall 24), der 3. Patient wegen diffuser Lebermetastasen bei gleichzeitiger Leberinsuffiziens am 62. Tag der parenteralen Ernährung zu Hause und der 4. durch fortschreitendes Tumorwachstum bei Skelettmetastasen (Fall 53).

Komplikationen

Metabolische Komplikationen

Ein ernährungsphysiologisches und metabolisches Gleichgewicht konnte bei den Patienten, die in dieser Studie verstarben, nicht erreicht werden. Eine progressive Leberinsuffizienz mit Hypoalbuminämie und Aszites trat im Fall 21 auf. Eine metabolische Alkalose mit progressivem Nierenversagen wurde bei Fall 24 beobachtet.

Keine metabolische Komplikation trat bei Fall 33 auf, dieser Patient verstarb aufgrund eines Myokardinfarktes.

Klinische Zeichen der Mangelernährung erfaßten wir bei 5 Patienten. Eine Dermatitis aufgrund eines Mangels an essentiellen Fettsäuren wurde 2mal bei Patientin Nr. 1 beobachtet, als sie einmal für einen Monat und dann für 15 Tage kein Fett erhalten hatte. Bei 3 Patienten trat eine neurologische Symptomatik mit Nystagmus auf. Sie bildete sich nach hochdosierter Zufuhr von Vitamin B_1 (200 mg/Tag) zurück. Die neurologische Symptomatik eines weiteren Patienten äußerte sich in Parästhesien, die er als Brennen an den Fußsohlen beschrieb. Die Beschwerden verschwanden nach Zufuhr von Pantothensäure (500 mg/Tag) und anderen Vitaminen.

Technische Komplikationen

Unser Ziel war es, den gleichen vaskulären Zugang für alle Patienten während der gesamten Dauer der parenteralen Ernährung zu Hause zu erhalten. Dieses Ziel konnte bei 50 Patienten erreicht werden. Ausgenommen waren natürlich solche Patienten, die wir zeitweise über eine oberflächliche Vene parenteral ernährten. Insgesamt 67 venöse Zugänge wurden bei 57 Patienten angelegt. Der Fall Nr. 1 (Mutter von 2 Kindern) fällt aus dem Rahmen. Hierbei handelt es sich um eine 26jährige Frau, die psychisch sehr instabil ist und große Schwierigkeiten hat, die Notwendigkeit der parenteralen Ernährung für sich zu begreifen. Bei dieser Patientin wurde während 1927 Tagen parenteraler Ernährung 13mal ein venöser Zugang notwendig. Ein Katheter konnte über 7 Monate, ein weiterer 6 Monate erhalten werden. Die anderen Katheter mußten entweder wegen eines Katheterverschlusses, der entstand, weil die Patientin das tägliche Durchspülen des Katheters versäumt hatte oder wegen einer ebenfalls durch die Patientin verschuldeten Katheterinfektion entfernt werden.

Infektiöse Komplikationen

Diese sind sicherlich für den Patienten am gefährlichsten. Sie traten bei 3 Fällen auf. Als Ursache der Infektion wurde in einem Fall Enterococcus nachgewiesen. Die Gesamtrate der infektiösen Komplikationen beträgt in unserem Krankengut 1,4%. Bei Patientin Nr. 1 wurden nacheinander folgende Bakterien identifiziert: Enterococcus, Staphylococcus aureus, Streptococcus faecalis und E. coli. Bei keinem der Patienten führte die Katheterinfektion zur Septikämie.

Diskussion

Indikationen für die ambulante parenterale Ernährung zu Hause

Diese Art der künstlichen Ernährung füllt einen bedeutenden Platz im therapeutischen Arsenal der Onkologie aus. Die Verbesserung und Erhaltung des Ernährungszustandes wurde so zu einer wichtigen therapeutisch-adjuvanten Methode in der Tumortherapie. Die Anwendungsmöglichkeiten sind groß und hängen häufig von der Dauer der geplanten ambulanten parenteralen Ernährung ab. Die parenterale Ernährung zu Hause kann nach einem 15tägigen Krankenhausaufenthalt bei Patienten angeplant werden, bei denen eine längerfristige Unterstützung der Ernährung nötig erscheint. Abgesehen von Patienten im Endstadium ihres Tumorleidens, kann die parenterale Ernährung zu Hause bei allen Tumorpatienten während einer langfristigen onkologischen Therapie durchgeführt werden, insbesondere dann, wenn unerwünschte Nebenwirkungen einer aggressiven Tumortherapie aufgetreten sind. Die Unterstützung des Ernährungszustandes kann ebenso als diagnostischer Test für das maligne Potential des Tumors herangezogen werden. Die Wiedererlangung des ernährungsphysiologischen Gleichgewichts erlaubt es in vielen Fällen, daß der Patient in Verbindung mit anderen Behandlungsmethoden, aber auch ohne sie, die normale digestive Funktion zurückgewinnt.

Wir haben den Eindruck, daß die parenterale Ernährung zu Hause eine therapeutische Maßnahme ist, die gern vom Patienten auf sich genommen wird, da sie ohne große Belastung erheblich zu seinem subjektiven Wohlbefinden beiträgt.

Kein höheres Ausmaß an Komplikationen

Das Ausmaß der metabolischen oder infektiösen Komplikationen steigt während der parenteralen Ernährung zu Hause nicht an. Es kann insgesamt gesehen sogar auf einem äußerst niedrigen Niveau gehalten werden, solange größter Wert auf die strikte Einhaltung elementarer Prinzipien der Asepsis gelegt wird.

Entwicklung und Kosten der Behandlung

Die Zukunft dieser Art der Ernährung liegt in einer Erweiterung des Integrationsspektrums und führt zu einer Verminderung der Krankenhausliegezeiten und der Behandlungskosten. Die Entwicklung dieses „künstlichen Darms" ist somit vergleichbar mit den Fortschritten in der Therapie des chronischen Nierenversagens durch die Einführung der Heimdialyse.

Wie sagte doch Dudrick kürzlich [12]:

„Ich denke in einem Land, das sich ein Milliarden-Dollar-Programm für Heimdialyse leisten kann, sollten wir in der Lage sein, eine ähnliche Therapie für Patienten aufzubauen, die schicksalhaft den größten Teil ihres Verdauungstrakts verloren haben. Diese Patienten sind trotz allem in der Lage zu leben, zu handeln und zu arbeiten. Sie können nur nicht essen".

Literatur

1. Byrne WJ, Burke M, Fonkalsrud FW, Anent ME (1979) Home parenteral nutrition: An alternative approach to the management of complicated gastro-intestinal fistulas not responding to conventionnal medical of surgical therapy. J Parent Ent Nutr 5:355–359
2. Dudrick SJ, Englert DM, Van Buren CT, Bowland BJ, MacFayden BV (1979) New concepts of ambulatory home parenteral nutrition. J Parent Ent Nutr 3:72–76
3. Enger SC, Herbjornsen K, Eriksson J, Fretland A (1977) High density lipoproteins (HDL) and pyhsical activity: the influence of physical exercice, age and smoking on HDL-cholesterol and the HDL/total cholesterol ratio. Scan J Chir Lab Invest 37:252–255
4. Felig P, Wahren J (1971) Amino acid metabolism in exercising man. J Clin Invest 50:2703
5. Heizer WD, Orringer EP (1977) Parenteral nutrition at home for 5 years via arteriovenous fistulas. Supplemental intravenous feeding for a patient with severe short bowel syndrome. Gastroenterology 72:527–532
6. Jeejebhoy KN, Langer B, Tsallas G (1976) Total parenteral nutrition at home: studies in patients surviving 4 months to 5 years. Gastroenterology 71:943
7. Joyeux H, Astruc B (1980) Traite de nutrition artificielle. Preface C. Solassol et S.J. Dudrick, Tome I. 553 pp (in print)
8. Miller DG, Ivey MF (1979) Use of home parenteral nutrition with „untreatable“ malignancies. J Parent Ent Nutr 6:457–458
9. Powel-Tuck J, Farwell JA, Nielsen T, Lennard JE (1978) Team approach to long term intravenous feeding in patients with gastro-intestinal disorders. Lancet II:825–833
10. Scribner BH, Cole JJ (1979) Evolution of the technique of home parenteral nutrition. J Parent Ent Nutr 2:58–61
11. Solassol C, Joyeux H, Dubois JB (1979) Total parenteral nutrition (TPN) with complete nutritive mixtures: an artificial gut in cancer patients. Nutr Cancer 3:13–18
12. Strobel CT, Byrne WJ, Fonkalsrud EW, Ament ME (1978) Home parenteral nutrition Results in 34 pediatric patients, Ann Surg 3:394–403
13. Wahren J, Felig P, Hendler R, Ahlborg G (1973) Glucose and amino acid metabolism during recovery after exercice J Appl Physiol 34:838

Hochkalorische parenterale Ernährung in der onkologischen Radiotherapie

A. SHENKIN

Die ernährungsphysiologischen Probleme bei Tumorpatienten während einer Strahlentherapie sind oft erheblich. Sie resultieren direkt oder indirekt aus den Auswirkungen des Tumorwachstums selbst in Verbindung mit dem katabolen Effekt der Strahlentherapie. Das Ziel dieser Arbeit ist es, die oben angesprochenen Probleme zusammenzufassen und die Möglichkeiten der hochkalorischen parenteralen Ernährung bei ihrer Behandlung aufzuzeigen.

Auswirkungen des Tumors auf den Ernährungszustand

Der spezifische Einfluß einer bestimmten, malignen Erkrankung auf den Ernährungszustand des Patienten hängt vom Zelltyp des Tumors, seiner Lokalisation sowie seinen Ausbreitungsgrad ab. Dennoch ist es möglich, einige generelle Aussagen zu machen, die die verschiedenen Möglichkeiten zusammenfassen, wie der Tumor zu einem ernährungsphysiologischen Problem wird (Tabelle 1). Der geläufigste Fall bei Tumorpatienten ist die reduzierte Nahrungsaufnahme, die zum größten Teil durch die Ano-

Tabelle 1. Auswirkungen des Tumors auf den Ernährungszustand

1. Verminderte Aufnahme
   a) Anorexie
   b) Verminderung des Geschmacksinnes
   c) Verlegung des Gastrointestinaltraktes
2. Verminderte Absorption
   a) Dünndarmfistel
   b) Mangel an Verdauungsenzymen
3. Gesteigerte Verluste
   a) Erbrechen oder Durchfall
   b) Verlust durch Fisteln
   c) Fieber mit Steigerung des Stoffwechsels
4. Verminderte Verwertung
   a) Reduktion der Erythropoese
   b) Verschiedenste enzymatische und hormonelle Veränderungen
   c) Tumor als Eiweißfalle?

Department of Biochemistry, Royal Infirmary Glasgow, Schottland

rexie bedingt wird. Die Ursache und Pathophysiologie der Anorexie ist wenig bekannt und ihr Studium schwierig, da eine Reihe von Variablen das klinische Bild beeinflussen. Ihr häufiges Vorkommen jedoch spricht für einen systematischen Effekt. Zumindest ein Teil der Anorexie wird durch Veränderungen des Geschmacksinnes verursacht, deren Ausmaß mit der Reduktion der Nahrungsaufnahme korreliert [15]. In den meisten Fällen kann jedoch nicht ein einzelner Faktor zur Erklärung der so häufig bei Tumorpatienten beobachteten Mangelernährung herangezogen werden. Es handelt sich vielmehr um einen kombinierten Effekt, hervorgerufen durch reduzierte Nahrungsaufnahme, verminderte Absorption, gesteigerte intestinale Verluste sowie einer herabgesetzten Verwertung [10]. Aus diesem Grund benötigen viele Tumorpatienten bereits vor Beginn onkologischer Therapiemaßnahmen irgendeine Form von adjuvanter oraler oder parenteraler Ernährung.

Auswirkungen der Strahlentherapie auf den Ernährungszustand

Die meisten Patienten verlieren unter hochdosierter Strahlentherapie ihren ohnehin schon reduzierten Appetit. Dies kann, abhängig von der Lokalisation der Bestrahlung, verschiedene Ursachen haben.

Bei Bestrahlung von Tumoren in der oropharyngealen Region ergeben sich eine Reihe von spezifischen Problemen. Die entzündliche Reaktion auf die Bestrahlung führt zu einem Wundgefühl im Pharynx, Dysphagie, Austrocknung des Mundes, Appetitverlust und veränderten Geschmacksinn. Der Verlust des Geschmacksinnes beeinträchtigt sowohl psychologisch als auch vom ernährungsphysiologischen Standpunkt aus den Patienten am meisten [3]. Die Bestrahlung der Speicheldrüsen verändert die Qualität des Speichels in ein zähes, klebriges, säuerliches Sekret, das nicht nur Schwierigkeiten beim Schlucken mit sich bringt, sondern auch die Empfänglichkeit für Zahnkaries fördert. Der gemeinsame Effekt dieser Veränderungen ist, daß die meisten Patienten während einer Bestrahlung des Mund-Rachen-Raumes an Gewicht verlieren, wenn nicht gleichzeitig eine adjuvante Ernährungstherapie einsetzt. So beobachtete z.B. Donaldson [3] bei 122 Patienten, die zwischen 6-8 Wochen bestrahlt wurden, einen durchschnittlichen Gewichtsverlust von 3,7 kg. Nur bei jedem 10. dieser Patienten blieb das Körpergewicht während der Therapie gleich oder stieg geringfügig an.

Die Bestrahlung der Speiseröhre führt zu einer Art von Ösophagitis mit Dysphagie. Diese ist jedoch normalerweise innerhalb von 2 Wochen nach Beendigung der Therapie wieder voll reversibel. Bei ausgeprägter Tumorstenosierung der Speiseröhre kann das entzündliche Ödem jedoch bereits in den ersten Wochen der Bestrahlung zum Totalverschluß führen. Diese Patienten müssen dann, je nach Prognose ihrer Erkrankung, entweder kurzfristig parenteral oder längerfristig über eine Magenfistel ernährt werden.

Bei der Bestrahlung des Abdomens und der Beckenregion können entzündliche Reaktionen der intestinalen Schleimhaut bereits frühzeitig auftreten. Sie führen zu Übelkeit, Erbrechen, krampfartigen Schmerzen und Durchfällen. Die Entwicklung eines Malabsorptionssyndrom als Resultat einer Reduktion von Verdauungsenzymen in der Mukosa [11] zusammen mit einer Atrophie der Darmzotten [12] ist möglich.

Ein gesteigerter Verlust an Eiweiß [14] und Elektrolyten [6] ist bei diesen Patienten mit an sich intaktem Intestinum ebenso möglich wie bei anderen mit enterokutanen Fisteln. Das Schleimhautödem im frühen Therapiestadium oder später die Fibrosierung einzelner Darmsegmente kann zum teilweisen oder völligen Darmverschluß führen.

Der Einzel- oder Kombinationseffekt dieser Komplikationen führt zwangsläufig zu einer inadäquaten Nahrungsaufnahme während der Bestrahlungstherapie. So betrug z.B die Gewichtsabnahme von 88% eines Patientenkollektivs mit Non-Hodgkin Lymphomen während einer 6wöchigen Therapiedauer durchschnittlich 3,8 kg [3]. Stellt sich die Bestrahlungsenteritis als chronische Komplikation ein, treten zusätzliche Probleme auf, die nicht selten ein chirurgisches Vorgehen erzwingen. Die Häufigkeit der Bestrahlungsenteritis variiert innerhalb der einzelnen Studien erheblich. Goffinet [5] gibt eine Inzidenz von 8% bei Patienten, die wegen eines Blasenkarzinoms bestrahlt wurden, an. Hintz [7] fand bei 30% seiner Patienten mit Ovarkarzinom Bestrahlungsenteritiden, wobei in einigen Fällen die entzündlichen Veränderungen länger als 6 Wochen nach Therapieende nachweisbar waren.

Die Rolle der hochkalorischen parenteralen Ernährung bei der Behandlung von Tumorpatienten mit Strahlentherapie

Ähnlich wie in allen anderen Situationen sollte eine intravenöse Ernährung nur dann gegeben werden, wenn eine adäquate orale oder enterale Ernährung nicht toleriert wird. Wie aus den vorausgegangenen Abschnitten ersichtlich, treten bei einigen Patienten so schwere gastrointestiale Nebenwirkungen unter der Strahlentherapie auf, daß eine hochkalorische parenterale Ernährung indiziert sein kann. Bei diesen Patienten hat die Anwendung der hochkalorischen parenteralen Ernährung 3 wesentliche Ziele:

1. Eine Korrektur von vorbestehenden Mangelzuständen zu erreichen, insbesondere die Flüssigkeits- und Elektrolytbilanz auszugleichen und das Defizit an Spurenelementen wie Magnesium und Zink sowie an Vitaminen zu beseitigen.

2. Eine generelle Verbesserung des Ernährungszustandes, insbesondere jedoch des Eiweiß-Energiehaushaltes zu erreichen. Der möglicherweise größte Nutzen der Wiederauffüllung der Körpereiweiße bei diesen Patienten liegt darin, daß die respiratorische Funktion und damit die Oxygenation des Blutes verbessert bzw. normalisiert wird. Dies wieder kann zu einer Steigerung der Radiosensibilität des Tumors führen und gleichzeitig den Wiederaufbau von Normalgewebe, das durch die Bestrahlung geschädigt wurde, steigern.

3. Die hochkalorische parenterale Ernährung kann häufig ein wichtiger adjuvanter Faktor für die Durchführbarkeit des geplanten Bestrahlungsprogramms sein. Ein wesentlicher Faktor ist hierbei, daß oral eine völlige Nahrungskarenz eingehalten und damit der Darm ruhiggestellt werden kann. Hierdurch reduzieren sich die Nebenwirkungen der Bestrahlung auf das Intestinum. In einer experimentellen Studie mit Hunden zeigte Dubois [5], daß die hochkalorische parenterale Ernährung nicht nur dabei hilft, den durch Radiotherapie bedingten Verlust an intestinalen Enzymen zu

verhindern, sondern auch in der Lage ist eine Wiederherstellung des Normalzustandes zu erreichen, wo bereits übermäßige Verluste stattgefunden hatten.

Ein weiterer möglicher Vorteil der hochkalorischen parenteralen Ernährung bei Tumorpatienten mag darin bestehen, daß die Heilungschancen durch Bestrahlung erhöht werden, indem höhere, tumorwirksame Dosen ohne erhebliche Nebenwirkungen verabreicht werden können.

Klinische Ergebnisse der hochkalorischen parenteralen Ernährung bei der Strahlentherapie

Bereits 1977 demonstrierte Copeland eindeutig den Wert der hochkalorischen parenteralen Ernährung als adjuvante Therapie [2]. Es wurden 39 mangelernährte Patienten mit Karzinomen des Schädels, der Nackenregion, des Gastrointestinaltrakts, der Lunge sowie der Brust untersucht. Von diesen Patienten waren bereits 35 früher bestrahlt worden, hatten dabei jedoch so schwere Nebenwirkugen wie Stomatitiden oder Enteritiden unter der Behandlung entwickelt, daß die Bestrahlungstherapie abgebrochen werden mußte. Die restlichen 4 Patienten waren bei der Aufnahme in die Klinik so mangelernährt, daß der Beginn der Radiotherapie nicht möglich erschien. Alle diese Patienten wurden nun während der Bestrahlung hochkalorisch parenteral ernährt, wobei bei den 4 extrem unterernährten Patienten bereits 7-10 Tage vor Therapiebeginn mit der parenteralen Ernährung begonnen wurde. Die durchschnittliche Dauer der intravenösen Ernährung betrug 36,7 Tage. Mit Ausnahme von 2 Patienten, die die Bestrahlung nicht überlebten, konnte bei den anderen das gesamte geplante Therapiekonzept durchgeführt werden. Durch das Vermeiden jeglicher oraler Nahrungsaufnahme traten Nebenwirkungen wie Übelkeit, Erbrechen und abdominale Schmerzen nicht auf. Ein gutes Therapieresultat, d. h. eine Reduktion des Tumors von über 50% konnte bei 20 Patienten (54%) erreicht werden. Diese hatten trotz Bestrahlung eine mittlere Gewichtszunahme von 5,9 kg und die meisten von ihnen behielten auch nach Beendigung der intravenösen Hyperalimentation das erreichte Körpergewicht. Patienten, deren Tumor nicht auf die Bestrahlung ansprach, zeigten eine Gewichtszunahme von nur 2,2 kg und nahmen unmittelbar nach der Hyperalimentation wieder ab. Diese Studie gibt leider keinen Hinweis auf die Prognose von Bestrahlungspatienten bei adjuvanter parenteraler Ernährung, da der Vergleich mit einem Kontrollkollektiv, das nicht parenteral ernährt wurde, fehlt.

In einer kürzlich von Valerio veröffentlichen Studie wurde ein Kollektiv von Patienten mit radikaler oder palliativer Radiotherapie und adjuvanter parenteraler Ernährung verglichen. Es fand sich insgesamt eine deutliche Verbesserung des Ernährungszustandes während der Strahlentherapie in der HPE-Gruppe. Die Parameter der zellulären Immunität und das Serumftransferrin stiegen während der Therapie an, wogegen sich in der Kontrollgruppe ein deutlicher Abfall zeigte. Der Autor wies darauf hin, daß der geplante Ablauf einer Strahlentherapie unter parenteraler adjuvanter Therapie wesentlich leichter vollendet, ja sogar die geplante Dosis überschritten werden konnte. Bei den palliativ bestrahlten Patienten zeigte sich bis jetzt kein Unterschied in der Überlebenszeit zwischen der Kontrollgruppe und der Hyperalimentationsgruppe. In der radikalbestrahlten Gruppe sind diesbezüglich bisher zu wenig Daten vorhanden, um eine sinnvolle Aussage machen zu können [1].

In einer noch nicht abgeschlossenen Studie aus Montpellier liegen bereits zum jetzigen Zeitpunkt unterschiedliche Überlebenszeiten vor. Untersucht wurden Patientinnen nach Bestrahlung des gesamten Abdomens wegen eines Ovarialtumors. Bei 39 Patienten mit ausschließlich oraler Ernährung betrug die Überlebenszeit 8,3 Monate, verglichen mit 9 Monaten für 42 Patienten, die adjuvant parenteral ernährt wurden (Cl. Solassol, persönliche Mitteilung).

All die bisher genannten Studien stimmen darin überein, daß sich bei adjuvanter hochkalorischer parenteraler Ernährung das allgemeine Wohlbefinden der Patienten während der Bestrahlung deutlich bessert und eine deutlich größere Therapietoleranz erreicht werden kann. Es muß dennoch klar zum Ausdruck gebracht werden, daß ein entgültiger Hinweis auf eine Verbesserung der Prognose des Tumorleidens nach Strahlungstherapie unter adjuvanter parenteraler Ernährung bisher aussteht.

Parenterale Ernährung bei Bestrahlungsfisteln

Die intravenöse Ernährung hat zu beachtlichen Resultaten beim Spontanverschluß verschiedener Formen intestinaler Fisteln geführt [8]. Die Ergebnisse bei der Behandlung von bestrahlungsinduzierten enterokutanen Fisteln sind wesentlich ungünstiger [2]. In den meisten Fällen schließen sich die Fisteln nicht spontan oder treten sofort wieder spontan auf, sobald der Übergang von der parenteralen Ernährung auf die orale Ernährung stattgefunden hat. Der Gewinn der parenteralen Ernährung in diesen Fällen beruht auf der Verbesserung des Ernährungszustandes. Damit kann der Patient soweit vorbereitet werden, daß ein chirurgisches Vorgehen ohne größeres Risiko möglich ist.

Empfohlenes Infusionsschema während der Strahlentherapie

In den meisten Fällen erhalten die Tumorpatienten eine adäquate orale oder parenterale Ernährung erst dann, wenn bereits ein Mangelzustand eingetreten ist. Um den Ernährungszustand zu verbessern und gleichzeitig dem gesunden Gewebe die Möglichkeit zur raschen Regeneration zu geben, sollte deshalb frühzeitig eine den Bedürfnissen des Patienten angepaßte parenterale Ernährung verabreicht werden. Wir empfahlen bereits früher 3 verschiedene Stufen der Zufuhr entsprechend der Ausgangslage und dem zu erwartenden Energiebedarf (Tabelle 2 u. 3). Für Tumorpatienten unter Radiotherapie kann allgemein die „gesteigerte" Zufuhr empfohlen werden. Dieser Vorschlag soll nur als Richtlinie dienen und muß für den einzelnen Patienten auf der Basis einer sorgfältigen Kontrolle des Blut- und Urinstatus modifiziert werden. Die biochemischen Tests, die notwendig sind, um den Nachweis einer adäquaten parenteralen Ernährung zu erbringen, sind vor allem die Serumproteinbestimmung, die Stickstoffmessung im Urin, die Bestimmung einzelner Spurenelemente wie Mg, P, Zn, und Cu sowie der Vitaminstatus (insbesondere Folsäure, Vitamin C und , wenn mög-

Tabelle 2. Empfohlene Zufuhr an Wasser, Energie, Aminosäuren, Fett und Mineralstoffen bei vollständiger parenteraler Ernährung. Zufuhr/kg Körpergewicht/Tag (Erwachsene)

	Basaler Bedarf	Gesteigerter Bedarf	Höchstzufuhr
Wasser (ml)	30	50	100–150
Energie	30 kcal = 0,13 mJ	35–50 kcal = 0,15–0,21 mJ	50–60 kcal = 0,21–0,15 mJ
Aminosäuren-N	90 mg (0,7 g Aminosäuren)	0,2–0,3 g (1,5–2 g Aminosäuren)	0,4–0,5 g (3–3,5 g Aminosäuren)
Glukose (g)	2	5	7
Fett (g)	2	3	3–4
Natrium (mmol)	1–1,4	2–3	3–4
Kalium (mmol)	0,7–0,9	2	3–4
Kalzium (mmol)	0,11	0,15	0,2
Magnesium (mmol)	0,04	0,15–0,20	0,3–0,4
Eisen (μmol)	0,25–1,0	1,0	1,0
Mangan (μmol)	0,1	0,3	0,6
Zink (μmol)	0,7	0,7–1,5	1,5–3
Kupfer (μmol)	0,07	0,3–0,4	0,4–1
Chlor (mmol)	1,3–1,9	2–3	3–4
Phosphor (mol)	0,15	0,4	0,6–1
Fluor (μmol)	0,7	0,7–1,5	
Jod (μmol)	0,015		

Tabelle 3. Empfohlene Zufuhr an Vitaminen bei vollständiger parenteraler Ernährung. Zufuhr/kg Körpergewicht/Tag (Erwachsene)

	Basaler Bedarf	Gesteigerter Bedarf	Höchstzufuhr
Thiamin (mg)	0,02	0,04	0,3
Riboflavin (mg)	0,03	0,06	0,3
Nikotinamid (mg)	0,2	0,4	2
Pyridoxin (mg)	0,03	0,06	0,4
Folsäure (μg)	3	6	6–9
Zyanokobalamin (μm)	0,03	0,06	0,06
Pantothensäure (mg)	0,2	0,4	0,4
Biotin (μg)	5	10	10
Ascorbinsäure (mg)	0,5	2	25
Retinol (μg)	10 (33 IU)	10 (33 IU)	20 (67 IU)
Ergokalziferol (μg or)	0,04	0,04	0,1
Cholekalziferol (μg)	(2 IU)	(2 IU)	(4 IU)
Phytylmenachinon (μg)	2	2	2
Tokopherol (IU)	0,5	0,75	1

lich, Vitamin B). Bei Patienten mit Bestrahlungsenteritis oder Fisteln muß einem vermehrten Mineralverlust besondere Aufmerksamkeit geschenkt werden.

Zusammenfassung

Bei Tumorpatienten kann während einer Bestrahlungstherapie eine adäquate enterale oder orale Nahrungsaufnahme nicht erreicht werden. Bei diesen Patienten kann die Anwendung der adjuvanten hochkalorischen parenteralen Ernährung zu einer so weitgehenden Verbesserung ihres Zustandes führen, daß nach Abschluß der Strahlentherapie ein radikalchirurgisches Vorgehen möglich ist. Die parenterale Ernährung wird ebenso in den meisten Fällen den geplanten Ablauf einer Stahlentherapie erleichtern und vor allem gastrointestinale Komplikationen verhindern.

Es ist klar festzustellen, daß bisher kein Hinweis für die Verlängerung der Überlebenszeit nach Strahlentherapie durch die parenterale Ernährung vorliegt. Dies zu untersuchen sollte das vordringliche Ziel weiterer Studien sein.

References

1. Bothe A, Valerio D, Bistrian BR, Blackburn GL (1979) Randomised control trial of hospital nutritional support during abdominal radiotherapy. J Enteral Parent Nutr 3:292
2. Copeland EM, Souchon EA, MacFadyen BV, Rapp AM, Dudrick SJ (1977) Intravenous hyperalimentation as an adjunct to radiation therapy. Cancer 39:609
3. Donaldson SS (1977) Nutritional consequences of radiotherapy. Cancer Res 37:2407
4. Dubois JB, Joyeux H, Yakoun M, Pourquier H, Solassol C (1976) Total abdominal irradiation and parenteral nutrition: an experimental study on the dog. Biomedicine 25:123
5. Goffinet DR, Schneider MJ, Gladstein E, Ludwig H, Ray GJ, Dunnick R, Bagshaw MA (1975) Results of radiation therapy in 384 patients. Radiology 117:149
6. Goodner CJ, Moore TE, Bowers JZ, Armstrong WD (1955) Effects of acute whole body x – irradiation on the absorption and distribution of Na^{22} and H^3OH from the gastrointestinal tract of the fasted rat. Am J Physiol 183:475
7. Hintz B, Fuks Z, Kempoon R, Eltringham J, Zaloudek C, Williamson T, Bagshaw MA (1975) Results of postoperative megavoltage radiotherapy of malignant surface epithelial tissues of the ovary. Radiology 114:695
8. MacFadyen BV, Dudrick SJ, Ruberg RC (1973) Management of gastrointestinal fistulae with parenteral hyperalimentation. Surgery 74:100
9. Shenkin A, Wretlind A (1978) Parenteral nutrition. World Rev Nutr Diet 28:1
10. Soukop M, Calman KC (1979) Nutritional support in patients with malignant disease. J Hum Nutr 33:179
11. Tarpila S (1971) Morphologic and functional response of human small intestine to ionising radiation. Scand J Gastroenterol [Suppl] 6:9
12. Trier JS, Browning TH (1966) Morphologic response of the human small intestine to x-ray exposure. J Clin Invest 45:194
13. Valerio D, Overett L, Malcolm A, Blackburn GL (1978) Nutritional support for cancer patients receiving abdominal and pelvic radiotherapy. Surg Forum 29:145
14. Vatistas S, Hornsey S (1966) Radiotion induced protein loss into the gastrointestinal tract. Br J Radiol 34:547
15. Wys De WD, Walters K (1975) Abnormalities of taste sensation in cancer patients. Cancer 36:1888

Hämopoetische Regeneration nach aggressiver Chemotherapie mit und ohne parenteraler Ernährung

J.H. HARTLAPP, J.H. ILLIGER, D. NOACK, L. LABEDZKI

Häufig anzutreffende Begleiterscheinung eines Tumorleidens ist eine Verschlechterung des Ernährungszustandes durch Appetitlosigkeit, schnelles Sättigungsgefühl und Gewichtsverlust [7, 8, 9, 10]. Zu einer weiteren Verschlechterung des Ernährungszustandes kommt es durch Diagnostik, Operation, Strahlen- und Chemotherapie [2, 4, 3]. Die klinische Erfahrung hat gezeigt, daß die Verträglichkeit dieser Therapieformen, besonders aber der Chemotherapie, durch eine zusätzliche parenterale Ernährung verbessert werden kann [1].

Bei kachektischen Morbus-Crohn-Patienten haben wir gesehen, daß der Stammzellpool, gemessen als CFUc, durch parenterale Ernährung vergrößert werden kann. Die Geschwindigkeit der Knochenmarksregeneration wiederum hängt von der Stammzellreserve ab [5]. Wir haben daher versucht die hämatopoetische Regeneration durch parenterale hyperkalorische Ernährung zu beschleunigen.

Krankengut und Methodik

Bei Patienten mit nicht-seminomatösen Hodentumoren im Stadium III, die eine besonders aggressive Chemotherapie erhalten, führten wir im Abstand von 28 Tagen 4 Zyklen folgender Chemotherapie durch: Velbe 6 mg/m^2 am Tag 1 und 2; Bleomycin 12 mg/m^2 pro Tag als Dauerinfusion über 5 Tage; Ifosfamid 1,5 g/m^2 pro Tag über 8 h am Tag 1-5 und Cis-Platin 20 mg/m^2 pro Tag ebenfalls über 8 h am Tag 1-5 (Abb. 1). Bei jedem Patienten wurde zusätzlich während 2er Zyklen eine parenterale

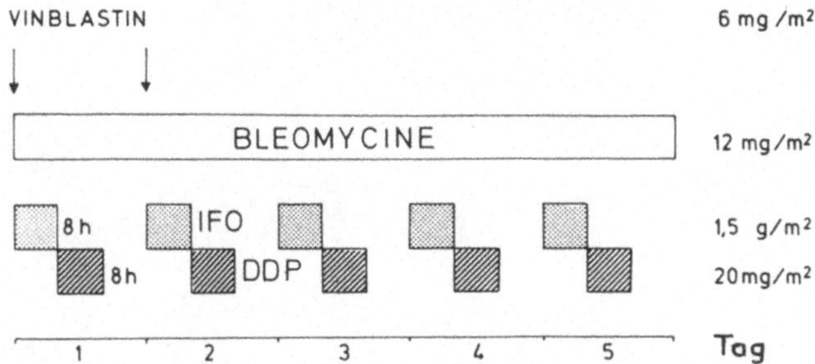

Abb. 1. Chemotherapieprogramm für Patienten mit nicht-seminomatösen Hodentumoren (s. Text). IFO = Ifosfamid DDP = Cis-Diammindichloroplatinum

---

Medizinische Universitätsklinik Bonn-Venusberg

Ernährung appliziert. Wir gaben über einen Subclaviakatheter Aminosäuren, Glukose und Fettemulsionen. Die Kalorienzahl betrug pro Tag 3800 kcal in einem Flüssigkeitsvolumen von 3000 ml. Komplikationen durch den Subclaviakatheter oder durch die parenterale Ernährung haben wir nicht beobachtet.

Am Tag 0, 4, 8, 11, 14 und 28 wurden folgende hämatologische Parameter routinemäßig gemessen: Thrombozyten, Hämoglobin, Leukozyten und das Differentialblutbild, woraus wir die absolute Zahl der neutrophilen Granulozyten, Lymphozyten und Monozyten errechneten. Zusätzlich bestimmten wir die zirkulierenden CFUc als einen weiteren Parameter der Knochenmarksfunktion. Bei 11 Patienten wurden 31 Chemotherapiezyklen durchgeführt, 19 davon mit und 12 ohne parenterale Ernährung.

Ergebnisse

Das Hämoglobin fällt während eines Therapiezyklus von 122 g/l am Tag 0 auf 105 g/l am 14. Tag ab und steigt dann auf 112 g/l am 28. Tag wieder an (Abb. 2).

Insgesamt fällt das Hämoglobin von 138 g/l am 1. Tag des 1. Zyklus auf 104 g/l am 1. Tag des letzten Zyklus ab, ein signifikanter Abfall vom Normbereich zu einer ausgeprägten Anämie (Abb. 3).

Die neutrophilen Granulozyten fallen von $4{,}15 \times 10^9$/l auf $0{,}46 \times 10^9$/l am 11. Tag ab und steigen am 14. Tag bereits wieder auf $0{,}76 \times 10^9$/l an. Dieses Verhalten bleibt bei den folgenden Zyklen unverändert (Abb. 4).

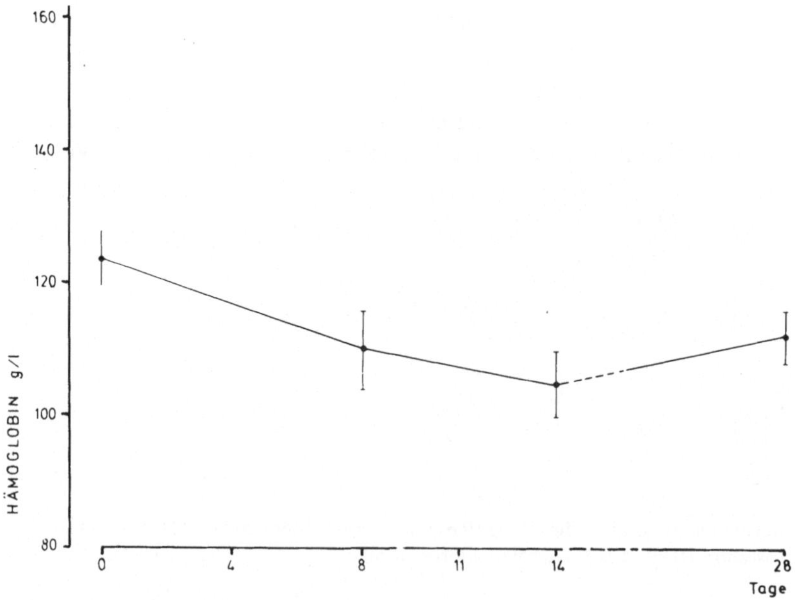

Abb. 2. Hämoglobinverlauf unter der Therapie ($\bar{x}$ ± SEM)

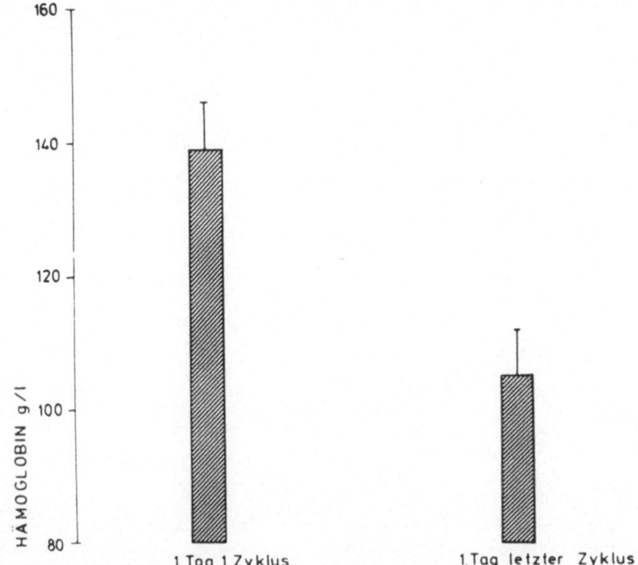

Abb. 3. Abfall des Hämoglobins im Vergleich 1. Tag des 1. Zyklus zum 1. Tag des 4. Zyklus ($\bar{x}$ ± SEM, p < 0,005)

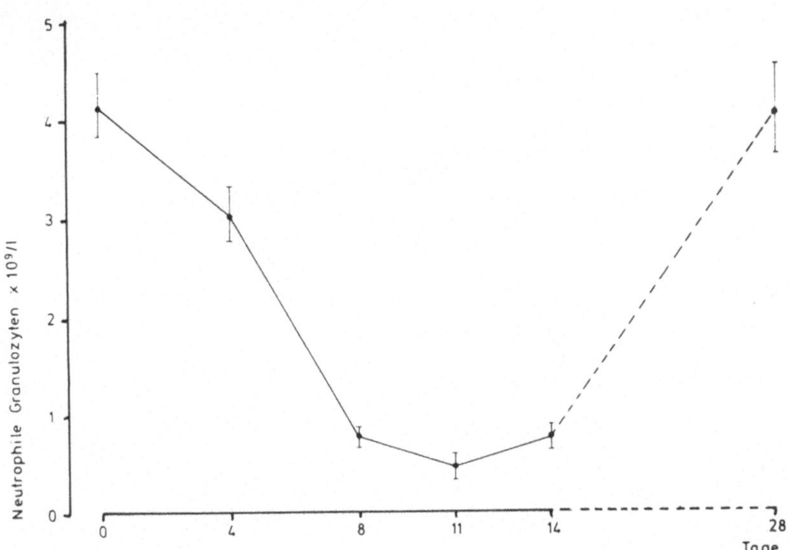

Abb. 4. Abfall und Erholung der neutrophilen Granulozyten während und nach einem Chemotherapiezyklus ($\bar{x}$ ± SEM)

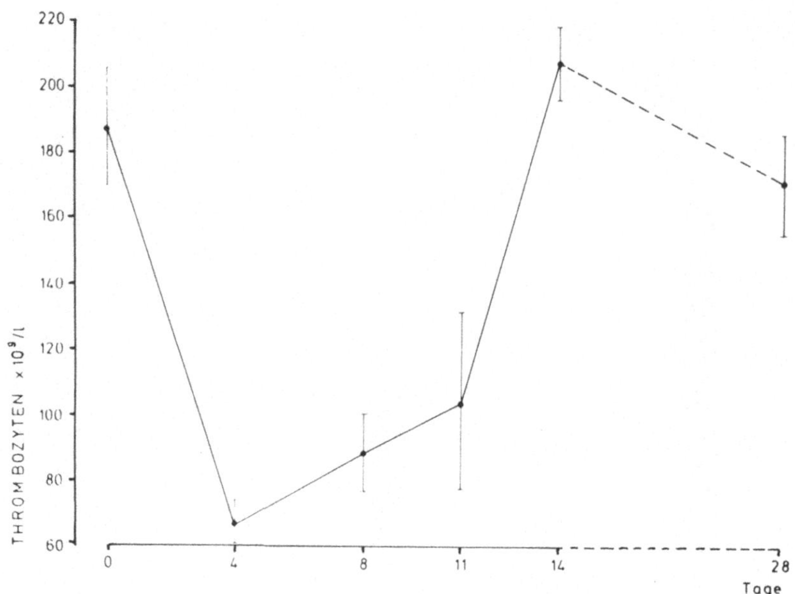

Abb. 5. Verhalten der Thrombozyten während und nach Chemotherapie während 4 Chemotherapiezyklen ($\bar{x} \pm$ SEM)

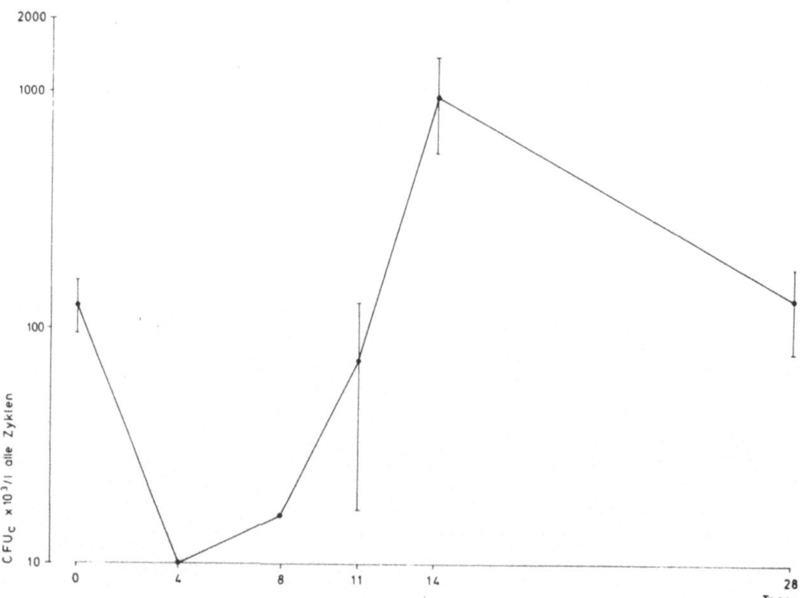

Abb. 6. Abfall des CFUc während und überschießende Erholung nach Chemotherapie

Die Thrombozyten liegen im Mittel bei $188 \times 10^9/l$ am Tag 0. Ihr tiefster Wert wird am 4. Tag mit $67 \times 10^9/l$ erreicht. Dann steigen sie kontinuierlich an und liegen am 14. Tag mit $208 \times 10^9/l$ im Normbereich (Abb. 5).

Die CFUc liegen zu Beginn bei $137 \times 10^3/l$. Am 4. Tag sind sie nicht meßbar. Am 8. Tag steigen sie dann auf $22 \times 10^3/l$ und am 11. Tag weiter auf $74 \times 10^3/l$ an. Ein Gipfel von $989 \times 10^3/l$ wird am 14. Tag erreicht und sie kehren am 28. Tag zum Ausgangswert zurück (Abb. 6).

Vergleicht man die Therapiezyklen mit und ohne parenterale Ernährung, so scheinen die Ausgangswerte der Granulozyten mit 4,55 bzw. $3,27 \times 10^9/l$ unterschiedlich hoch. Diese Differenz ist jedoch nicht signifikant. Am 8. Tag liegen sie niedriger als die der nicht parenteral ernährten. Dieser Unterschied ist statistisch signifikant ($p < 0,1$). Der Tiefpunkt der Granulozyten liegt bei beiden Gruppen am 4. Tag. Die Erholung setzt am 14. Tag ein. Hier liegen die Granulozyten der parenteral Ernährten bereits höher als die der Kontrollgruppe ($p < 0,1$ aber $> 0,05$) (Abb. 7). Wir finden

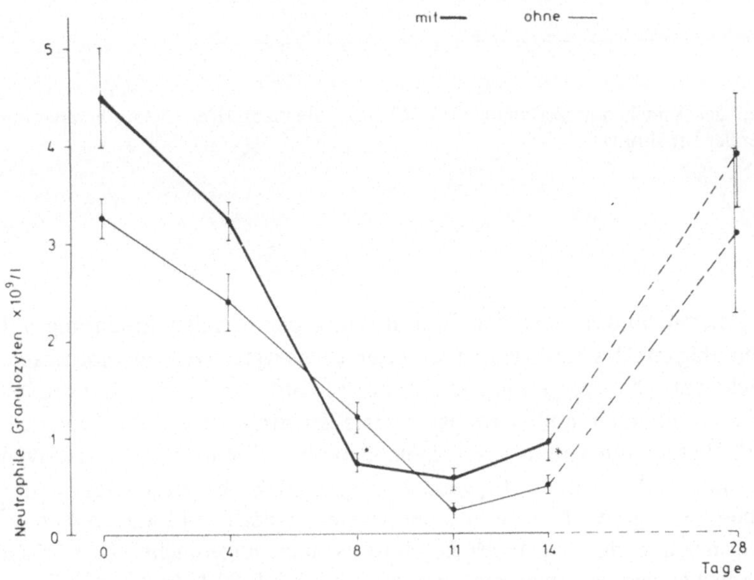

Abb. 7. Verhalten der neutrophilen Granulozyten mit und ohne parenterale Ernährung während und nach Chemotherapie ($\bar{x} \pm$ SEM, * $p < 0,10$)

also folgendes Verhalten der Granulozyten: Unter parenteraler Ernährung ist der Abfall zum Tiefpunkt schneller, der Anstieg aber auch früher und steiler. Ein ähnlich unterschiedliches Verhalten wurde bei den Thrombozyten nicht beobachtet.

Die CFUc der parenteral Ernährten zeigen einen deutlich früheren Anstieg und erreichen auch höhere Spitzenwerte. Aufgrund der großen Streubreite sind diese Unterschiede jedoch nicht signifikant (Abb. 8).

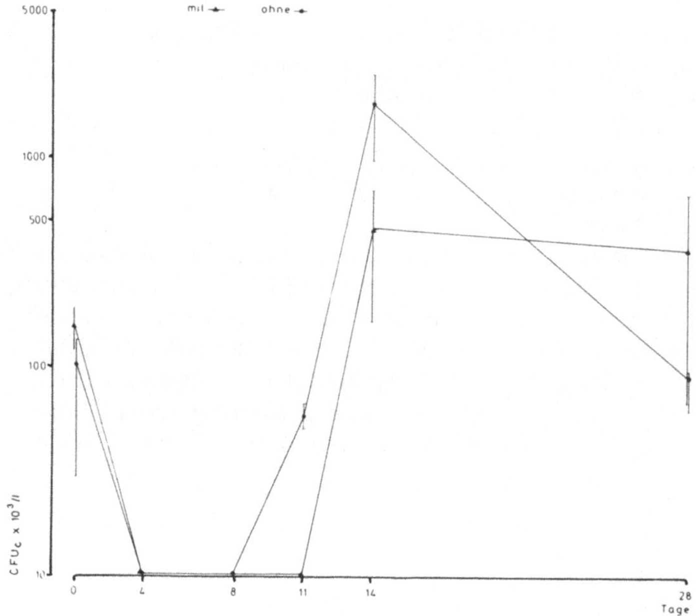

Abb. 8. Verhalten der Knochenmarksstammzellen (CFUc) unter agressiver Chemotherapie mit und ohne parenteraler Ernährung

Diskussion

Vergleichende Untersuchungen über den Einfluß einer parenteralen Ernährung auf die Regenerationfähigkeit des Knochenmarks unter einer aggressiven Chemotherapie liegen bisher nicht vor. Die wenigen bisher bekannt gewordenen Untersuchungen beziehen sich auf kontinuierlich applizierte parenterale Ernährungen [6]. Wir haben daher den Einfluß dieser adjuvanten Therapiemaßnahme während einer aggressiven Chemotherapie untersucht. Unsere Ergebnisse zeigen, daß die Regeneration der Granulopoese beschleunigt wird. Aufgrund der kleinen Fallzahl sind jedoch statistische Berechnungen zur Sicherung dieses Ergebnisses nicht angebracht. Als klinisch relevantes Ergebnis hat sich jedoch gezeigt, daß die Rate der Infekte in der granulozytopenischen Phase reduziert werden konnte. Wir sahen in der Phase der Leukozytendepression während der 12 Zyklen ohne parenterale Ernährung 7 Infekte, während der 19 Zyklen mit parenteraler Ernährung dagegen nur 2.

Literatur

1. Copeland EM (1975) Intravenous hyperalimentation as an adjunct to cancer chemotherapy. Am J Surg 129:169-173
2. Donaldson SS (1979) Alteration of nutritional status. Impact of chemotherapy and radiation therapy. Cancer 43:2036-2052

3. Harvey BS (1979) Nutritional assessment and patient outcome during oncological therapy. Cancer 43:2065-2069
4. Kinney JM (1976) Surgical diagnosis, patterns of energy, weight and tissue change. In: Wilkinson AW, Cuthbertson BB (eds) Metabolism and response to injury. Pitman, London, pp 121-134
5. Labetzky L Effect of parenteral nutrition on stemcell (CFUc in bone marrow and blood cachectic patients). Intern. Soc. Hematol. Europ. Afric. Dev., Hamburg IV, 51.
6. Serrou B, Coprissol D, Favier C (1979) Phase I and II study of peripheral intravenous nutrition (PIVN) in patients bearing solid tumors. Simple and valuable adjunct to chemotherapy. Proc. fifth Congress of Med. Onc. Soc.
7. Theologides A (1972) Pathogenesis of cachexia in cancer: A review and hypothesis. Cancer 29:484-488
8. Theologides A (1974) The anorexia cachexia syndrome: A new hypothesis. Ann N Y Acad Sci 230:14-22
9. Wys WD de (1977) Anorexia in cancer patients. Cancer Res 73:2354−2358
10. Wys WD de (1979) Anorexia as a general effect of cancer. Cancer 43:2013−2019

Parenterale Ernährung bei der kombinierten Chemo- und Strahlentherapie des metastasierenden Ovarialkarzinoms

H. KÜHNLE, R. FRISCHKORN, H. LEWELING

Das Ovarialkarzinom steht unter den weiblichen Genitalkarzinomen hinter dem Kollum- und Korpuskarzinom mit einem relativen Anteil von 20-25% an dritter Stelle. Da frühdiagnostische Maßnahmen bisher nicht zur Verfügung stehen, werden 50-60% erst in den prognostisch ungünstigen Stadien III und IV entdeckt. Von 1518 Patientinnen mit dem Stadium III überlebten 14% 3 und 8,6% 5 Jahre. Die entsprechenden Zahlen für 828 Patientinnen mit dem Stadium IV sind 9% bzw. 5% [4]. Die Prognose der Patientinnen, bei denen während der primären OP eine vollständige Entfernung der Tumormassen möglich war, ist dabei noch relativ günstig. Die mediane Überlebenszeit der inoperablen Patienten beträgt dagegen nur 6 Monate.

Der mangelhafte, sich bis zur Kachexie verschlechternde Allgemein- und Ernährungszustand dieser Patientinnen läßt eine kurative Strahlentherapie, die sowohl auf das Becken als auch auf den Oberbauch gerichtet sein müßte, wegen der durch die hohe Strahlenbelastung bedingten Nebenwirkungen, insbesondere auf Seiten des Magen-Darm-Traktes, nicht zu. Andererseits schränken Überkeit, Erbrechen und Diarrhoen sowie der beträchtliche Gewichtsverlust die Möglichkeiten einer effektiven Chemotherapie erheblich ein [3].

Die Verschlechterung des Allgemein- und Ernährungszustandes ist aber nicht allein der teilweise bereits Monate andauernden quantitativen und qualitativen Fehlernährung sowie den therapiebedingten Nebenwirkungen anzulasten. Der ständig wachsende und energieverbrauchende Tumor selbst verursacht metabolische Veränderungen des Energie-, Kohlendydrat-, Fett- und Eiweißstoffwechsels, des Säure-Basen-, Wasser- und Elektrolythaushalts, der Vitamin- und Spurenelementkonzentration, des Enzym- und Hormongleichgewichts sowie immunologischer Abwehrmechanismen [11].

Auch scheint er Stoffe zu produzieren, die die zentralen Rezeptoren für Appetit und Geschmack blockieren und so eine Anorexie provozieren [14]. Möglicherweise wird diese aber auch einfach durch Imbalancen einzelner Serumaminosäuren, wie wir sie bei unseren Patientinnen feststellten, hervorgerufen (unveröffentlichte Ergebnisse). Im Sinne eines circulus vitiosus führt nun der druch mangelnde Eiweißzufuhr und hohen Verbrauch des Tumors hervorgerufene Proteinmangel zur Verarmung labiler Enzyme, vor allem des Gastrointestinaltraktes, und damit zur Verdauungsinsuffizienz.

Ein weiteres hervorzuhebendes Charakteristikum des Tumors ist außerdem die Persistenz der anaeroben Glykolyse zur Deckung seines Energiebedarfs. Dieser von Warburg entdeckte, letztlich höchst uneffektive Stoffwechselweg wird selbst bei aus-

Abteilung für gynäkologische Radiologie der Universitätsfrauenklinik Göttingen

reichender Energie, d.h. Glukosezufuhr beibehalten [13]. Das dabei anfallende Laktat muß in der Leber und den Nieren unter Verbrauch von 6 Molekülen ATP zu Glukose umgewandelt werden, während der Tumor nur 2 Moleküle ATP daraus gewinnt.

Der Tumorkranke muß neben der erhöhten Proteinzufuhr also „physiologisch" auch mehr Energie als Gesunde zur Aufrechterhaltung des Körpergewichts zu sich nehmen. Da er dies nicht tut, kommt es durch Verbrauch der Fettreserven und Umwandlung glukoplastischer Aminosäuren — die Glykogenspeicher sind ohnehin nach Stunden entleert — zur kombinierten Protein-Kalorienmangelkachexie.

Es ist ohne Zweifel das Verdienst von Solassol und Copeland einen Ausweg aus diesem Teufelskreis gefunden zu haben [9, 2]. Sie führen bereits seit Jahren über einen zentralen Katheter eine parenterale Ernährung mit Kohlenhydraten, Aminosäuren, Fett, Vitaminen und Elektrolyten durch und haben bei einigen Tausend Patienten gute Erfahrungen gemacht. Durch diese, wegen des hohen Kaloriengehaltes auch als Hyperalimentation bezeichnete Therpie, die teilweise über Monate, bei einzelnen über Jahre, fortgesetzt wurde, konnte eine Verbesserung des Allgemein- und Ernährungszustandes erreicht werden, die die kausale Therapie — sei es OP, Bestrahlung oder Chemotherapie — erst ernöglichte bzw. ihre Nebenwirkungen verringerte [1, 5]. Außerdem wird durch die parenterale Ernährung die immunologische Abwehrlage auch des Tumorkranken verbessert [6]. Die gelegentlich geäußerte Befürchtung, durch die parenterale Ernährung werde das Tumorwachstum stimuliert, besteht zumindest für die Chemotherapie und auch für die Strahlentherapie zu Unrecht, sofern es sich um einen lokalisierten Tumor handelt, da beide Therapien bei schnellwachsenden Tumoren eine bessere Effektivität haben [10].

Aus diesen Gründen griffen wir 1977 dieses Konzept auf und behandelten zunächst Patientinnen mit inoperablem Ovarialkarzinom, später auch solche mit metastasierenden und rezidivierenden anderen gynäkologischen Karzinomen mit einem Chemotherapieschema, welches sich an das bekannte FAC-Schema anlehnt: Die Patientinnen erhalten am 1. Tag 60 mg/m² KOF Adriblastin und vom 2.-6. Tag 45 mg/kg KG Ftorafur und 40 mg/kg KG Holoxan. Gleichzeitig infundieren wir auch nach dem abgebildeten Schema 100 g Aminosäuren, 350 g Glukose, 175 g Fruktose, 150 g Xylit und 50 g Fett in insgesamt 5000 ml Flüssigkeit und zusätzlich noch 1000 ml 10%ige Manitlösung (Abb. 1).

Folgende Überlegungen lagen diesem Therapiekonzept zugrunde:

1. Die Kombinationstherapie zeigt bei fortgeschrittenem Karzinom eine größere Überlebenszeit als die Monotherapie.

2. Die Zytostatikakombinationen sollen verschiedene Angriffspunkte im Zellzyklus haben und verschiedenen Stoffgruppen angehören. In dem angewandten Schema handelt es sich um ein Antibiotikum, einen Antimetaboliten und ein Alkylans.

3. Bei einem Wirkquotienten von 1:1,2 Ftorafur zu 5-Fluorourocil hat Ftorafur geringere Nachwirkungen als das 5-Fluorouracil, so daß es höher dosiert werden kann. Insbesondere läßt die relativ geringe Myelodepression dieses Zytostatikum für eine Kombinationstherapie geeignet erscheinen [12].

4. Holoxan ist im Vergleich zum Endoxan beim Ovarialkarzinom wirksamer, hat aber auch außerdem eine Wirkung beim Endometriumkarzinom [8].

5. Die Wirksamkeit des Adriblastin beim Ovarialkarzinom wurde in vielen Studien belegt.

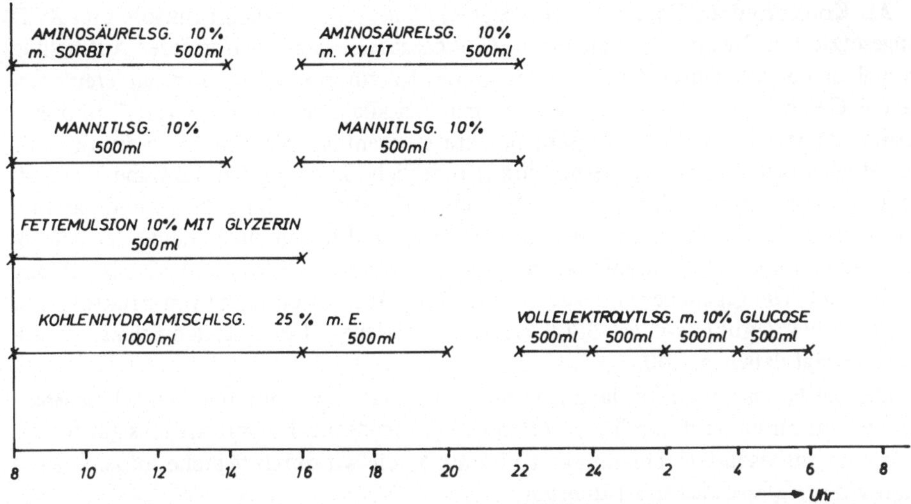

Abb. 1. Infusionsplan zur Adriamycin-Ftorafur-Ifosphamid-Therapie von Karzinompatientinnen

Der Infusionsplan fällt vor allem wegen des Flüssigkeitsvolumens von 6 l auf. Dies ist notwendig, um durch eine kräftige Diurese die noch zytostatisch aktiven Urinmetaboliten des Holoxans auszuschwemmen. Da die Patientinnen einen Blasendauerkatheter erhalten, konnten wir so die gefürchtete hämorrhagische Zystitis vermeiden. Kardiale oder pulmonale Komplikationen haben wir ebenfalls nicht beobachtet. Allerdings mußten wir die Digoxindosis wegen des renalen Overflows nach Bestimmung des Serumspiegels auf 0,4–0,6 mg/die heraufsetzten (nach Einführung des Mitexan, eines Antidots gegen die aggressiven Urinmetaboliten des Holoxans werden wir die Infusionsmenge entsprechend reduzieren können).

Sollte die Diuresewirkung des 10%igen Mannits nicht ausreichen, haben wir sie durch eine 20%ige Lösung erhöht und zusätzlich Aldactone, gelegentlich Furosemid gegeben. Normalerweise lag das Urinvolumen durch die Ausschwemmung von Ascites und Pleuraergüssen sowie auch von Ödemen bei 7-8 l, maximal bei 11 l/Tag. Hierbei kam es auch zu erheblichen Elektrolytverlusten, die wir nach täglicher Bestimmung substituierten. Durch Einschleusung des Kaliums mit der Glukose in den intrazellulären Raum war eine Substitution mit 100-160 mval/d erforderlich. Der durch den eingeleiteten Anabolismus erhöhte Phosphatbedarf wurde durch die Fettemulsion ausreichend gedeckt.

Solange die Frage, ob die für einen gesunden Stoffwechsel erwiesenen Attribute essentiell bzw. nicht essentiell für Aminosäuren auch für den Karzinomkranken zutreffen, nicht geklärt ist, halten wir den Verzicht auf einzelne Aminosäuren nicht für gerechtfertigt. Im übrigen bedeutet jede Umwandlung einer Aminosäure in eine andere eine zusätzliche Stoffwechselbelastung, deren Bedeutungslosigkeit für einen Tumorpatienten bisher nicht nachgewiesen wurde. Daß der quantitative Anteil der einzelnen Aminosäuren in der von uns verabreichten Lösung dem Bedarf eines Tumorkranken gerecht wird, müssen wir aufgrund unserer Untersuchungen von Aminosäurenspiegeln beim Ovarialkarzinom bezweifeln.

Als Kohlenhydrate haben wir vorwiegend Glukose, aber auch Fruktose und Xylit eingesetzt. Der Nachteil der alleinigen Glukosezufuhr liegt nach unserer Auffassung einmal in der schlechten Glukosetoleranz des Karzinomkranken, zum anderen wurde die Gefahr eines hyperosmolaren Komas bei alleiniger hochdosierter Glukoseinfusion mehrfach mitgeteilt. Außerdem wird gelegentlich die Gabe von Insulin mit der Möglichkeit von Antikörperbildung erforderlich. So halten wir die Gabe von Zuckeraustauschstoffen in den von der Deutschen Gesellschaft für enterale und parenterale Ernährung gesetzten Grenzen für berechtigt und haben auch keine der bei höherer Dosierung befürchteten Nebenwirkungen wie Laktacidose und Oxalatbildung beobachtet. Die gegenüber Glukose etwas höhere Ausschwemmung von Fruktose und Xylit ist bei Zufuhr von ca. 3600 cal/kg ausgeglichen. Der Kalorien-Stickstoffquotient beträgt dabei ca. 200.

Der bei Patientinnen mit langdauernder Anorexie zu vermutende Mangel an essentiellen Fettsäuren wird durch die Fettemulsion abgedeckt. Entsprechendes gilt für die Vitamine, insbesondere Thiamin und Vitamin K, die wir durch tägliche Infusion eines Multivitaminpräparates substituierten.

Als Antiemetika gaben wir 3×20 mg Metoclopramid und 2×20 mg Triflupromazin. Die nach höheren Dosierungen von Metoclopramid gelegentlich beobachteten ZNS-Symptome traten bei 3 Patientinnen auf und konnten mit Biperiden behoben werden.

Bei allen Patientinnen wurden die Infusionen, Injektionen und Blutentnahmen über einen zentralen Subclaviakatheter durchgeführt. Dabei kam es bei inzwischen über 280 Therapiezyklen zu keiner Kathetersepsis. Dies führen wir darauf zurück, daß wir die Injektionsstelle jeden 2. Tag mit Povidon-Jodsalbe abdeckten.

Wegen der bekannten Gefahr von Lungenembolien, gerade bei den metastasierenden Ovarialkarzinomen, gaben wir anfangs 10 000 E Heparin/die. Als wir dennoch Lungenembolien zu beklagen hatten, erhöhten wir die Dosis auf 15 000 E/die. Zweifelsohne beginnt hierbei die Gratwanderung zwischen Embolie und Blutung, die bei den immer zu verzeichnenden Leuko- und Thrombozytendepressionen droht. Um diese Depression zu stoppen oder doch wenistens den Wiederanstieg zu beschleunigen, haben wir täglich 10 ml Solcoseryl gegeben, wie dieses von Limburg publiziert wurde [7]. Schließlich erhielten alle Patientinnen 3×2 ml Venalot, dem eine venentonisierende und antiödematöse Wirkung zugeschrieben wird.

Nach dem oben angegebenen Konzept wurden 49 Patientinnen mit dem Ovarialkarzinom, 4 mit einem metastasierenden Korpuskarzinom und 9 mit einem metastasierendem Kollumkarzinom behandelt. Berichtet werden soll nur über die Ovarialkarzinome, da die anderen Zahlen für eine einigermaßen fundierte Aussage zu klein sind. Von den 49 Patientinnen mit Ovarial-Ca. waren 45 im Stadium Figo III-IV. Die 4 Patientinnen mit einem früheren Stadium wurden aus anderen Gründen der Chemotherapie zugeführt und werden im weiteren nicht behandelt.

Bei 6 der 45 Patientinnen wurden bei der primären Operation Uterus, Ovar und z.T. auch das Omentum majus entfernt. Bei 7 Patientinnen erfolgte lediglich eine Teilresektion. Bei den verbliebenen 32 konnte bei der Laparotomie nur eine Tumorexzision zur histologischen Untersuchung vorgenommen werden.

Die Entscheidung über die postoperative Therapie war und ist bis heute zwar sehr stark am Patienten individualisiert, aber auch bei uns, die wir die Entscheidung fällen, einem Wandel unterworfen. Haben wir nach Einführung der Chemotherapie mit totaler parenteraler Ernährung uns etwas mehr hierfür entschieden, so tendieren wir heute wieder mehr dahin, bei Patientinnen in gutem Allgemein- und Ernährungszustand und ohne Lungenmetastasen die 16 MeV Photonentherapie mit dem Linearbeschleuniger voranzustellen.

Insgesamt wurden 19 Patientinnen primär bestrahlt, davon 4 vollständig und 7 teiloperierte (Die beiden anderen vollständig operierten wurden auswärts zunächst mit Zytostatika anbehandelt). Eine vollständige Strahlentherapie erhielten, zum Teil nach mehreren Zytostatikazyklen, 13 weitere Patientinnen. Bei 9 Patientinnen wurde nach der Bestrahlung oder Chemotherapie eine Second-Look-Operation durchgeführt. Dabei konnte bei 3 Patientinnen eine vollständige, bei 3 weiteren eine Teilresektion durchgeführt werden. Bei allen Operierten zeigten sich zahlreiche Verwachsungen im Darmbereich. Die Verwachsungen im alten Tumorbett scheinen sich zu einem der Hauptprobleme nach vollständiger Therapie zu entwickeln. Bei 5 Patientinnen mußten wir wegen eines Ileus später einen Anus praeter anlegen. Nur einmal war die Darmstenose durch eine Tumorprogression bedingt.

Schließlich wurden 26 Patientinnen wegen ihres schlechten Allgemeinzustandes nach der Explorativoperation primär der Chemotherapie mit totaler parenteraler Ernährung zugeführt. Unter ihnen waren 8 sogenannte early deaths, Patientinnen also, die innerhalb von 4 Wochen nach Therapiebeginn starben. Es überrascht nicht, daß auch die anderen nur eine mediane Überlebenszeit von 9 Monaten gegenüber bisher 17 bei den primär bestrahlten Patientinnen hatten.

Insgesamt starben von den 45 Patientinnen 16 eindeutig an Tumorprogression, 11 weitere an zum Teil therapiebedingten Komplikationen. Dies waren im einzelnen:

1. Zwei Adriamycin-induzierte Kardiomyopathien bei einer Gesamtdosis von je unter 300 mg/m^2. Das entspricht der im Schrifttum angegebenen Komplikationsrate von 3%.

2. Zwei Pancytopenien mit innerer Blutung. Eine Patientin hatte sich in subjektiv gutem Allgemeinzustand der weiteren Therapie durch Verlassen der Klinik entzogen. Möglicherweise hätte sie durch Thrombocytenkonzentrate noch gerettet werden können.

3. Ein Pneumothorax nach Subclaviakatheter; die Patientin starb auf der Wachstation (Lungenembolie?).

4. Ein postoperatives Lungenödem nach Second-Look-Operation bei der kein Karzinom mehr gefunden wurde.

5. Vier Lungenembolien vor Erhöhung der Heparindosis auf 15 000 I.E./die.

6. Ein Gallensteinileus, der als Tumorileus fehlgedeutet wurde.

Nimmt man die mediane Überlebenszeit, welche ein Parameter für die Beurteilung einer Therapie sein kann als Kriterium, so lag diese bei den Verstorbenen bei insgesamt 10 Monaten, bei den zur Zeit noch Lebenden bei bisher 17 Monaten. Eine statistische Aussagekraft kommt diesen Zahlen aufgrund der Heterogenität sowohl des Krankengutes, wie auch der Therapie nicht zu. Uns sind Angaben über Remissionen, seien sie partiell, 50% oder komplett, zumindest beim Ovarialkarzinom suspekt. Von unseren Patienten haben — wenn man einmal von den frühen Todesfällen absieht, über die keine Aussage möglich ist — nur 2 ganz offensichtlich nicht auf die Chemotherapie angesprochen. Alle anderen inoperablen Tumoren zeigten zumindest für einige Monate einen Stillstand oder eine Rückbildung. Letztere betrifft eigenartigerweise häufig nur die zentralen Anteile, so daß man bei der Second-Look-Operation oder der Obduktion ein narbiges Darmkonvolut ohne Karzinom, aber diffuse Metastasen im parietalen Peritoneum antrifft. Dies kann zu diagnostischen Fehlschlüssen über den Tumorstatus führen. Eine Bewertung der Remission kann daher unserer Meinung nach nur anhand einer Laparoskopie oder besser Laporotomie erfolgen.

Faßt man die dargestellten Ergebnisse zusammen, so kann von einer wirklich durchgreifenden Verbesserung des Therapieerfolges bezüglich der Lebenszeit, von Einzelfällen abgesehen, nicht reden. Dies darf jedoch gerade bei einer so aufwendigen Therapie nicht das allein ausschlaggebende Kriterium sein. Es stellt sich die Frage nach dem Nutzen der parenteralen Ernährung. Wird diese überhaupt von den Patientinnen verarbeitet?

Wir haben daher bei 60 Therapiezyklen die Stickstoffbilanz (Abb. 2) und bei 30 die α-Amino-Stickstoff-Ausscheidungen (Abb. 3) gemessen. Die Abbildungen zeigen, daß bei einer Ausscheidung von nur maximal 5% der zugeführten Aminosäuren 95% verstoffwechselt werden. Aufgrund der hochkalorischen Abdeckung ist eine Umwandlung zu Glukose nicht anzunehmen. Wenn die Stickstoffbilanz dennoch unter der Chemotherapie negativ wird, dann ganz offensichtlich durch Ausscheidung von Abbauprodukten des Tumors. Wenn der Gipfel der negativen Bilanz am 5. Chemotherapietag erreicht ist, zeigt dies, daß die Zytostatika offenbar nach dem 4. Tag nicht mehr ausreichend Tumorsubstrat zur Verfügung haben. Wir haben daher inzwischen die Gabe von Holoxan und Ftorafur auf 3 Tage beschränkt und dabei keine schlechtere Tumorwirksamkeit bemerkt.

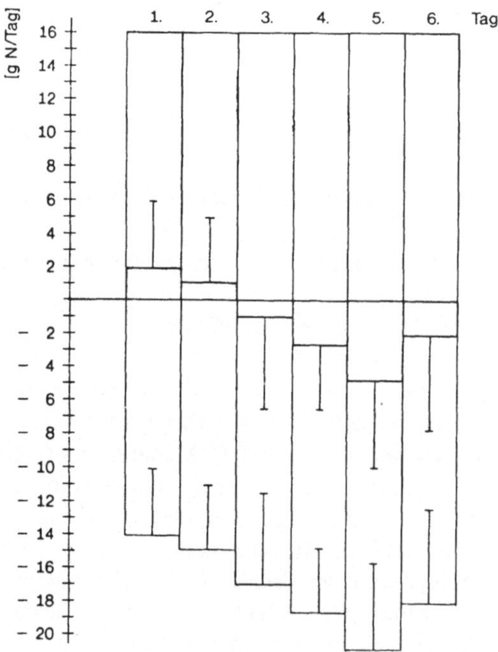

Abb. 2. Stickstoffbilanz bei vollständiger parenteraler Ernährung während der Zytostatikatherapie (n=60, Zufuhr: 16 g N/Tag)

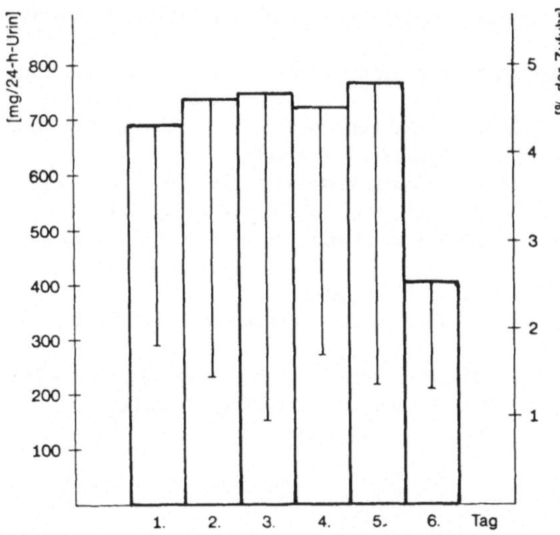

Abb. 3. Ausscheidung von α-Amino-Stickstoff während vollständiger parenteraler Ernährung bei gleichzeitiger forcierter Dinrese von Karzinompatientinnen (n=30)

Daß die Patientinnen trotz negativer Flüssigkeitsbilanz ohne zusätzliche Nahrungszufuhr an Gewicht zunehmen, zeigt einen beginnenden Anabolismus. Hierfür spricht auch die überraschend schnelle Verbesserung des Allgemeinzustandes innerhalb von Tagen nach dem Therapiezyklus. Nach einem Klinikaufenthalt von 8-10 Tagen können die Patientinnen nach Hause entlassen werden, wo sie, von Ausnahmen abgesehen, ihrer normalen Tätigkeit nachgehen. Erstaunlich ist immer wieder die dann aufkommende Eßlust, die zu teilweise grotesken Gewichtszunahmen führt. Ganz offensichtlich wird durch diese Therapie der anorektische Block durchbrochen. Einzelne Patienten konnten wir wegen ihres subjektiven Wohlbefindens nur mit Mühe von der Notwendigkeit einer weiteren Therapie überzeugen. Erst die erneute Verschlechterung des Allgemeinzustandes war leider gelegentlich Anlaß, wiederum die Klinik aufzusuchen.

So gesehen, ist vielleicht die Verbesserung der Lebensqualität der größte Erfolg dieses Therapiekonzepts. Dies auch wissenschaftlich durch Messung verschiedener Parameter des Ernährungs- und Immunstatus zu objektivieren ist unser zukünftiges Arbeitsziel. Erst dies kann zur Verbesserung der Wirksamkeit der Radio- und Chemotherapie führen.

Literatur

1. Copeland EM (1977) Intravenous hyperalimentation as adjunct to radiation therapy. Cancer 39:609–616
2. Copeland EM (1979) Nutrition, cancer and intravenous hyperalimentation. Cancer 43: 2108–2116
3. Donaldson SS, Lenon RA (1979) Alterations of nutritional status. Cancer 43:2036–2052
4. Kottmeier HL, Kolstad P (eds) (1976) Annual report on the results of treatment in carcinoma of the uterus, vagina and ovary, vol 16. FIGO, Stockholm

5. Lanzotti VJ (1975) Cancer chemotherapeutic response and intravenous hyperalimentation. Cancer Treat Rep 59:437
6. Law DK (1974) The effect of dietary protein depletion on immunocompetence. Ann Surg 179:168–173
7. Limburg H (1977) Erfahrungen zur Behandlung der Leukopenie unter zytostatischer Therapie des Ovarial- und Mammakarzinoms. Med Welt 28:1304–1307
8. Pfleiderer A (1979) Medikamentöse Therapie des Ovarialkarzinoms. Therapie 29:411–420
9. Solassol Cl (1974) Nutrition parenterale en cancerologie. J Chir (Paris) 107:435–442
10. Steiger E (1975) Effects of nutrition on tumor growth and tolerance to chemotherapy. J Surg Res 18:455–461
11. Theologides A (1979) Cancer cachexia. Cancer 43:2004–2012
12. Valdivieso M (1977) Chemoimmunotherapy of metastatic large bowel cancer. Cancer 40:2731–2739
13. Waterhouse Chr (1974) How tumors affect host metabolism. Ann NY Acad Sci 230:86–93
14. Wys WD de (1979) Anorexia as a general effect of cancer. Cancer 43:2013–2019

Parenterale Ernährung kachektischer Patienten regeneriert die durch Mangelernährung supprimierte Hämatopoese

L. LABEDZKI, D. NOACK, J.H. HARTLAPP

Eiweiß- und Kalorienmangel hat einen Effekt auf die Hämatopoese, der dem eines Zytostatikums kaum nachsteht.

Im Tiermodell ist das schon lange bekannt. So wurde in den 50er und 60er Jahren von Friend et al. [3] sowie von Reissmann [9] gezeigt, daß Proteinmangel bei Mäusen und Ratten die Erythropoese supprimiert; primär betroffen war die Erythropoetinbildung. Es wurde demonstriert, daß Eiweißmangel bei Mäusen zu einer Leuko- und Thrombozytopenie führt [4]. Nachweisbar ist der depressorische Effekt einer Mangelernährung auf die Hämatopoese primär an den hämatopoetischen Vorstufen, gezeigt an den CFUs (colony forming unit – spleen, die pluripotente hämatopoetische Stammzelle) und an den myeloisch determinierten Stammzellen (CFUc – colony forming unit – culture) [1, 4].

Ein gut untersuchtes klinisches Beispiel für den Einfluß einer Mangelernährung auf die Hämatopoese ist die Anorexia nervosa. Mant u. Faragher [7] zeigten, daß bei diesem selbstinduzierten Zustand einer Mangelernährung das Knochenmark hypoplastisch ist. Die Zellarmut des Knochenmarks geht mit einer peripheren Panzytopenie einher, d.h. die Patienten haben eine mehr oder minder ausgeprägte Anämie, Leukopenie und Thrombozytopenie. Eine Kachexie, die durch Tumorleiden oder eine chronische Darmaffektion bedingt ist, sollte ebenfalls die Hämatopoese supprimieren.

Wir haben selbst die nachfolgenden Untersuchungen durchgeführt:

1. Es wurde der Einfluß einer Proteinmangeldiät und einer nachfolgenden Wiederauffütterung auf die Hämatopoese bei Mäusen untersucht.

2. Es wurden hämatologische Parameter bei kachektischen Patienten, die an einem Tumor oder an einer chronisch entzündlichen Darmerkrankung litten und durch hochkalorische parenterale Ernährung wieder vollständig ernährt wurden, vor und im Verlaufe der Rehabilitation untersucht.

Zu 1.: C_3H-Mäuse (Zentralinstitut Hannover, weiblich, vier pro Gruppe, drei Experimente) erhielten vier Wochen lang eine Eiweißmangeldiät (Altromin-C1004), die sich von der Standarddiät (Altromin-1320) dadurch unterschied, daß der Eiweißgehalt von 19% auf 0,4% vermindert war. Nach dieser Zeit wurden die Tiere wieder auf Standarddiät umgesetzt. Nach vier Wochen der Mangelernährung wurden das Gewicht, das Hämoglobin, die Leukozyten, das Differentialblutbild sowie die myeloisch determinierten Stammzellen (CFUc) im Blut, im Femur und in der Milz – bei der Maus ein hämatopoetisches Organ – untersucht.

Medizinische Universitätsklinik Bonn 1-Venusberg, unterstützt durch das Ministerium für Wissenschaft und Forschung des Landes Nordrhein-Westfalen

Die CFUc-Kultur erfolgte in Anlehnung an die Methode von Stephenson et al. [11]. Das Kulturmedium bestand aus 10%igem fötalen Kälberserum in Alpha-Medium (Flow). Als CSA-Quelle diente Postendotoxinserum [8], das in 5% zu dem Ansatz gegeben wurde. Semisolidität wurde erreicht durch Zugabe von Rinderplasma (Gibco). Die Kulturen wurden nach sieben Tagen bei 37°C in 5% CO_2 in wasserdampfgesättigter Luft abgelesen. Eine Kolonie war definiert als Ansammlung von mehr als 50 Zellen.

Die Ergebnisse sind in Tabelle 1 zusammengefaßt:

Tabelle 1. Hämatologische Veränderungen eines vierwöchigen Proteinmangels und der nachfolgenden Wiederauffütterung bei C_3 H-Mäusen (x ± SEM)

	Kontrolle	4 Wochen 0,4% Eiweißdiät	Standard-Diät (Tage)			
			1	3	5	8
Gewicht (g)	20,2 ± 1,3	13,8 ±2,1				18,8± 1,0
Hämoglobin (g/dl)	13,9± 1,2	11,8 ±0,3	11,8 ±0,3	11,9 ±0,5	12,1± 0,5	12,8± 0,5
neutrophile Granulozyten ($\times 10^6$/ml Blut)	0,8± 0,1	0,4 ±0,1	1,03±1,2	1,09±0,1	0,8± 0,1	0,7± 0,1
CFUc/ml Blut	125 ±44	8 ±4	0 ±	36 ±9	36 ±13	71 ±21
CFUc × 10^3/ Femur	24,7± 7,6	13,4 ±1,0	14,9 ±1,3	19,0 ±1,6	19,0± 1,0	20,1± 1,4
CFUc × 10^3/ Milz	12,8± 3,5	0,29±0,13	0,9 ±0,2	5,9 ±1,2	29,6±10,4	76,7±23,3

Das Körpergewicht fiel in vier Wochen der Mangelernährung von 20,2 ± 1,3 (x ± SEM, Kontrollgruppe) auf 13,8 ± 2,1, d.h. auf 68% des Ausgangswertes ab. Das Hämoglobin fiel nach vier Wochen von 13,9 ± 1,2 g/dl ab auf 11,8 ± 0,3 g%. Die neutrophilen Granulozyten sanken von 0,8 auf 0,4 × 10^6/ml. Es bildete sich somit eine Granulozytopinie und eine Anämie aus. Der Gehalt des Knochenmarkes an CFUc fiel von 24,7 × 10^3/Femur auf 13,4 × 10^3/Femur, also auf 54% des Ausgangswertes. Extrem vermindert waren der Gehalt des Blutes und der Milz an Stammzellen, wo nahezu Werte von Null erreicht wurden.

Nach dem Umsetzen auf Standarddiät mit normalem Eiweißgehalt erholten sich die Tiere rasch. Das Hämoglobin normalisierte sich nahezu innerhalb von acht Tagen. Die neutrophilen Granulozyten hatten sich acht Tage nach Beginn der Wiederauffütterung mit einer überschießenden Reaktion normalisiert. Der Stammzellpool regenerierte sich rasch. Im Femur waren nach acht Tagen der Normaldiät fast normale Werte erreicht. Im Blut ließ sich ein Anstieg der CFUc nach vorübergehendem weiteren Abfall bis auf Null am ersten Tag feststellen. Am eindrücklichsten waren die Veränderungen in der Milz, wo es nach acht Tagen zu einem Anstieg der CFUc auf 76 × 10^3/ Milz gekommen war. Das war das Sechsfache im Vergleich zu dem Kontrollkollektiv bzw. das 264fache im Vergleich zum Zeitpunkt vier Wochen nach Eiweißmangeldiät.

Zusammenfassend findet sich bei den mangelernährten Tieren eine ausgeprägte Depression der Hämatopoese, hier gezeigt an einer Verminderung des Stammzellpools (CFUc) mit Anämie und Granulozytopenie. Normale Ernährung führte zu einer imposant raschen Normalisierung der Hämotopoese.

Zu 2.: Es wurden 18 Patienten mit einer Kachexie untersucht, die parenteral ernährt wurden. Je neun Patienten litten an einem Tumor bzw. an einer chronischen Darmaffektion.

Die parenterale Ernährung wurde mit handelsüblichen Lösungen von l-Aminosäuren, hochprozentiger Glukoselösung sowie Lipiden über einen Subclaviakatheter durchgeführt. Das Konzept der parenteralen Ernährung beinhaltet 1,7 g Aminosäuren/kg KG sowie 70 kcal/kg KG über 24 Stunden. Vor Beginn und im Verlauf der parenteralen Ernährung wurden 1−2mal/Woche die im Blut zirkulierenden Stammzellen kultiviert sowie ein komplettes Blutbild erstellt. Nur bei acht der Patienten war es möglich, vor der parenteralen Ernährung sowie acht Tage nach Beginn der parenteralen Ernährung das Knochenmark zu untersuchen und CFUc-Kulturen mit Knochenmarkszellen anzusetzen.

Die CFUc-Kultur war eine Modifikation der Plasmagerinnseltechnik von Stephenson et al. [11]. Als CSA-Quelle diente konditioniertes Medium aus PHA (0,5%, Gibco)-stimulierten Leukozytenkulturen, das in 15-20% zu dem Kulturansatz zugegeben wurde und in dieser Konzentration ein maximales Wachstum bewirkte [5]. Es wurden mononukleäre Zellen aus dem Blut sowie aus dem Knochenmarksaspirat durch Dichtegradientenzentrifugation [2] gewonnen und dreifach in Petrischalen (Falcon) angesetzt. Die Kulturen wurden nach 14 Tagen (5% CO_2 in wasserdampfgesättigter Luft, 37°C) abgelesen. Eine Kolonie war definiert als Ansammlung vor mehr als 50 Zellen.

Die untersuchten Parameter wurden bei dem gleichen Patienten vor und im Verlauf der parenteralen Ernährung mit dem Rangsummentest nach Wilcoxon verglichen.

Der Einfluß der parenteralen Ernährung auf hämatologische Parameter läßt sich am besten an diesem Beispiel einer Patientin mit ausgeprägter Kachexie bei chronischer Pankreatitis darstellen (Abb. 1). Die Zahl der CFUc in 10^5 Knochenmarkszellen stieg in acht Tagen von 90 auf 112. Die Zahl der im Blut zirkulierenden Stammzellen stieg von 84 × 10^3/l Blut am Tage Null auf 1255 am Tage Acht, auf 1786 am Tage Vierzehn und fiel zum neunzehnten Tag wieder ab auf 78 × 10^3/l Blut. Das Hämoglobin fiel von 12,1 auf 11,4 g% ab. Die Zahl der neutrophilen Granulozyten stieg von 3,4 über 4,9 auf 5,1 G/l. Die Lymphozyten stiegen von 1,37 auf 2,9 G/l, um dann wieder auf 2,0 G/l abzufallen. Die Thrombozyten wurden hier leider nicht untersucht.

Bei der gesamten Gruppe von Patienten läßt sich ein signifikanter Hämoglobin- und Thrombozytenabfall feststellen. Wir erklären den Hämoglobinabfall durch Hämodilution, die das wahre Ausmaß der die Grundkrankheit begleitenden Anämie enthüllt. Der Thrombozytenabfall bleibt zu erklären, wenn er nicht ebenfalls durch Dilution bedingt ist. Die Thrombozytenwerte waren vor und unter der parenteralen Ernährung jedoch im Normbereich geblieben.

Die neutrophilen Granulozyten stiegen im Mittel an; der Anstieg ist jedoch nicht signifikant. Die Lymphozyten stiegen signifikant an. Die CFUc im Blut stiegen bei 15 der 18 untersuchten Patienten bis auf maximale Werte an, die bis zum 40fachen

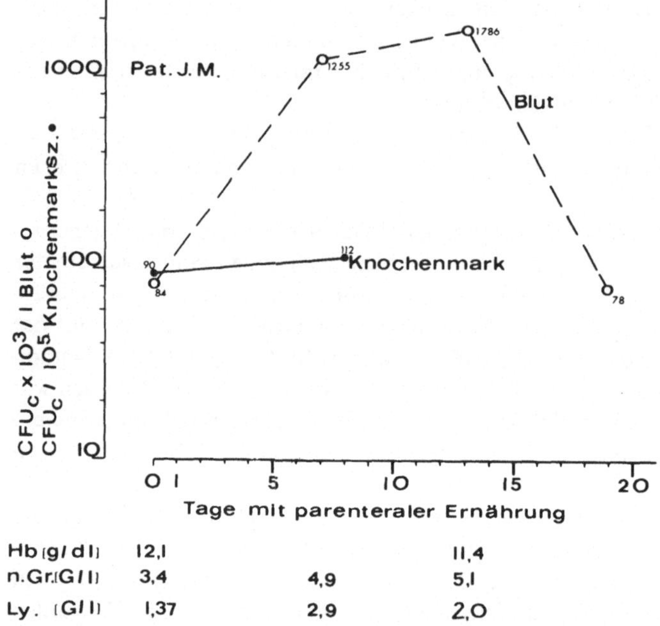

Abb. 1. Einfluß der parenteralen Ernährung auf hämatologische Parameter (s. Text) einer kachektischen Patientin mit chronischer Pankreatitis

über dem Ausgangswert liegen; im Mittel wurde ein Anstieg um das 12fache gesehen. Die CFUc im Knochenmark stiegen bei den untersuchten Patienten im Mittel um das 1,6fache an. Dieser Anstieg ist jedoch statistisch nicht signifikant.

Die Veränderungen der zirkulierenden Stammzellen bei parenteraler Ernährung kachektischer Patienten entsprechen den Veränderungen, wie sie nach zytostatischer Therapie als Indikator der Regeneration des Stammzellpools gesehen werden [10]. Wir fassen den Anstieg der zirkulierenden Stammzellen unter der parenteralen Ernährung als Zeichen einer Wiederauffüllung des Knochenmarkstammzellpools auf.

Die Regeneration der Hämatopoese bei kachektischen Patienten durch parenterale Ernährung hat erhebliche klinische Bedeutung. Der Anstieg der neutrophilen Granulozyten und der Lymphozyten sollte die Abwehrlage bessern. Durch die Regeneration des Stammzellpools sollte die Empfindlichkeit gegenüber Zytostatika gemindert werden. Die empirische Beobachtung einer erhöhten Toleranz gegenüber Chemotherapie erklärt sich durch die Aufstockung des Stammzellpools. Parenterale Ernährung während und nach Chemotherapie sollte die Regeneration der Hämatopoese, die durch Mangelernährung ganz empfindlich behindert wird [12], möglichst schnell erfolgen lassen. Unsere Befunde einer Regeneration der Hämatopoese durch parenterale Ernährung legen bei kachektischen Tumorpatienten eine parenterale Ernährung vor, während und nach Zytostatikatherapie dringlich nahe.

Literatur

1. Bell RG, Hazell LA, Sheridan JW (1976) The influence of dietary protein deficiency on haematopoietic cells in the mouse. Cell Tissue Kinet 9:305
2. Boyum A (1968) Separation of leucocytes form blood and bone marrow. Scand J Clin Lab Invest [Suppl] 21:97
3. Fried W, Pezak L, Jacobsen LO, Goldwasser E (1957) Studies on erythropoiesis. III. Factors controlling erythropoietin production. Proc Soc Exp Biol Med 94:237
4. Fried W, Shypiro S, Barone J, Anagnostou A (1978) Effect of protein deprivation on hematopoietic stem cells and on peripheral blood counts. J Lab Clin Med 92:303
5. Iscove NN, Senn JS, Till JE, McCulloch EA (1971) Colony formation by normal and leukemie bonse marrow cells in culture: Effect of conditioned medium from human leukocytes. Blood 37:1
6. Issel BF, Valdivieso M, Zaren HA, Dudrick SJ, Freireich EJ, Copeland EM, Bodey GP (1978) Protection against chemotherapy toxicity by intravenous hyperalimentation. Cancer Treat Rep 62:1139
7. Mant MJ, Faragher BS (1972) The hematology of anorexia nervosa. Br J Haematol 23:737
8. Metcalf D (1971) Acute antigen-induced elevation of serum colony stimulating factor (CFS) levels. Immunology 21:427
9. Reissmann KR (1964) Protein metabolism and erythropoiesis. II. Erythropoietin formation and erythroid responsivness in protein deprived rats. Blood 23:146
10. Richman CM, Weiner RS, Yankee RA (1976) Increase in circulating stem cells following chemotherapy in man. Blood 47:1031
11. Stephenson JR, Axelrad AA, McLeod DL, Shreeve MM (1971) Induction of hemoglobin synthesizing cells by erythropoietin in vitro. Proc Natl Acad Sci USA 68:1542
12. Stuart RK, Sensenbrenner LL (1977) Adverse effects of short term food deprivation on transplanted hematopoietic cells. Exp Hematoll [Suppl] 52:44a

Perioperative Veränderungen von Aminosäuren und anderen biochemischen Parametern bei Karzinompatienten – eine vorläufige Mitteilung

N. MERKLE, C.L. KLIPPEL, CH. HERFARTH, K. SCHULTIS, P. FÜRST

Die Mangelernährung bei Krebspatienten, insbesondere im fortgeschrittenen Stadium, ist ein allgemein bekanntes Phänomen. Die Ursachen hierfür sind mannigfaltig und ihre Bedeutung ist noch nicht ausreichend erklärt. Ein gesteigerter Metabolismus bei erhöhtem Energie- und Eiweißbedarf scheint ein wichtiger Faktor bei der Mangelernährung des Krebspatienten zu sein.

Der Appetitmangel kann das Nahrungsdefizit verstärken. Zunehmender Gewichtsverlust bis zur Kachexie kennzeichnen das fortschreitende Tumorwachstum. Es bleibt die Frage offen, ob die bei Karzinompatienten beobachtete Kachexie eine primäre Begleiterscheinung des Tumors an sich darstellt, oder ob sie als Folge der Anorexie auftritt. In diesem Zusammenhang ist die Frage von Interesse, ob das Karzinom an sich zu charakteristischen Veränderungen bestimmter biochemischer Parameter bzw. der freien Plasmaaminosäuren führt, bevor spürbare Folgen in Form eines Gewichtsverlustes beim Tumorpatienten auftreten.

Patientengut und Methodik

Untersucht wurden 10 Patienten mit gastrointestinalen Karzinomen, bei denen gemäß den Richtlinien der modernen Tumortherapie eine Resektion des tumortragenden Darmanteils bzw. eine Gastrektomie vorgenommen wurde. Eine nachweisbare Tumormetastasierung konnte intraoperativ bei allen untersuchten Patienten ausgeschlossen werden. Die bei den Karzinompatienten gewonnenen Daten (Tabelle 1)

Tabelle 1. Datenvergleich zwischen Karzinom- und Kontrollpatienten

	Karzinompatienten	Kontrollen
Anzahl	10 (7 ♂, 3 ♀)	10 (5 ♂, 5 ♀)
Durchschnittsalter[a] (Jahre)	62,3±3,60	50,1±5,44
Durchschnittliche[a] Körpergröße (cm)	168,9±2,27	167,8±2,89
Durchschnittliches[a] Körpergewicht (kg)	66,1±3,33	63,4±1,39
Idealgewicht[b] (%)	95,9±3,28	94,8±4,11

$$^a\ x \pm s,\quad ^b\ \frac{KG\ (kg)}{\text{Größe (cm)} - 100} \times 100$$

Department für Allgemeinchirurgie der Universitätskliniken Ulm

wurden mit jenen einer Kontrollgruppe von 10 Patienten verglichen, die sich wegen eines Gastroduodenalulkus bzw. eines Ulcus pepticum jejuni einer Magenteilresektion bzw. Vagotomie unterziehen mußten.

Das Durchschnittsalter der Karzinompatienten lag zwar etwas höher als das der Kontrollgruppe, das Körpergewicht war jedoch in beiden Gruppen nahezu identisch.

Die für unsere Fragestellung entscheidende Feststellung war, daß das Körpergewicht der Karzinompatienten bezogen auf das Idealgewicht noch durchaus im Normbereich lag.

Nach identischer Methodik wurde am Tag vor der Operation sämtlichen Patienten Blut zur Bestimmung von insgesamt 20 klinisch-chemischen Parametern entnommen (Tabelle 2), die neben dem sogenannten kleinen Blutbild und Blutzucker die Bestimmung der Elektrolyte, des Harnstoffs und Kreatinins, der Transaminasen, des Gesamteiweißes und der Elektrophorese einschloß. Die Probenentnahme wurde am 1. und am 3. postoperativen Tag bei allen Patienten und zusätzlich am 6. postoperativen Tag bei den Karzinompatienten wiederholt.

Tabelle 2. Programm und Methodik der Blutentnahme zur Bestimmung von 20 klinisch-chemischen Parametern von Karzinom- und Kontrollpatienten

Zeitpunkt	Karzinom-patienten	Kontrollen	
1. Tag prä-op.	Klin. Chem.	Klin. Chem.	Chem.
intra-op.	Freie Plasma-AS	Freie Plasma-AS	
	– arteriell A	– arteriell A	
	– tumor-venös TV	– tiefe Vene DV	
1. Tag post-op.	Klin. Chem.	Klin. Chem.	
3. Tag post-op.	Klin. Chem.	Klin. Chem.	
6. Tag post-op.	Klin. Chem.	–	

Die Analyse der Parameter erfolgte mit üblichen Routinemethoden. Zusätzlich wurden bei den Operationen heparinisierte Blutproben zur Bestimmung freier Plasmaaminosäuren aus dem arteriellem Blut, aus einer tumordrainierenden Vene im Operationsgebiet bei den Kontrollpatienten entnommen. Die errechneten Konzentrationsunterschiede dienten als Maß für den Aminosäurenverbrauch bzw. die Aminosäurenabgabe durch den Tumor.

Die Bestimmung der Aminosäuren erfolgte nach Präzipitation mit Sulfosalizylsäure durch einen automatischen Aminosäurenanalyzer (CHR-2, Kontron, Schweiz) mit einer Durrum-Harz-Säule (DC-4) und einem Lithium-Puffer-System (Durrum-Pico-Puffer) mit 5maligem Pufferwechsel. Die Berechnung der Daten erfolgte mit einem PDP-8-Computer. Zur statistischen Berechnung wurden Routinemethoden wie die Bestimmung der Mittelwerte und Standardabweichungen für jede einzelne Aminosäure herangezogen.

Beide Patientenkollektive erhielten postoperativ eine totale parenterale Ernährung in Form einer standardisierten Kohlenhydrat-Elektrolyt-Aminosäuren-Lösung mit Vitaminen und Spurenelementen.

Ergebnisse

Die Auswertung der klinisch-chemischen Parameter (Tabelle 3) ergab, daß keinerlei signifikante Unterschiede zwischen den Werten der Kontrollpatienten mit einem Ulcus duodeni bzw. einem Ulcus pepticum jejuni und jenen gesunder Normalpatienten bestanden. Vergleicht man dagegen die Karzinompatienten mit der Kontrollgruppe,

Tabelle 3. Vergleich der präoperativen, klinisch-chemischen Parameter von Karzinom- und Kontrollpatienten

	Karzinom-patienten	Kontrollen	Signifikanz
Glukose (mg%)	102,6±4,1	85,3±6,19	p < 0,05
Albumins(g/l)	39,6±1,29	49,7±3,81	p < 0,01
Hb (g%)	12,7±0,64	15,2±0,6	p < 0,01
Ery (10^6/mm^3)	4,3±0,16	4,9±0,14	p < 0,01
Hk (%)	36,6±1,94	44,2±1,73	p < 0,01

so finden sich mehrfach signifikante Unterschiede. Die erhöhte Glukosekonzentration bei den Karzinompatienten mag als Ausdruck eines gesteigerten Glukoseumsatzes mit vermehrter Glukoseproduktion angesehen werden. Auch die Verminderung der Serumalbuminkonzentrationen bei Karzinompatienten wird häufig beobachtet. Es fiel auf, daß das Gesamtprotein in beiden Gruppen gleich war. Die Veränderungen des kleinen Blutbildes bestanden in einer signifikanten Verminderung der Erythrozytenzahl einhergehend mit einer entsprechenden Verminderung des Hämoglobingehaltes bzw. Hämatokritwertes bei den Karzinompatienten. Die Entwicklung einer Anämie bei fortgeschrittenen Karzinomen wird häufig beobachtet, jedoch als Spätsymptom angesehen. Es war deshalb auffallend, daß bereits bei diesem Kollektiv nicht fortgeschrittener Karzinome bei noch fehlendem Gewichtsverlust eine Anämie festgestellt werden konnte.

Weitere signifikante Unterschiede zwischen den beiden Gruppen konnten präoperativ weder bei den Elektrolyten noch bei den laborchemisch erfaßbaren Parametern der Leber- und Nierenfunktion festgestellt werden.

Die in der postoperativen Phase ermittelten Konzentrationsunterschiede einiger klinisch-chemischer Faktoren zwischen den beiden Gruppen waren ähnlich den präoperativ ermittelten. Zusätzliche Veränderungen sind jedoch eher dem Operationstrauma als der Karzinomerkrankung zuzuschreiben.

Bei der Beurteilung der Ergebnisse der Aminosäurenbestimmungen ist zu berücksichtigen, daß große individuelle Schwankungen abhängig vom Alter, Gewicht, Geschlecht und der jeweiligen Ernährungssituation bestehen. Unter Berücksichtigung des annähernd gleichen durchschnittlichen Körpergewichts in beiden Gruppen konnten folgende Veränderungen festgestellt werden: Die meisten essentiellen Aminosäuren (Abb. 1) im arteriellen Blutplasma der Karzinompatienten waren gegenüber der Kontrollgruppe vermindert. Der Aminosäurengehalt der Kontrollgruppe lag mit Aus-

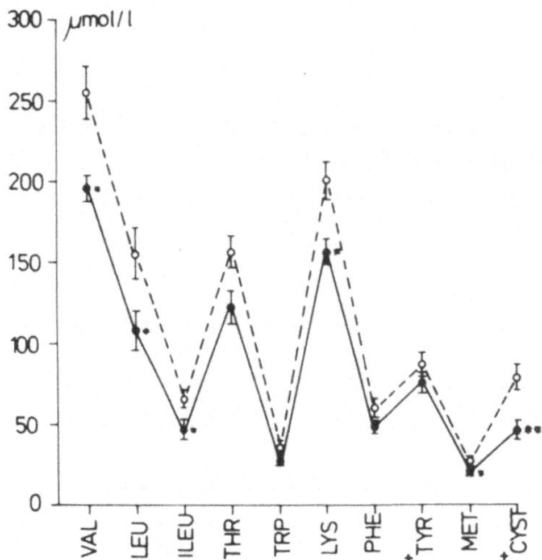

Abb. 1. Konzentrationen essentieller Aminosäuren im arteriellen Blut bei Karzinompatienten
(●——●) und Kontrollpatienten (○– – –○). + Beigefügt als essentielle Aminosäuren, * p < 0,05,
** p < 0,01

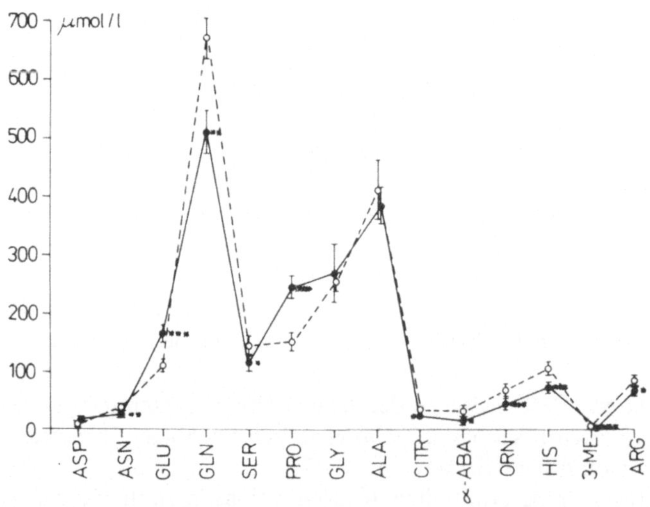

Abb. 2. Konzentrationen nicht essentieller Aminosäuren im arteriellen Blut bei Karzinom-
(●——●) und Kontrollpatienten (○– – –○). * p < 0,05, ** < 0,01, *** < 0,001

nahme erhöhter Glutaminsäurespiegel und erniedrigter Tryptophanwerte im Normbereich. Beide von der Norm abweichende Aminosäurekonzentrationen müssen jedoch
auf eine ungenügend tiefe Lagerungstemperatur zurückgeführt werden.

Bei den nicht essentiellen Aminosäuren (Abb. 2) war bis auf erhöhte Werte von
Asparaginsäure, Glutaminsäure und Prolin eine Erniedrigung des Aminosäurengehaltes im Plasma der Karzinompatienten gegenüber den Kontrollen festzustellen.

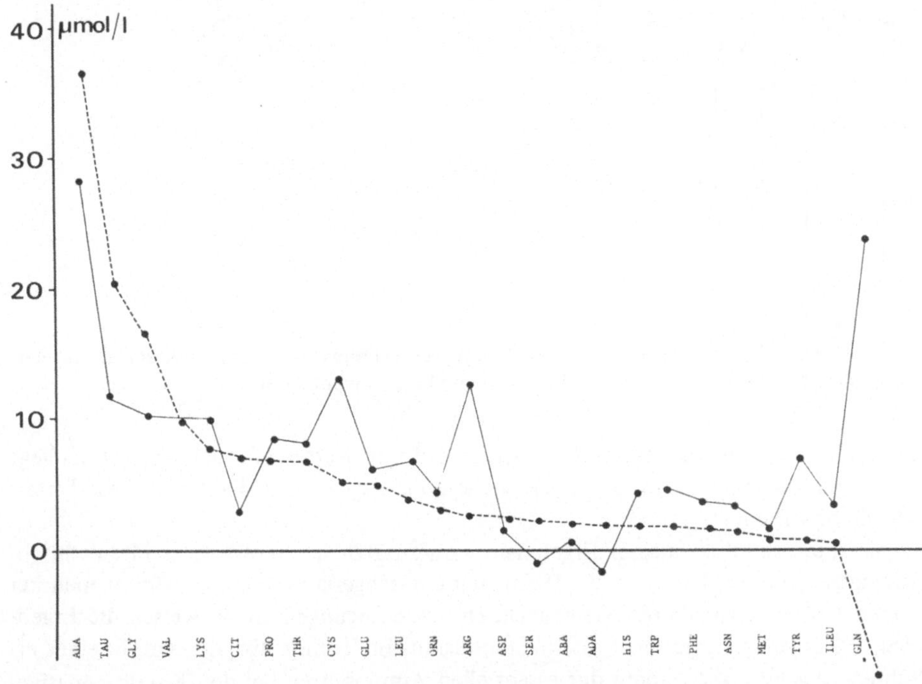

Abb. 3. Arteriovenöse Aminosäurendifferenz über den Tumor bei Karzinompatienten (TV-A)
(●——●) bzw. einem tiefen Organ bei Kontrollpatienten (DV-A) (●– –●)

Durch Messung der arteriovenösen Aminosäurendifferenz über dem Tumor bzw.
über einem tiefen Organ bei den Kontrollpatienten sollte ein qualitativer Aufschluß
über die Aminosäurenbilanz des betreffenden Gewebes erhalten werden (Abb. 3). Bei
den Karzinompatienten war bis auf eine geringgradig negative Differenz bei Serin und
Adipinsäure eine positive Differenz des Aminosäurengehaltes zwischen Tumorvene
und arteriellem Blut festzustellen. Bei den Kontrollpatienten war die entsprechende
Differenz mit Ausnahme von Alanin, Taurin, Glycin und Citrullin durchschnittlich
niedriger als bei den Karzinompatienten. Die meisten Aminosäuren, insbesondere die
essentiellen, zeigten eine negative Gesamtbilanz.

Betrachtet man die Gesamtheit der Aminosäurendifferenz, so zeigte sich dieser
Trend ebenfalls. Die Totaldifferenz der freien Plasmaaminosäuren war bei den Kar-
zinompatienten mit 189 μmol/l höher als bei den Kontrollpatienten (141 μmol/l).
Dieser Unterschied war statistisch signifikant und ging zu Lasten der essentiellen
Aminosäuren (Abb. 4).

Diskussion

Die wenigen in der Literatur angegebenen Daten sind hinsichtlich des Aminosäurengehaltes im Plasma von Karzinompatienten widersprüchlich. So konnten sowohl er-

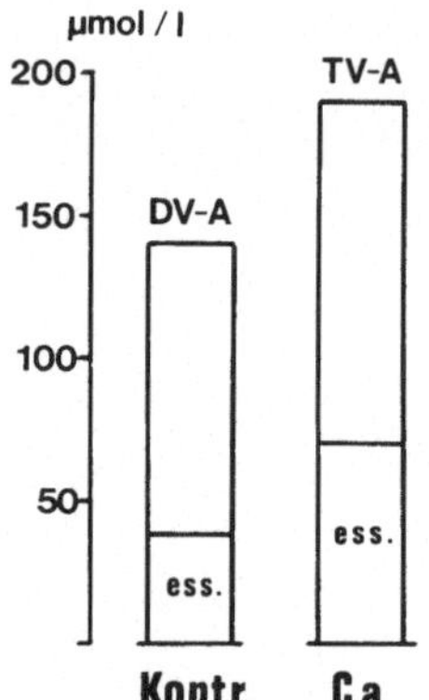

Abb. 4. Gesamtheit der arteriovenösen Aminosäurendifferenzen zwischen Kontroll- und Karzinompatienten

höhte als auch, wie von uns festgestellt, erniedrigte Werte gefunden werden. Es liegt die Vermutung nahe, daß andere, nicht karzinomspezifische Faktoren diese Unterschiede bewirken.

Die Interpretation unserer Ergebnisse wird zusätzlich erschwert, da Plasmadurchflußmessungen am Tumor bzw. Darm nicht durchgeführt wurden. Nimmt man bei beiden Gruppen annähernd gleiche Durchflußbedingungen an, so weisen die Ergebnisse auf einen gesteigerten Proteinkatabolismus im Tumor hin, der sich in einer erhöhten Angabe insbesondere der essentiellen Aminosäuren bei den Karzinompatienten dokumentiert. Gleichzeitig scheint eine selektive Absorption einiger nicht essentieller Aminosäuren zu bestehen, während andere wiederum vermehrt abgegeben werden.

Tabelle 4. Einteilung der Aminosäuren nach ihrer Abgabe aus dem Tumorgewebe

Gruppe 1 = stark erhöhte Abgabe bei Ca.-Patienten gegenüber Kontrollpatienten		Gruppe 2 = erhöhte Abgabe bei Ca.-Pa- tienten gegenüber Kontroll- patienten		Gruppe 3 = erhöhte Abgabe bei Kontroll- patienten gegenüber Ca.-Pa- tienten	
Gln	(+32,9)	Ileu	(+3,5)	Ala	(−9,1)
Arg	(+10,4)	Try	(+3,1)	Tau	(−8,3)
Cys	(+8,2)	Leu	(+3,0)	Gly	(−5,6)
Tyr	(+6,5)	Lys	(+3,0)	Cit	(−4,1)
		His	(+2,8)	Ada	(−3,5)
		Phe	(+2,0)	Ser	(−2,9)
		Pro	(+1,6)	Asp	(−0,7)
		Asn	(+1,3)	Aba	(−0,7)
		Glu	(+1,2)		
		Orn	(+1,2)		
		Met	(+1,1)		
		Thr	(+1,0)		
		Val	(+0,4)		

Abgabe	Aufnahme

Legt man diese Interpretation zugrunde, so lassen sich die Aminosäuren in 3 Gruppen einordnen (Tabelle 4). In Gruppe 1 sind die Aminosäuren mit stark erhöhter Abgabe bei Karzinompatienten gegenüber dem Kontrollkollektiv angegeben. Gruppe 2 erhält die Aminosäuren mit noch erhöhter Abgabe bei Karzinompatienten gegenüber den Kontrollen und in der Gruppe 3 sind jene Aminosäuren aufgelistet, die bei den Kontrollpatienten vermehrt ausgeschieden wurden.

Man muß deshalb annehmen, daß die Aminosäuren der Gruppe 3 bevorzugt vom Tumor aufgenommen werden.

Zusammenfassung

Bei den untersuchten Karzinompatienten fand sich präoperativ eine signifikante Erniedrigung des Serumalbumins sowie eine Anämie. Die Glukosekonzentration war gegenüber dem Kontrollkollektiv erhöht. Die meisten Plasmaaminosäuren waren bei den Karzinompatienten vermindert. Aufgrund der erhöhten Abgabe, insbesondere der essentiellen Aminosäuren bei den Karzinompatienten muß ein gesteigerter Proteinkatabolismus im Tumor angenommen werden. Tumorspezifische Veränderungen des Plasmaaminosäurenmusters bei Karzinompatienten konnten nicht nachgewiesen werden. Die festgestellten Veränderungen sind daher am ehesten als Folgen einer Mangelernährung zu interpretieren.

Plasmaaminosäurenspiegel bei malignen Tumoren des Gastrointestinaltrakts

J.M. MÜLLER, J. SCHINDLER, R. ROSE, G. DEHNRICH,
H. PICHLMAIER

Ein ausgeglichener Aminosäurenhaushalt hängt von den regulativen Fähigkeiten des Organismus ab, das aufgenommene und körpereigene Potential durch Synthese und Katabolie in einem fließenden Gleichgewicht zu erhalten. Mit dem Auftreten eines malignen Tumors scheint diese Homöostase gestört [8]. Das autonome Tumorwachstum dominiert die Wechselbeziehung mit dem Tumorwirt. Einzelne Aminosäuren werden vermehrt dem „pool" entzogen und in das Tumorgewebe eingebaut, andere dagegen in verstärktem Maße abgegeben [1]. Die Kenntnis hierbei auftretender Veränderungen der Plasmaaminosäurenkonzentrationen würde nicht nur Rückschlüsse auf den Tumorstoffwechsel erlauben, sondern möglicherweise auch Ansatzpunkte für ein therapeutisches Eingreifen geben. Entsprechende Therapieformen wurden bereits entwickelt. Die eingeschränkte Zufuhr von Phenylalanin oder Tyrosin beim Melanom bzw. die L-Asparaginase-Behandlung bei den Leukämien [10] zeigten jedoch bisher nur geringen Erfolg. Durch die zunehmende Verbreitung der adjuvanten parenteralen Ernährung auf allen Gebieten der Tumortherapie tritt ferner die Frage auf, ob die für Normalpatienten konzipierten Aminosäurenlösungen dem möglicherweise spezifischen Bedarf des Tumorpatienten Rechnung tragen. Wir untersuchten deshalb, ob die Plasmaaminosäurenspiegel von Patienten mit Karzinomen des Gastrointestinaltrakts von einem Normalkollektiv abweichen.

Patienten und Methodik

Für das Normalkollektiv wurden die Aminogramme von 73 stoffwechselgesunden Probanden, in der Mehrzahl Studenten und Angehörige der Klinik, insgesamt 29 Frauen und 44 Männer im Durchschnittsalter von 33 Jahren herangezogen. Beim Tumorkollektiv handelt es sich um 23 Frauen und 31 Männern im Durchschnittsalter von 61 Jahren.

Bei allen war histologisch ein Karzinom des Gastrointestinaltrakts nachgewiesen. Bei 45 von diesen Patienten wurde eine operative Therapie durchgeführt, so daß die Tumorausdehnung [5] mit hinreichender Genauigkeit festgelegt werden konnte. Bei keinem der ausgewerteten Karzinompatienten war zum Zeitpunkt der Untersuchung eine zusätzliche Stoffwechselstörung bekannt. Die während der präoperativen Routineuntersuchung ermittelten Laborwerte lagen, von der BSG abgesehen, im Normbe-

Chirurgische Universitätsklinik Köln-Lindenthal

reich. Als Medikamente hatten lediglich einige während der Monate vor der Untersuchung Digitalispräparate erhalten.

Die Blutabnahme zur Bestimmung des Aminosäurenstatus erfolgte bei allen Patienten am Morgen nach einer Nüchternperiode von mindestens 10 h. Die Aminosäurenanalysen wurden mittels Ionenaustauscherchromatographie mit einem Autoanalyzer (LC 6000, Biotronic München) durchgeführt. Die Auswertung erfolgte mit einem elektrischen Integrator (Autolab-System, Spectra Darmstadt).

Die für die einzelnen Aminosäuren gefundenen Werte des Normalkollektivs folgten, wie das Beispiel des Arginins (Abb. 1) zeigt, einer Normalverteilung. Alters- oder geschlechtsspezifische Unterschiede konnten wir nicht verifizieren. Die Mittelwerte des Normalkollektivs (Tabelle 1) liegen in guter Übereinstimmung mit bisher veröffentlichten Angaben [9, 12].

Für das Tumorkollektiv konnten ebenfalls keine alters- oder geschlechtsabhängigen Unterschiede festgestellt werden. Der Vergleich der Mittelwerte des Normalkollektivs mit denen des Tumorkollektivs ergab für Phenylalanin, Methionin, Valin, Leucin und Isoleucin signifikant ($p \leqslant 0{,}05$) erhöhte, für Taurin erniedrigte Werte (Abb. 2).

Um den Einfluß der Tumorlokalisation auf die Plasmaaminosäurenkonzentrationen nachzuweisen, wurden entsprechend der Lokalisation (Magen, Kolon, Sigma, Rektum) Gruppen gebildet. Die Gruppen wurden untereinander verglichen. Ein signifikanter Unterschied ($p \leqslant 0{,}05$) fand sich lediglich für das Phenylalanin zwischen der Lokalisation Magen und Sigma.

Aufgrund des intraoperativ erhobenen Befundes konnten 45 Patienten nach ihrem Tumorstadium eingeteilt werden. Hierbei war das Stadium I mit 6 Patienten, das Stadium II mit 7 Patienten, das Stadium III mit 26 Patienten und das Stadium IV mit

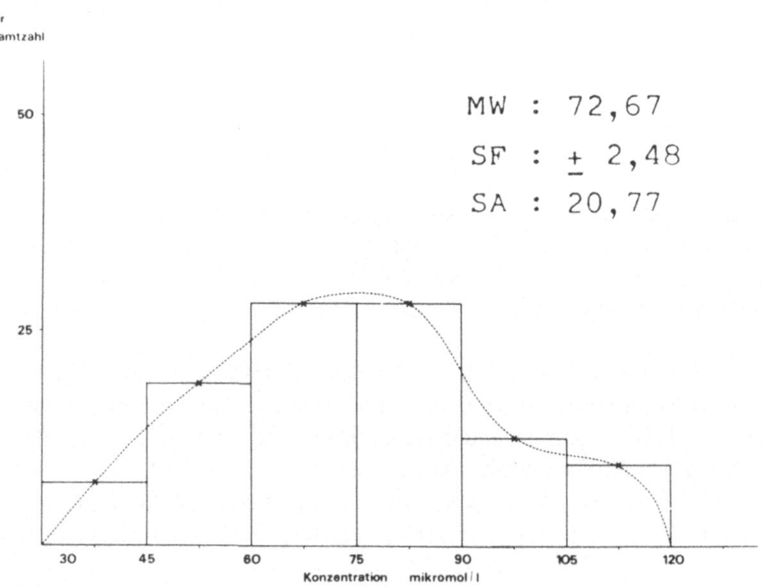

Abb. 1. Verteilungsdiagramm der Plasmakonzentration von Arginin im Normalkollektiv (n = 73) MW = Mittelwert, SF = Standardfehler, SA = Standardabweichung

Tabelle 1. Mittelwerte der Aminosäurenkonzentrationen im Serum des Normalkollektivs (μmol/l, 95% Vertrauensbereich)

Phosphoserin	80,69± 9,64
Taurin	66,54± 5,31
Threonin	122,68± 3,87
Serin	109,61± 3,15
Glutaminsäure	86,38± 6,31
Glycin	210,12± 6,89
Alanin	299,95± 9,78
Citrullin	28,55± 1,5
Valin	211,59± 6,57
Methionin	23,0 ± 0,9
Isoleucin	57,84± 2,27
Phenylalanin	50,72± 2,02
Ornithin	57,87± 2,25
Lysin	154,35± 4,53
Arginin	72.67± 2,48
Tyrosin	49,16± 1,94
Histidin	71,73±17,62
Asparaginsäure	7,64± 2,18
Cystin	97,41±19,43
Leucin	103,07±28,01

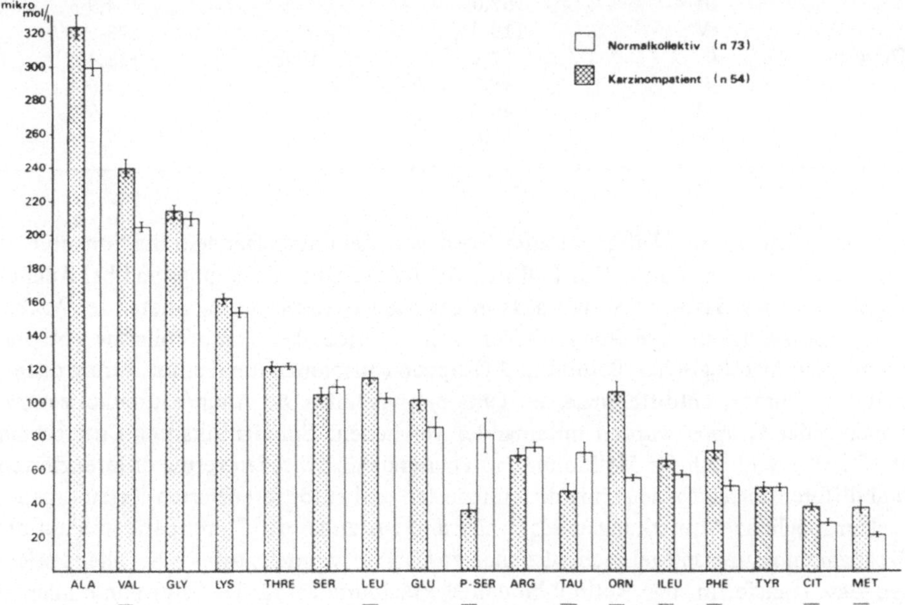

Abb. 2. Vergleich der Mittelwerte der Plasmakonzentrationen der verschiedenen Aminosäuren bei Karzinompatienten (n = 54, *schraffiert*) und beim Normalkollektiv (n = 73)

6 Patienten besetzt. Die Mittelwerte der Aminosäurenkonzentrationen der einzelnen Tumorstadien wurden daraufhin miteinander verglichen. Hierbei zeigten sich für die Aminosäuren Valin, Leucin, Lysin, Tyrosin signifikante Unterschiede (p ⩽ 0,05) zwischen dem Stadium I und II, I und III sowie I und IV. Wie der Vergleich der Mittelwerte dieser Aminosäuren des Tumorkollektivs mit dem Normalkollektiv zeigt, (Tabelle 2) war die größte Abweichung von der Norm beim Stadium I zu beobachten.

Tabelle 2. Veränderungen der Aminosäurenkonzentrationen im Plasma bei verschiedenen Tumorstadien

Aminosäure	Tumorkollektiv		Kontrollkollektiv	$\Delta\%$
	Tumorstadium	Mittelwert μmol/l	Mittelwert, μmol/l	
Valin	I	326,6	211,6	+54,3
	II	256,5		+21,2
	III	289,9		+11,0
	IV	211,0		− 0,3
Leucin	I	169,5	103,1	+64,4
	II	115,8		+12,2
	III	117,7		+14,2
	IV	95,2		− 7,7
Lysin	I	239,0	154,4	+54,8
	II	156,1		+ 1,1
	III	162,0		+ 4,9
	IV	118,0		−23,6
Thyrosin	I	77,1	49,6	+55,4
	II	48,1		− 3,0
	III	46,2		− 6,9
	IV	45,8		− 7,7

Eine zunächst positive Differenz zum Normwert fiel mit steigendem Stadium ab und wurde im Stadium IV in jedem Fall negativ. Da der Differenzierungsgrad bei Adenokarzinomen des Gastrointestinaltrakts in gewissen Grenzen als Parameter der Wachstumsgeschwindigkeit angesehen werden kann, wurde das Tumorkollektiv entsprechend dem histologischen Befund in 3 Gruppen (differenzierter Tumor, gering differenzierter Tumor, entdifferenzierter Tumor) eingeteilt. Die Aminosäurenkonzentrationen jeder Gruppe wurden miteinander verglichen. Ein signifikanter Unterschied (p ⩽ 0,05) fand sich für Methionin und Phenylalanin zwischen gering differenzierten und differenzierten sowie gering differenzierten und entdifferenzierten Karzinomen.

Um mögliche Auswirkungen des Ernährungszustandes der Tumorpatienten auf die Plasmaaminosäurenspiegel nachvollziehen zu können, wurden zugleich bei allen Patienten das Transferrin, das Retinol-bindende Präalbumin und das Thyroxin-bindende Globulin bestimmt. Die hierbei gefundenen Werte wurden in einem Korrelationstest mit den Mittelwerten des gesamten Tumorkollektivs verbunden. Es fand sich lediglich eine positive Korrelation zwischen Retinol-bindendem Protein und Glutaminsäure sowie eine negative Korrelation zwischen Thyroxin-bindendem Globulin und Citrullin.

Diskussion

Die bisher vorliegenden Ergebnisse über die Konzentrationen der Aminosäuren im Plasma oder Serum bei malignen Erkrankungen sind widersprüchlich. Zudem wurden sie in der Mehrzahl bei fortgeschrittenen, metastasierenden Tumoren gefunden. Es kann nicht sicher ausgeschlossen werden, daß diese Aminosäurenveränderungen weniger durch den Tumor als durch den Befall besonders stoffwechselaktiver Organe wie der Leber verursacht wurden.

Für Adenokarzinome des Gastrointestinaltrakts liegen bisher nur wenige Angaben vor. Kronberger [7] beobachtete bei 48 Patienten mit Karzinomen des Verdauungstrakts und der Lunge eine signifikante Verminderung des Asparagingehaltes. Hahn [3] beschreibt bei einem unterschiedlich zusammengesetzten Kollektiv fortgeschrittener Tumore eine signifikante Erniedrigung von Leucin, Methionin, Valin und Alanin. Bei lokalisierten Melanomen konnte Young keine Veränderungen der Aminosäurenkonzentrationen beobachten. Eine isolierte Erhöhung des Glutaminsäurespiegels bei normalen Glutaminspiegeln erachtete Castra-Bello [2] als charakteristisch für ein Pankreaskarzinom. Der Gehalt des α-Aminostickstoffs entsprach bei Karzinompatienten dem eines Normalkollektivs. Lediglich bei nachgewiesenen Metastasen kam es zu einem signifikanten Abfall [6]. Die in der Literatur angegebenden Befunde, wie auch die von uns nachgewiesenen Veränderungen, erlauben zum jetzigen Zeitpunkt keine eindeutige Aussage, ob es sich hierbei um einen tumorspezifischen Effekt handelt.

Wegen des geringen Umfanges unseres Tumorkollektivs waren multivariante, statistische Analysen unter Berücksichtigung der Faktoren Lokalisation, Ausdehnung und Histologie des Tumors sowie Ernährungszustand und hormoneller Status des Patienten nicht möglich. Die von uns gewählte einfaktorielle, vergleichende Betrachtungsweise kann deshalb nur als orientierendes Verfahren herangezogen werden. Hierbei hat es den Anschein, daß der Tumor als Gesamtheit einen Einfluß auf die Plasmaaminosäurenkonzentration hat. Die Einflüsse von Tumorlokalisation, Feinstruktur des Tumors und Ernährungszustand sind möglicherweise zu vernachlässigen.

Die auffallendsten Befunde waren die mit den Tumorstadien einhergehenden Veränderungen für einzelne Aminosäuren. Die Karzinome mit der kleinsten Zellmasse und der kürzesten Erkrankungsdauer verursachten zugleich die ausgeprägtesten Aminosäurenveränderungen. Hieraus könnte mit aller Vorsicht, da das Stadium I nur mit 6 Fällen besetzt war, gefolgert werden, daß die Erstmanifestation des Karzinoms der für den Aminosäurenstoffwechsel einschneidenste Schritt ist. Im weiteren Verlauf der Erkrankung, gekennzeichnet durch eine zunehmende Ausbreitung des Tumors, tritt dann eine Gegenregulation ein und das zunächst veränderte Aminosäurengleichgewicht wird wiederhergestellt. Der von uns ebenfalls beobachtete Abfall der Aminosäurenkonzentrationen mit fortschreitendem Tumorstadium geht mit Beobachtungen bei anderen Malignomen einher, wonach die Gesamtkonzentration der Aminosäuren mit zunehmender Dauer der Erkrankung sowie dem Ausbreitungsgrad des Tumors korreliert [11].

Literatur

1. Blackburn GL, Maini BS, Bistrian BR, McDermott WV (1977) The effect of cancer on nitrogen, electrolyte and mineral metabolism. Cancer Res 37:2348
2. Castro-Bello F, Ramos F, Vivanco F, Marina-Fiol C (1976) High serum glutamic acid levels in patients with carcinoma of the pancreas. Digestion 14:360
3. Hahn K, Ladner HA, Jeschinsky HJ (1972) Konzentrationsänderungen freier Aminosäuren im Blutplasma von Strahlentherapiepatienten. Strahlentherapie 143:386
4. Höcker P, Geisler C, Stacher A (1971) Die Verteilung der freien Aminosäuren im Plasma von an chronischer, lymphatischer und akuter Leukämie erkrankten Patienten. Wien Klin Wochenschr 83:245
5. International Union Against Cancer (1979) TNM-Klassifikation der malignen Tumoren, 3. Aufl. Springer, Berlin Heidelberg New York
6. Kiricuta I (1978) Differences in uptake of amino-acids by patients with various forms of cancer. Neoplasma 25:617
7. Kronberger L, Fink E (1969) Asparagin und Asparaginsäure im Vollblut bei malignen und benignen Erkrankungen. Med Klin 64:2148
8. Mider GB (1951) Some aspects of nitrogen and energy metabolismus in cancerous subjects. Cancer Res 11:821
9. Oepen H, Oepen I (1973) Elutionschromatischer Serum-Plasma-Vergleich. Klin Wochenschr 41:1048
10. Ohnuma T, Holland JF, Nagel G, Arneault GSt (1969) Effects of L-Asparaginase in acute myelocytic leukemia. JAMA 210:1919
11. Rudman D, Vogler WR, Howard Ch (1971) Observations on the plasma amino-acids of patients with acute leucemia. Cancer Res 31:1159
12. Troll U, Kessler G, Schöntag G (1978) Aminosäuren in der parenteralen Ernährung. Infusionsther Klin Ernaehr 2:66

Veränderungen der Plasmaaminosäuren bei progressiven Karzinomen

M. ZENZ, J. HILFRICH, R. NEUHAUS

Für alle Untersuchungen über parenterale Ernährung und Plasmaaminosäuren (PAS) besteht das Postulat nach einem homogenen Krankengut. Ohne Erfüllung dieser Forderungen lassen sich ernährungsbedingte Laborveränderungen nicht mehr von krankheitsbedingten trennen.

Studien von Wedge [10], Fehlig [4], Adibi [1] und Wannemacher [9] belegen die Konzentrationsveränderungen der Plasmaaminosäuren nach bestimmten Krankheiten. Daher erscheint es wichtig, vor weiteren Studien die möglichen Abweichungen der PAS auf dem Boden verschiedener Grundkrankheiten zu quantifizieren.

Wir überblicken derzeit mehrere Kollektive, von denen ich im folgenden die Aminosäurenmuster einiger gynäkologischer Karzinome vorstellen möchte.

Die Probenentnahme erfolgte jeweils zwischen 7.00 und 8.00 Uhr nach 12 h Nüchternheit vor Operation. Die Analyse der Aminosäuren wurde mittels einer säulenchromatographischen Anlage vorgenommen. Ausgeschlossen wurden Patienten mit Stoffwechselkrankheiten. Die gewonnenen Daten wurden mit der 2-s-Abweichung eines stoffwechselgesunden nüchternen Patientengutes ohne Karzinome verglichen. Der Normbereich deckt sich mit dem von Striebel [7]. Die Notwendigkeit eines eigenen Normbereiches zeigt der Vergleich mit den Werten der Documenta Geigy.

Beim Mammakarzinom der Gruppe $T_1 N_1 M_0$ traten keine bedeutenden Abweichungen vom Normmuster auf (Abb. 1).

Vergleicht man jedoch die gewonnenen Daten mit dem Normwert prozentual, so zeigen sich Abweichungstendenzen, die bei weiterem Fortschreiten des Karzinoms noch deutlicher werden (Abb. 2). Leicht erhöht sind Asparagin, Asparagin- und Glutaminsäure.

Bei Metastasenbildung durch das Mammakarzinom bleibt die Anreicherung von Glutaminsäure und Asparagin im Plasma erhalten. Zusätzlich treten eine Konzentrationszunahme der aromatischen Aminosäuren Phenylalanin und Tyrosin sowie ein Konzentrationsverlust von Citrullin und Cystin auf. Die verzweigtkettigen Aminosäuren verhalten sich unauffällig, so daß dieses Muster nicht als Ausdruck einer Leberinsuffizienz im Rahmen der Metastasierung verstanden werden kann (Abb. 3).

Auch unter Chemotherapie bleibt beim Mammakarzinom die Richtung der Abweichung vom Normwert erhalten. Den Anstieg von Alanin könnte man als Ausdruck der erhöhten Stoffwechselaktivität mit konsekutiver Anreicherung der glukoplastischen Transportaminosäuren deuten (Abb. 4).

Institut für Anästhesiologie der Medizinischen Hochschule Hannover, Abteilung Krankenhaus Oststadt, Frauenklinik der Medizinischen Hochschule Hannover

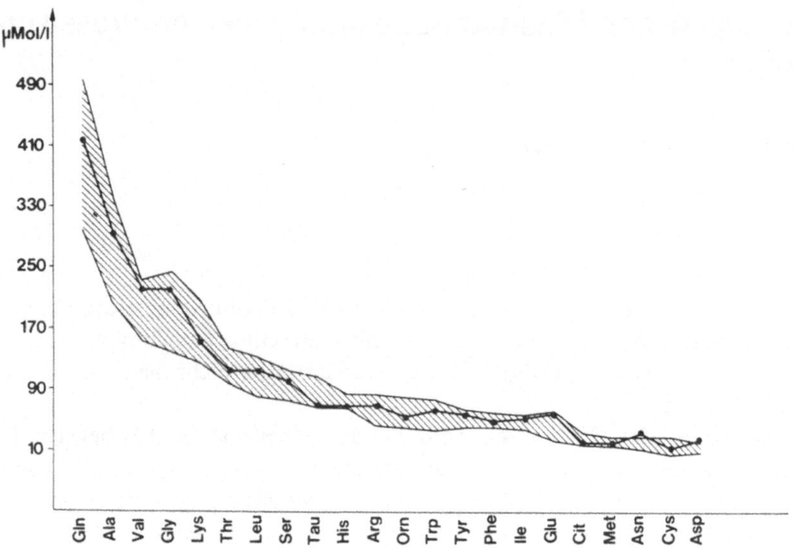

Abb. 1. Absolute Plasmaaminosäurenkonzentration bei Mammakarzinomen (n = 15). *Schraffiert* Normwert ± s (n = 34)

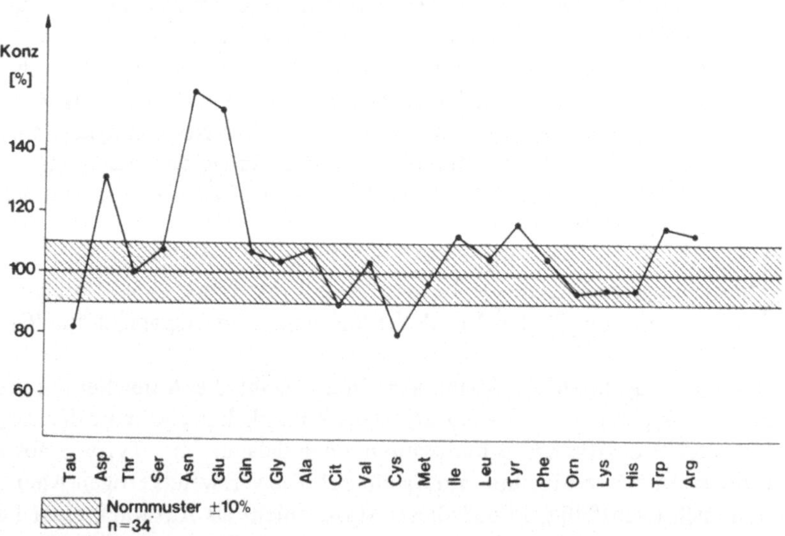

Abb. 2. Konzentration der Plasmaaminosäuren in Relation zum Normmuster beim Mammakarzinom unter Chemotherapie (n = 15). *Schraffiert* Normmuster ± 10% (n = 34)

Zusammengefaßt stellen sich die Veränderungen der Plasmaaminosäuren beim Mammakarzinom wie folgt dar: erhöht sind: Asparagin, Glutaminsäure, Tyrosin und Phenylalanin; erniedrigt sind: Citrullin und Cystin.

Die vorgestellten Befunde sind nicht in Übereinstimmung mit Ergebnissen von Castro-Bello [3], der eine erhöhte Glutaminsäurekonzentration als positives diagno-

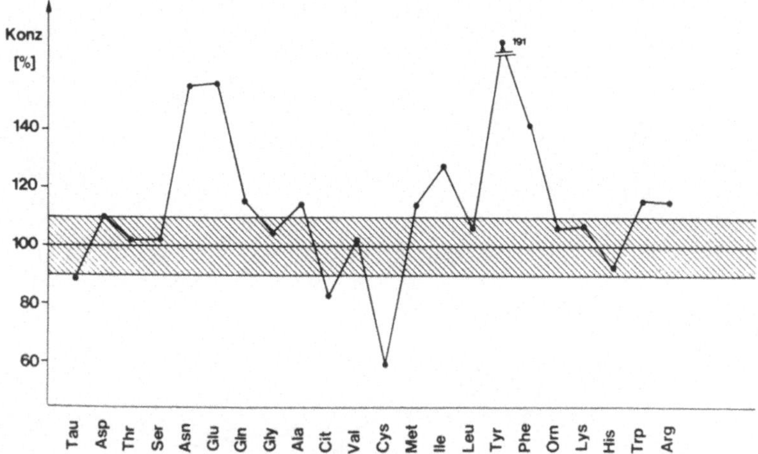

Abb. 3. Konzentration der Plasmaaminosäuren in Relation zum Normmuster beim metastasierenden Mammakarzinom (n = 8). *Schraffiert* Normmuster ± 10% (n = 34)

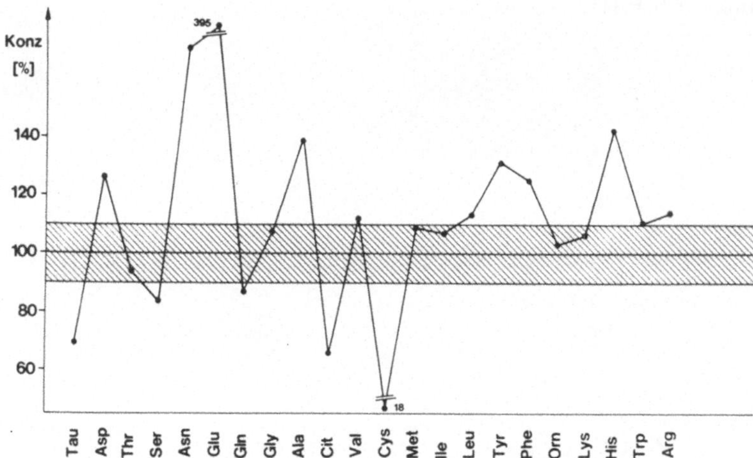

Abb. 4. Konzentration der Plasmaaminosäuren in Relation zum Normmuster beim metastasierenden Mammakarzinom unter Chemotherapie (n = 3). *Schraffiert* Normmuster ± 10% (n = 34)

stisches Zeichen für das Pankreaskarzinom beschrieb, da wir die selbe Konzentra-
tionsverteilung für das Mammakarzinom fanden.

Beim metastasierenden Ovarialkarzinom war ein Anstieg von Glutaminsäure wiederum nachweisbar, jedoch liegen die aromatischen Aminosäuren jetzt erniedrigt
oder normalwertig vor. Threonin, Serin, Histidin und Tryptophan sind konzentra-
tionsvermindert (Abb. 5).

Im Gegensatz zum Mammakarzinom sind Tyrosin, Phenylalanin und Asparagin
nicht erhöht. Nachdem die 3 Gruppen der Mammakarzinome die gleiche Tendenz
in der Abweichung vom Plasmaaminosäurennormmuster verfolgt haben, zeigt sich

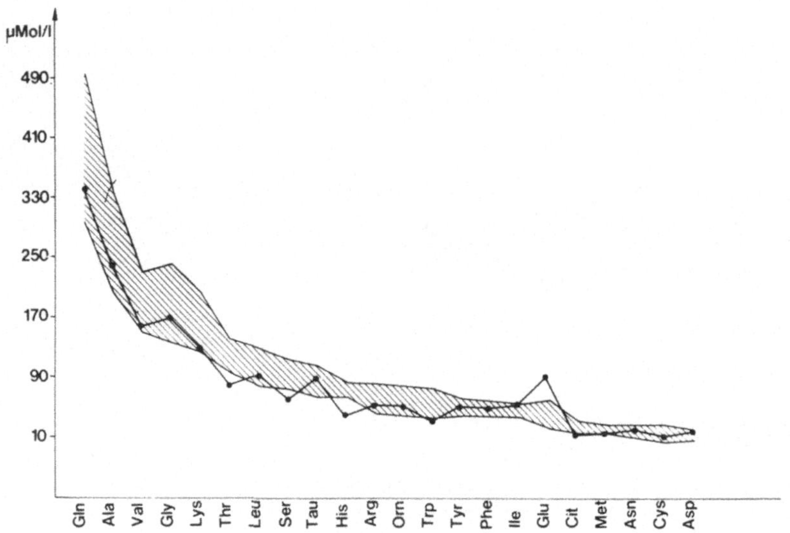

Abb. 5. Plasmaaminosäurenkonzentrationen beim metastasierenden Ovarialkarzinom (n = 9) *Schraffiert* Normwert ± s (n = 34)

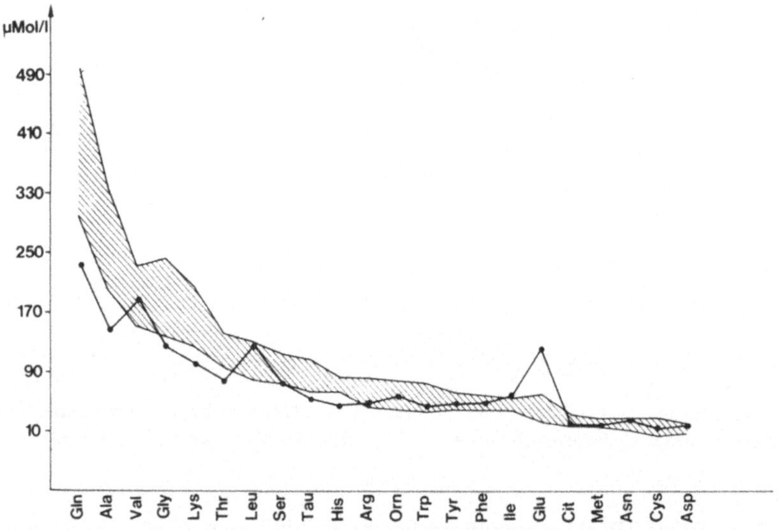

Abb. 6. Plasmaaminosäurenkonzentrationen beim progressiven Collumkarzinom (n = 3). *Schraffiert* Normwert ± s (n = 34)

hier ein völlig anderes Muster. Die Spezifität der Abweichung muß an einem größeren Krankengut gesichert werden.

Beim progressiven Collumkarzinom, von dem ich nur über 3 Messungen berichten kann, zeigten sich ähnliche Veränderungen. Die Glutaminsäurekonzentration ist erhöht, einen Konzentrationsverlust zeigen jetzt neben Threonin, Serin und Histidin auch Glutamin, Alanin, Glycin, Cystin und Taurin (Abb. 6).

Die geringe Anzahl der Analysen erlaubt nur eine begrenzte Aussage.

Bei einer größeren Analysenzahl eines Patientengutes mit progressiven gynäkologischen Karzinomen verschiedenen Ursprungs zeigt sich folgende Tendenz: eine Konzentrationszunahme bei Glutaminsäure und eine Konzentrationsabnahme bei Threonin, Histidin sowie Citrullin (Abb. 7).

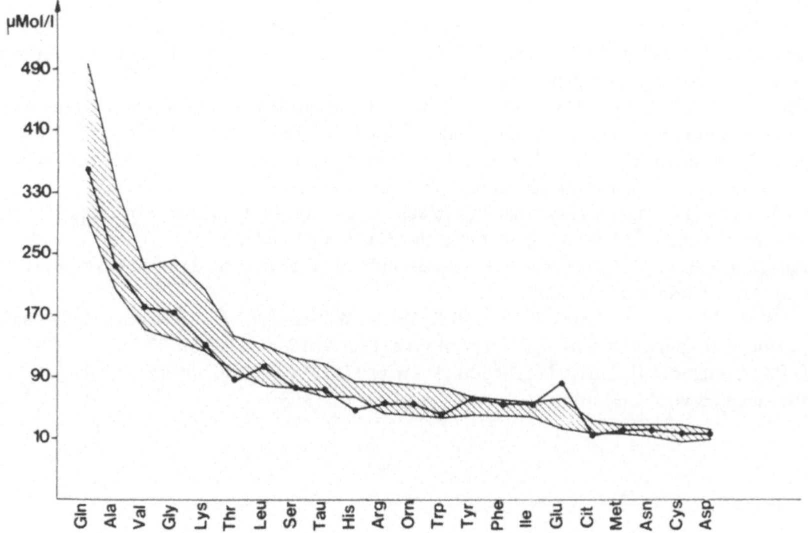

Abb. 7. Plasmaaminosäuren bei verschiedenen, progressiven gynäkologischen Karzinomen (n = 26). *Schraffiert* Normwert ± s (n = 34)

Gemeinsam ist in allen untersuchten Kollektiven ein Konzentrationsanstieg von Glutaminsäure nachweisbar. Ein lagerungsbedingtes Ansteigen dieser Aminosäure ist ausgeschlossen, da alle Proben, auch die Analysen für den Normbereich, nach derselben Methode behandelt wurden [2]. Eine mögliche Erklärung wäre in der verminderten Bereitstellung energiereicher Phosphate zu suchen, da Glutaminsäure erst unter ATP-Verbrauch zu Glutamin umgewandelt und in die Zelle aufgenommen wird [5].

Neben der allen Karzinomgruppen gemeinsamen Glutaminsäureanhäufung im Plasma bestehen zwischen den einzelnen Gruppen deutliche Unterschiede in den Konzentrationsverschiebungen. Die gewonnenen Daten sind nicht mit Befunden von Wilson [11] über das Cervix-Karzinom oder von Castro-Bello [3] über das Pankreaskarzinom in Einklang zu bringen. Die vorgestellten Plasmaspiegel der Aminosäuren müssen noch an einer größeren Anzahl von Patienten ihre Bestätigung finden.

Eine weitere Untersuchung erscheint sinnvoll, da zum einen die Abhängigkeit der Tumorregression vom Aminosäurenmuster der Ernährung diskutiert werden muß [8, 6] und zum anderen der Nachweis eines diagnostischen Zeichens im Aminosäurenmuster bestimmter Karzinomträger nicht ausgeschlossen erscheint.

Literatur

1. Adibi SA (1968) Influence of dietary deprivations on plasma concentration of free amino acids of man. J Appl Physiol 25:52
2. Armstrong MD, Stave U (1973) A study of plasmy free amino acid levels. I. Study of factors affecting validity of Metabolism 22:549
3. Castro-Bello F, Ramos F, Vivanco F, Marina-Fiol C (1976) High serum glutamic acid levels in patients with carcinoma of the pancreas. Digestion 14:360−363
4. Felig Ph, Marliss E, Ohman JL, Cahill GF (1970) Plasma amino acid levels in diabetic keto-acidosis. Diabetes 19:727
5. Heller L (1967) Stickstoffbilanzen bei verschiedener parenteraler Ernährung. Fortschritte der parenteralen Ernährung. Symposion der Internat. Society of Parenteral Nutrition, Hamburg 5./6. August 1966. Pallas, Lochham
6. Jose DG, Good RA (1973) Quantitation effects of nutritional essential amino acid deficiency upon immun response to tumor in mice. J Exp Med 137:1
7. Striebel JP, Stemmler Th, Lutz H, Legler U (1979) Auswirkung von Halothan und Neuroleptika auf die freien Plasmaaminosäuren. Prakt Anae 14:320−326
8. Theurer RC (1971) Effect to essential amino acid restriction on the growth of femal C57BL mice and their implanted BW10232 adenocarcinoma. J Nutr 101:223
9. Wannemacher RW (1977) Key role of various individual amino acids in host response to infection. Am J Clin Nutr 30:1269
10. Wedge JH, de Campos R, Smith R, Farrell R, Ilic V, Williamson DH (1976) Branched-chain amino acids, nitrogen excretion and injury in man. Clin Soc Mol Med 50:393
11. Wilson EA, Sprague AD, Hurst ME, Roddick JW (1976) Free serum amino acids in patients with advanced cervical carcinoma. Gynecol Oncol 4:311−313

Untersuchungen zum Vitaminversorgungsgrad von Patienten mit malignen Tumoren

D. NOACK, J.H. HARTLAPP, L. LABEDZKI, H.J. ILLIGER,
R. BITSCH, J. LEINERT, K. PIETRZIK, D. HÖTZEL

Adjuvante Therapiemaßnahmen, wie die zeitweise, zusätzliche orale oder parenterale Ernährung, die Schmerzbekämpfung und die psychische Betreuung der Krebskranken haben in der Tumortherapie große Bedeutung erlangt. Um eine adjuvante Ernährung zum richtigen Zeitpunkt den spezifischen Bedürfnissen des Patienten angepaßt einsetzen zu können, sind genaue Kenntnisse des Ernährungszustandes sowie des Stoffwechsels in verschiedenen Krankheitsstadien bei unterschiedlichen Tumoren erforderlich. Als Beitrag hierzu wurde deshalb der Vitaminversorgungszustand bei Patientinnen mit Mammakarzinomen untersucht.

Krankengut und Methodik

Bei 19 Patientinnen verschiedenen Alters, die wegen eines fortgeschrittenen Mammakarzinomes ambulant zytostatisch behandelt wurden, erfaßten wir folgende Parameter: Alter, Blutsenkungsreaktion, Hämoglobingehalt des Blutes, Leukozytenzahl, Differentialblutbild, Serumkalzium, anorganisches Phosphat im Serum, Serumtransaminasen, γ-Glutamyl-transpeptidase, alkalische Phosphatase und Serumgesamteiweiß sowie zur indirekten Bestimmtung des Vitaminversorgungsgrades die (Enzym)Aktivitätskoeffizienten der α-Erythrozyten-Transketolase (für Thiamin), der α-Erythrozyten-Glutathionreduktase (für Riboflavin), der α-Erythrozyten-Glutamatoxalacetattransaminase (für Pyridoxin) und den Folsäuregehalt in Erythrozyten und im Serum.

Zum Vergleich mit dem Tumorkollektiv wurden von uns ermittelte Normwerte (Tabelle 1) herangezogen.

Die Gesamtmenge der verabreichten Zytostatika – Endoxan, Methotrexat, 5-Fluoracil – sowie des Kortisons wurden ebenso ermittelt wie die jeweiligen Dosen dieser Medikamente, die eine Woche vor der Untersuchung appliziert wurden.

Da es sich um eine kleine, inhomogene Patientengruppe handelt, wurden zur biometrischen Auswertung verteilungsfreie Methoden angewandt [7, 9]. Der Medianwert, Minimum und Maximum der aufgeführten Parameter sowie verschiedene Rangkorrelationen wurden berechnet.

Ergebnisse und Diskussion

Trotz des fortgeschrittenen Karzinomleidens fand sich lediglich für die Blutsenkungsreaktion und die Leukozytenzahl ein pathologischer sowie für den Hämoglobingehalt

Medizinische Universitätsklinik Bonn, Institut für Ernährungswissenschaft der Universität Bonn

Tabelle 1. Normwerte für Thiamin (α-ETK), Riboflavin (α-EGR), Pyridoxalphosphat (α-EGOT) und Folsäure im Serum und den Erythrozyten

	Aktivitätskoeffizient
α-ETK	über 1,15 = defizitär
α-EGR	über 1,20 = defizitär
α-EGOT	über 2,00 = defizitär
Folsäure im Serum 250–450 ng/ml	
Folsäure in Erythrozyten 3,5–4,5 ng/ml	

Tabelle 2. Median-, Minimum- und Maximumwerte der untersuchten Parameter sowie die jeweilige Anzahl Patienten mit malignen Mammakarzinom (n)

Parameter	n	Medianwerte	Minimumwerte	Maximumwerte
Alter (Jahre)	19	53	36	78
Blutsenkung (1 h)	15	23	2	142
Blutsenkung (2 h)	15	56	5	150
Hämoglobin (g/100 ml)	17	13,0	9,4	15,5
Leukozyten (n)	17	4600	2800	12 300
Stabkernige (%)	11	3	2	13
Segmentkernige (%)	12	64	55	87
Lymphozyten (%)	12	19	4	27
Monozyten (%)	12	6	1	15
Serum-Ca (mVal/l)	15	4,7	4,4	5,0
Serum-P anorg. (mg/100 ml)	15	2,0	1,1	2,6
GOT (U/l)	15	13	7	64
GPT (U/l)	15	12	6	72
γ-GT (U/l)	15	25	8	364
Alk.-Phosphatase (U/l)	15	130	53	581
Gesamt Serum Eiweiß (g/100 ml)	14	6,9	4,2	7,6
Aktivitätskoeffizient von				
α-ETK	19	1,06	1,02	1,20
α-EGR	19	1,05	0,89	1,19
α-EGOT	19	1,82	1,44	3,27
Folsäure in Erythrozyten ng/ml	19	244	72	684
Folsäure im Serum ng/ml	19	4,80	1,60	9,40
Endoxan, ges. (mg)	8	1237	525	24 700
Methotrexat, ges. (mg)	10	388	90	3 003
5-Fluouracil, ges. (mg)	9	7500	500	20 000
Prednison, ges. (mg)	8	1745	400	4 430
Methotrexat[a] (mg)	8	30	22	80
5-Fluouracil[a] (mg)	9	718	100	1 000

[a] Dosis vor der Untersuchung

ein grenzwertiger Median (Tabelle 2). Für die Vitamine B_1, B_2 und B_6 wurde ein physiologischer Versorgungszustand ermittelt. Der Folsäuregehalt im Blut erwies sich ebenfalls als normal, während der Median für den Folsäuregehalt der Erythrozyten im defizitären Bereich lag.

Aufgrund dieser Befunde kann vermutet werden, daß die Kranken entgegen ihrer Aussagen, keine Vitaminpräparate eingenommen zu haben, doch substituiert bzw. zumindest eine gezielt vitaminreiche Kost eingenommen hatten. Kurz nach Aufnahme sind z.B. normale bis erhöhte Serumfolsäurewerte und für einen Folsäuremangel typische Erythrozytenfolsäurewerte nachweisbar.

Calman [3] berichtet über eine Untersuchung, bei der der Versorgungszustand für Thiamin und Folsäure von 120 Patienten mit verschiedenen Tumoren in fortgeschrittenen Stadien erfaßt wurde. Pathologische Werte fanden sich für Thiamin in 37% und für Folsäure in 23% der Fälle. Da keine Angaben darüber vorliegen, ob es sich hierbei um Erythrozyten- oder Serumfolsäurewerte handelt, kann zu den gegenüber unseren Befunden deutlich differenten Ergebnissen nicht Stellung genommen werden.

Untersuchungen bezüglich des Versorgungszustandes Tumorkranker mit Vitamin A wurden mehrfach durchgeführt [5, 6, 8]. Calman [3] fand 49% seiner Tumorpatienten im Vitamin-A-Mangel. Vitamin C ist ebenfalls mehrfach bei Krebskranken untersucht worden [4, 10]. Calman [3] fand bei 71% der oben angegebenen Karzinompatienten anormale Werte für Ascorbinsäure in den Leukozyten. Zahlreiche Stoffwechseluntersuchungen konnten wesentliche biochemische Funktionen der Vitamine aufklären. Wie aus Tabelle 3 ersichtlich ist, fand sich bei unseren Untersuchungen eine gesicherte, negative Rangkorrelation zwischen der BSG nach 1 und 2 h und der α-ETK.

Dieser Befund ist mit den bisher bekannten biochemischen Funktionen des Thiamins nicht zu deuten. Möglicherweise erhalten wir hierüber Aufschluß durch in der Auswertung befindliches Material unter Einbeziehung des Aminosäurentransfers bei Berücksichtigung der Einflüsse des Tumors wie auch der Chemo- und/oder Radiotherapie. Ebenfalls nicht sicher erklärbar erscheint uns gegenwärtig die negative Beziehung

Tabelle 3. Rangkorrelationskoeffizienten zwischen klinisch-chemischen Parametern von Patientinnen mit malignem Mammakarzinom

| | Aktivitätskoeffizient | | | Folsäure | |
	α-ETK	α-EGR	α-EGOT	Erythro-zyten	Serum
Blutsenkung (1 h)	−0,665511	−	−	−	−0,5083[+]
Blutsenkung (2 h)	−0,7245[++]	−	−	−	−0.4951[+]
Leukozyten	−	−	−	−	−0,5520[+]
Serum-Ca (mVal/l)	−	−0,6412[+]	−	−	−
Serum-P anorg. (mg/100 ml)	−	−	−	0,5054[+]	−
γ-GT (U/l)	−	−	0,5013[+]	−0,6494[+]	−
Alk.-Phosphatase (U/l)	−0.6136[++]	−	−	−	−
Ges.-E. (g/100 ml)	−	−	−	−0,4756[+]	−0,5506[+]
α-EGOT	−	−	−	−0,4791[+]	−0,4274[+]
Folsäure in Erythrozyten	−	−	−	−	0,5445[+]
5-Fluouracil (mg)	0,7500[++]	−	−	−	−
Methotrexat (mg)	−	−	−	0,5636[+]	−
Methotrexat (mg)[a]	−	−	−	0,6997[+]	−

[a] Dosis vor der Untersuchung; + = p < 0,05; ++ = p < 0,01; +++ = p < 0,001

zwischen der alkalischen Phosphatase und der α-ETK. Die gesicherte Beziehung zwischen der Gesamtmenge des verabreichten 5-Fluouracils und der α-ETK bestätigen Literaturhinweise, die eine antagonistische Wirkung vermuten [1].

Aus den bisher bekannten biochemischen Wirkungen des Pyridoxal-5-phosphats als prosthetische Gruppe der Enzymeiweiße läßt sich die Korrelation zwischen der γ-GT und der α-EGOT deuten. Die von uns beobachteten negativen Korrelationen zwischen der Erythrozytenfolsäure und dem Gesamteiweiß des Blutserums, der Erythrozytenfolsäure und der γ-GT sowie der Erythrozytenfolsäure und der α-EGOT folgen wahrscheinlich den bekannten Funktionsabläufen der Folsäure im Zwischenstoffwechsel der Aminosäuren. Die ATP-Abhängigkeit vieler dieser Reaktionen wird auch für die positive Beziehung zwischen dem anorganischen Phosphat im Serum und der Erythrozytenfolsäure als Erklärung gelten.

Die Beziehungen zwischen der insgesamt verabreichten Methotrexatdosis sowie der eine Woche vor dem Untersuchungstermin applizierten Menge Methotrexat und der Erythrozytenfolsäure bestätigen den bekannten Wirkungsmechanismus des Methotrexats als Antimetabolit zur Folsäure [2]. Bemerkenswert ist, daß die Folsäure in den Erythrozyten und im Serum des vorliegenden Materials nicht in allen Fällen mit denselben Stoffwechselparametern korrelieren. Ursache dafür kann die große Variabilität innerhalb der Serumfolsäure sein.

Literatur

1. Basu TK, Dickerson JWT, Raven RW, Williams DC (1974) The thiamin status of patients with cancer as determined by the red cell transketolase activity. Int J Vitam Nutr Res 44:53–58

2. Brunner KW, Nagel GA (1979) Internistische Krebstherapie. Springer, Berlin Heidelberg New York

3. Calman KC (1978) Nutritional support in malignant disease. Proc Nutr Soc 37:87–93

4. Cameron E, Pauling L (1976) Supplemental ascorbate in the supportive treatment of cancer: Prolongation of survival times in terminal human cancer. Proc Natl Acad Sci USA 73:3685–89

5. Jurin M, Tannock IF (1972) Influence of Vitamin A on immunological response. Immunology 23:283–285

6. Meltzer MS, Cohen BE (1974) Tumor suppression by Mycobacterium bovis enhanced by vitamin A. J Natl Cancer Inst 53:585–587

7. Mittenecker (1970) Planung und statistische Auswertung von Experimenten, 8. Aufl. Denticke, Wien

8. Prutkin L (1973) Antitumor activity of vitamin A acid and Fluouracil used in combination on the skin tumor, keratoacanthoma. Cancer Res 33:128–133

9. Siegel S (1976) Nichtparametrische Statistische Methoden. Fachbuchhandlung für Psychologie, Frankfurt

10. Zannoni VG, Rikaus LE (1976) Ascorbic acid and drug detoxification. Trends Biochem 1:126–128

Sachverzeichnis

Alanin 39, 59, 232, 239, 244
Albumin 6, 82, 136, 168, 181, 231
Aminosäuren 29, 33, 34, 35, 40, 45, 52, 55,
    63, 64, 139, 229, 239, 240, 243
alpha-Amino-Stickstoff 220, 241
Anorexie 135, 200, 218
Arginin 36, 58, 232, 239, 244
Armmuskelumfang 6, 11
–, Standard 11

Bestrahlungsenteritis 201
Bestrahlungsfistel 203
Bestrahlungstherapie 157, 199, 215
Bilirubin 69
Blackburn-Konzept 27

Candidin 13, 175
Chemotherapie 148, 155, 207, 215, 243, 249
Colesterin 86
Cholostase 63
Colitis ulcerosa 109, 115
Cori-Zyklus 137
1/2-Cystin 38, 49, 232, 239

Eiweißstoffwechsel 6, 31, 33, 41, 81, 135,
    168
Elektrolythaushalt 138
Elementardiät 127
Enteropathie 136
Ernährung
    adjuvante parenterale 109, 119, 127, 139,
        144
    ambulante parenterale 56, 113, 187
    Basis 27
    bedarfsadaptierte 28, 45
    hochkalorische parenterale 33, 143, 199
    langfristige parenterale 55
    präoperative parenterale 79, 163
    totale parenterale 45, 79
    zyklische parenterale 55
Ernährungszustand 3, 4, 11, 12, 13, 154, 167,
    199
Erythrozyten
    Glutamatoxalacetattransaminase 249
    Glutathionreduktase 249
    Transketolase 249

Farbstoffphagozytose (NBT) 175
Fettemulsion 87, 91, 95, 97, 98,
    165
Fettsäuren 87, 101
Folsäure 249
Fruktose 68, 81

Globuline 6, 82
Glukose 34, 68, 81, 102, 165
    austauschstoffe 67
    konzentration 96, 231
    toleranz 218
    umsatz 231
    verwertungsstörung 68
Glutaminsäure 36, 60, 232, 239, 244
Glycin 39, 60, 232, 239, 244
Glykogen 187
Glykose 137

Hämatopoese 207, 223
Haptoglobin 182
Harnsäure 71
Harnstoff 30
Hauttest 12, 152, 154, 158, 176
Hauttunnel 20
Histidin 36, 232, 239, 244
Hyperalimentation 116, 151, 216
Hyperuricämie 69
Hypoglykämie 137
Hypoproteinämie 137

Ileocolitis granulomatosa 115
Immunabwehr 14, 120, 202
Immunglobuline 175, 178
Immunkompetenz 16, 158
Immunstatus 11, 15, 112, 137, 152, 154, 175,
    202
Infusionsschema 34, 46, 56, 110, 122, 128,
    167, 183, 203, 216, 225
Insulin 85, 103
Isoleucin 37, 48, 57, 232, 239, 244

Kachexie 143, 225, 229
Katabolie 28
Körpergewicht
    n. Broca 6, 11

optimales 11
  wünschenswertes 6
Kohlenhydratstoffwechsel 137
Komplement 34, 49, 51, 177
Komplikationen
  postoperative 155, 163, 169
Kreatinin 11
  ausscheidung 41
  index 6, 11
  optimales 11
  wahres 35
Kupfer 139

Laevulose 34
Laktat 70, 81, 85, 147
  alkalose 71
  azidose 69, 71
Leucin 37, 48, 57, 232, 239, 244
Leukopenie 149
Lipämie 98
Lipidfraktionen 137
Lipolyse 86
Lipoprotein 87, 99, 188
Lymphozyten
  fraktion 75, 158, 175
  zahl 13, 177
Lysin 36, 48, 57, 232, 239, 244

Makrophagenfunktion 177
Malabsorbtionssyndrom 109, 200
Mangelernährung 6, 11, 151, 154, 195
  Protein-Kalorien 6, 12
  Protein 6, 12
Methionin 38, 48, 61, 232, 239, 244
3-Methyl-histidin 40
Mischbilder 6, 12
Morbus Crohn 109, 119, 127
  Aktivitätsindex 128
  Primärtherapie 55, 112, 119
  Rezidivrate 119
Mumpsantigen 13, 175

Nephrotisches Syndrom 136
Neutralfett 91
Nukleotide 73

Ornithin 36, 58, 232, 239, 244
Overloading-Syndrom 97
Oxalaturie 69

Phenylalanin 36, 48, 61, 232, 239, 244
Phosphat 105
Phospholipide 86, 187
Phytohämaglutinin 158, 177
Polyoldehydrogenase 80

Polyole 67
  Dosierung 74
  Nebenwirkung 69
  Umsatzkapazität 67
Polytrauma 33, 45
Postaggressionssyndrom 33
PPD 152
Präalbumin 14, 29, 182
Prolin 36, 232, 239, 244
Proteinbestand 27, 33
Proteinsynthese 52
Pseudocholinesterase 6, 13

Retinol-bindendes Präalbumin 167, 240

Serin 36, 60, 232, 239
Short-Bowel-Syndrom 110, 119
Sorbit 68
Spurenelemente 138
Stammzellpool (CFU) 207, 223, 226
Stickstoffausscheidung 29, 43, 83, 183, 187
Stickstoffbilanz 29, 47, 135, 148, 181, 220
Streptokinase, -dornase 11, 175

Thiamin 251
Threonin 39, 48, 61, 232, 239, 244
Thyroxin-bindendes-Globulin (TBG) 167,
  240
Transferrin 29, 34, 41, 51, 168, 240
Translationsdefekt 136
Trichophytin 175
Triglyceride 68, 82, 93, 98, 187
Trizepshautfaltendicke (THF) 6, 11
  Standard 11
Tryptophan 36, 232, 239, 244
Tuberkulin 175
Tumor 199, 229, 237, 249
  Reduktion 14
  Stoffwechsel 135
  Verdoppelungsrate 153
  Volumen 146
  Wachstum 146, 152
Tyrosin 36, 48, 59, 232, 239, 244

Überwachung (HPE) 122

Valin 37, 48, 232, 239, 244
Venenkatheter
  n. Broviac 20, 113
  Embolisation 23
  n. Hickmann 113
  Infektion
  Komplikation 19, 21, 24, 111, 114, 124,
    151, 196
  peripherer 27, 190

Pflege 21, 192
Technik 19, 196
zentraler 19, 191
Vitamin A 251
Vitamin C 251

Wachstumshormon 45, 47
Wundheilung 156, 171

Xylit 34, 68, 81

Zink 138

Endoskopie und Biopsie in der Gastro-enterologie

Technik und Indikation
Herausgeber: P. Frühmorgen, M. Classen
Geleitwort: L. Demling
Mit Beiträgen zahlreicher Fachwissenschaftler
2. überarbeitete und erweiterte Auflage. 1979. 108 Abbildungen, 23 Tabellen. XIV, 251 Seiten (Kliniktaschenbücher)
DM 29,50
ISBN 3-540-09078-9

Fettemulsionen in der parenteralen Ernährung

Symposium im Juni 1976 in Stockholm
Herausgeber: A. Wretlind, R. Frey, K. Eyrich, H. Makowski
1977. 95 Abbildungen, 33 Tabellen. X, 222 Seiten
(Anaesthesiologie und Wiederbelebung, Band 103)
DM 56,–
ISBN 3-540-08104-6

Gastric Cancer

Editors: C. Herfarth, P. Schlag
1979. 161 figures, 144 tables. XV, 374 pages
Cloth DM 84,–
ISBN 3-540-09467-9

Internistische Krebstherapie

Herausgeber: K. W. Brunner, G. A. Nagel
Mit Beiträgen von zahlreichen Fachwissenschaftlern
2., neubearbeitete Auflage. 1979. 54 Abbildungen,
123 Tabellen. X, 565 Seiten
Gebunden DM 84,–
ISBN 3-540-09214-5

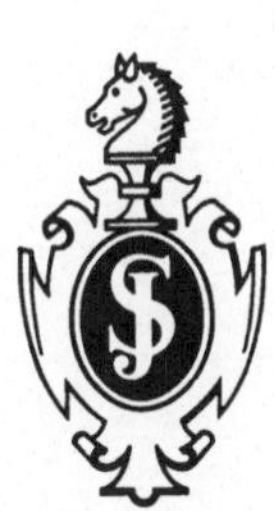

Springer-Verlag
Berlin
Heidelberg
New York

Infusionstherapie II: Parenterale Ernährung

Workshop Dezember 1974
Herausgeber: F. W. Ahnefeld, C. Burri, W. Dick, M. Halmágyi
Unter Mitarbeit zahlreicher Fachwissenschaftler
1975. 103 Abbildungen. X, 214 Seiten
(Klinische Anaesthesiologie und Intensivtherapie, Band 7)
DM 32,–
ISBN 3-540-07288-8

K. Jungermann, H. Möhler
Biochemie
Ein Lehrbuch für Studierende der Medizin, Biologie und
Pharmazie mit Pathobiologischen Beiträgen von zahlreichen
Fachwissenschaftlern
1980. 665 überwiegend farbige Abbildungen, 149 Tabellen.
XII, 733 Seiten
Gebunden DM 98,–
ISBN 3-540-09302-8

Kohlenhydrate in der Infusionstherapie
Grundlagen und neue Aspekte
Herausgeber: O. Mayrhofer-Krammel
1978. 119 Abbildungen, 16 Tabellen. 184 Seiten
DM 49,–
Wien – New York: Springer-Verlag
ISBN 3-211-81495-7

Nichtresezierende Ulcuschirurgie
Symposium anläßlich des 65. Geburtstages von
Prof. Dr. Fritz Holle
Herausgeber: H. Bauer
Mit Beiträgen zahlreicher Fachwissenschaftler
1980. 1 Porträt, 113 Abbildungen, 49 Tabellen.
XIII, 243 Seiten
DM 66,–
ISBN 3-540-10123-3

Postoperative Syndrome
Herausgeber: J. R. Siewert, A. L. Blum
Unter Mitarbeit zahlreicher Fachwissenschaftler
1980. 45 Abbildungen, 50 Tabellen. XII, 385 Seiten
(Interdisziplinäre Gastroenterologie)
DM 46,–
ISBN 3-540-09137-8

Strahlentherapie
Radiologische Onkologie
Herausgeber: E. Scherer
Unter Mitarbeit zahlreicher Fachwissenschaftler
2., neubearbeitete und erweiterte Auflage. 1980. 309 Abbil-
dungen, 149 Tabellen. XXIX, 1003 Seiten
Gebunden DM 198,–
ISBN 3-540-09780-5

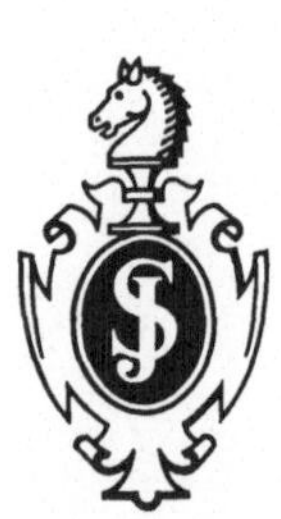

Springer-Verlag
Berlin
Heidelberg
New York